FREUDE
an TANTRA

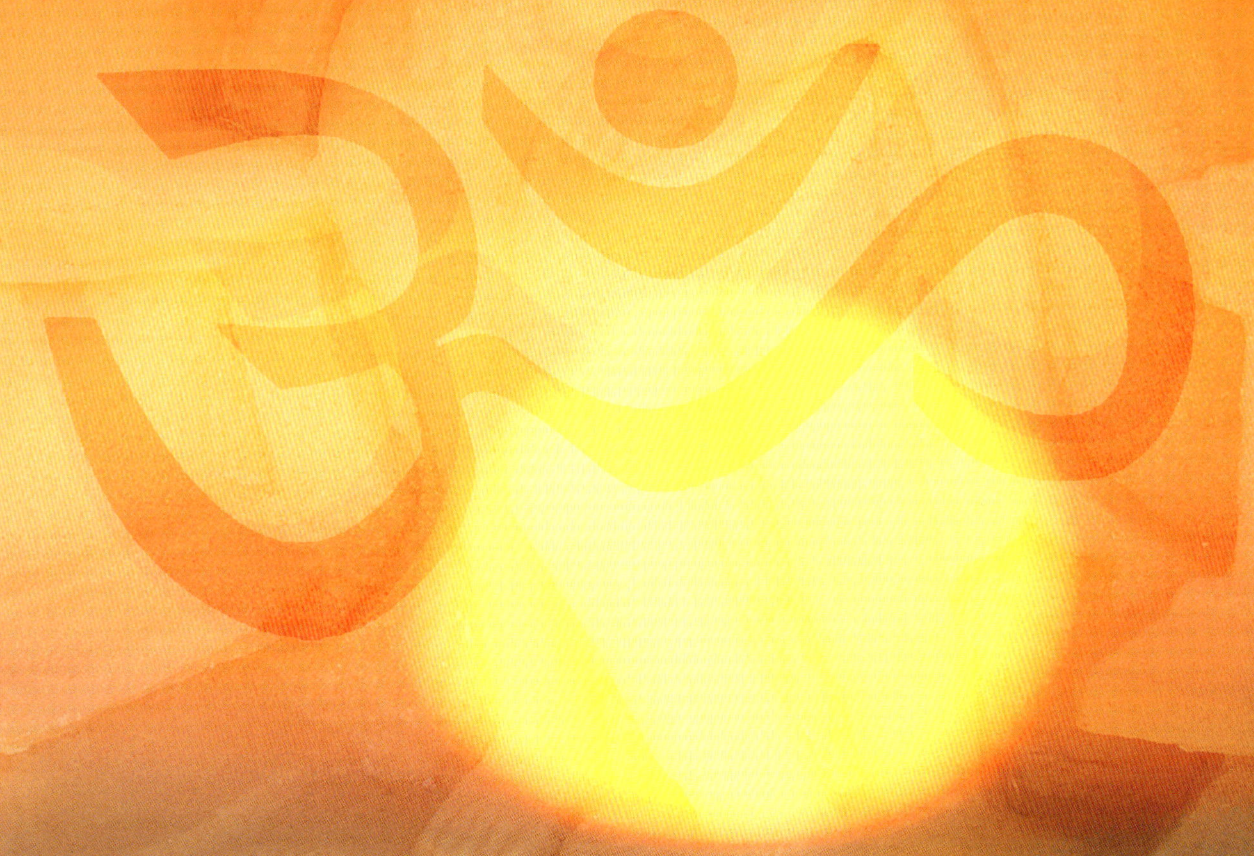

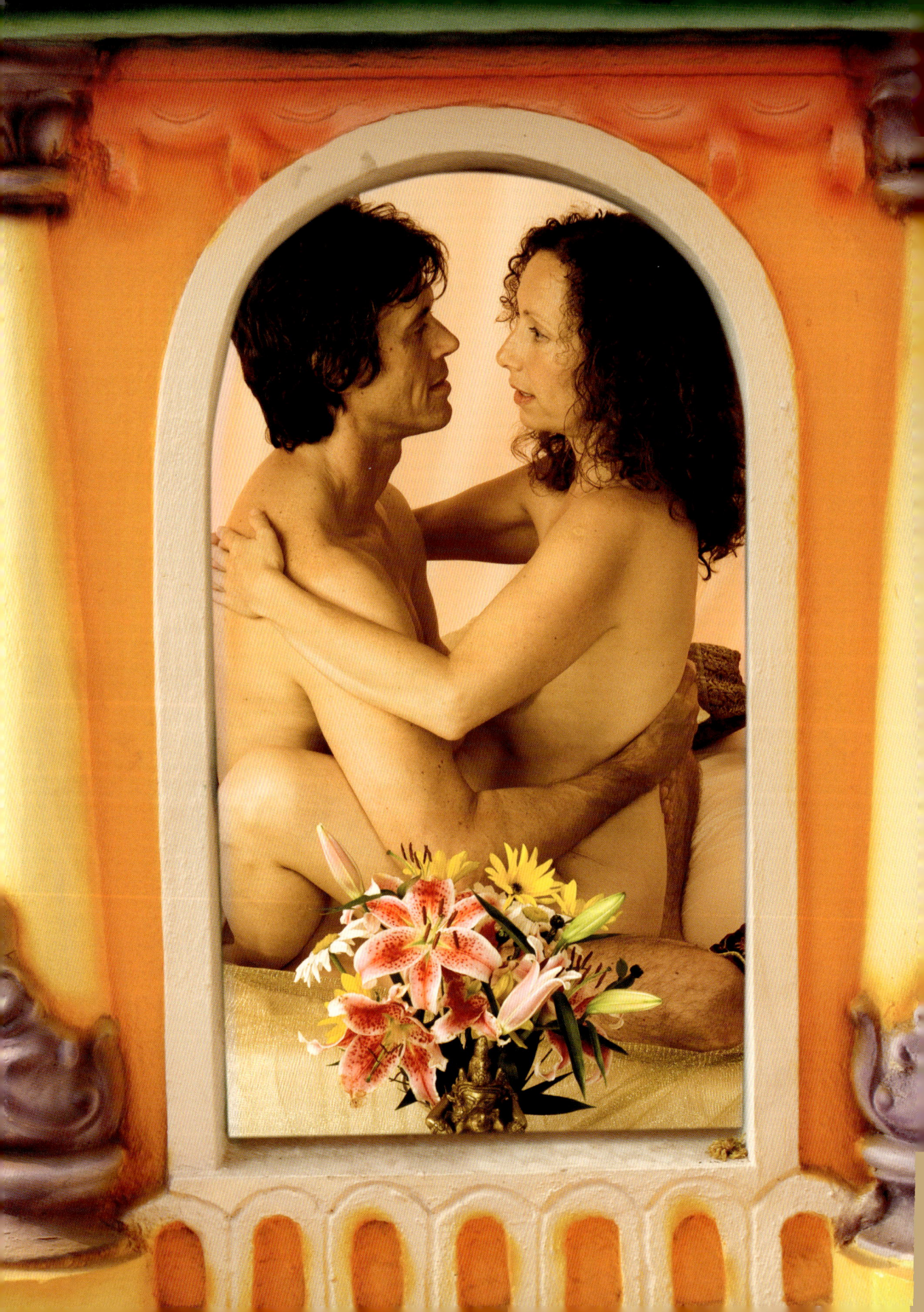

FREUDE an TANTRA

Das heilige Spiel der Liebe

Mahasatvaa Ma Ananda Sarita

Aus dem Englischen von Rajmani H. Müller

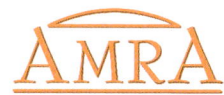

Brandheiße Infos finden Sie regelmäßig auf:
www.facebook.com/AMRAVerlag

Mehr über Saritas Veranstaltungen:
www.Tantra-Essence.com

Besuchen Sie uns im Internet:
www.AmraVerlag.de

Dieses Buch möchte durch zeitlose Weisheit und unterstützende Techniken in Individuen, Paaren und Gesellschaft das Feuer der Transformation entzünden und dazu anregen, Sex und Spirit, männlich und weiblich, Liebe und Meditation miteinander zu verschmelzen.

Eine deutsche Erstausgabe im AMRA Verlag
Auf der Reitbahn 8, D-63452 Hanau
Telefon: + 49 (0) 61 81 – 18 93 92
Kontakt: Info@AmraVerlag.de

Herausgeber & Lektor | Michael Nagula
Gesamtherstellung | Shivananda H. Ackermann
Einbandgestaltung | Ateet & Shivananda
Fotos & Illus | Nicholas Holt
Druck | Finidr s.r.o.

Die Originalausgabe erschien 2011 unter dem Titel *Divine Sexuality:
The Joy of Tantra* bei Findhorn Press Limited, Schottland.

Begleitend liegen bei Amra Records zwei Tantra-CDs von Sarita vor:
Chakra Dance Meditation (Musik von Ravi)
Mahamudra Meditation (Musik von Presence)

ISBN Printausgabe 978-3-95447-041-9
ISBN eBook 978-3-95447-138-6

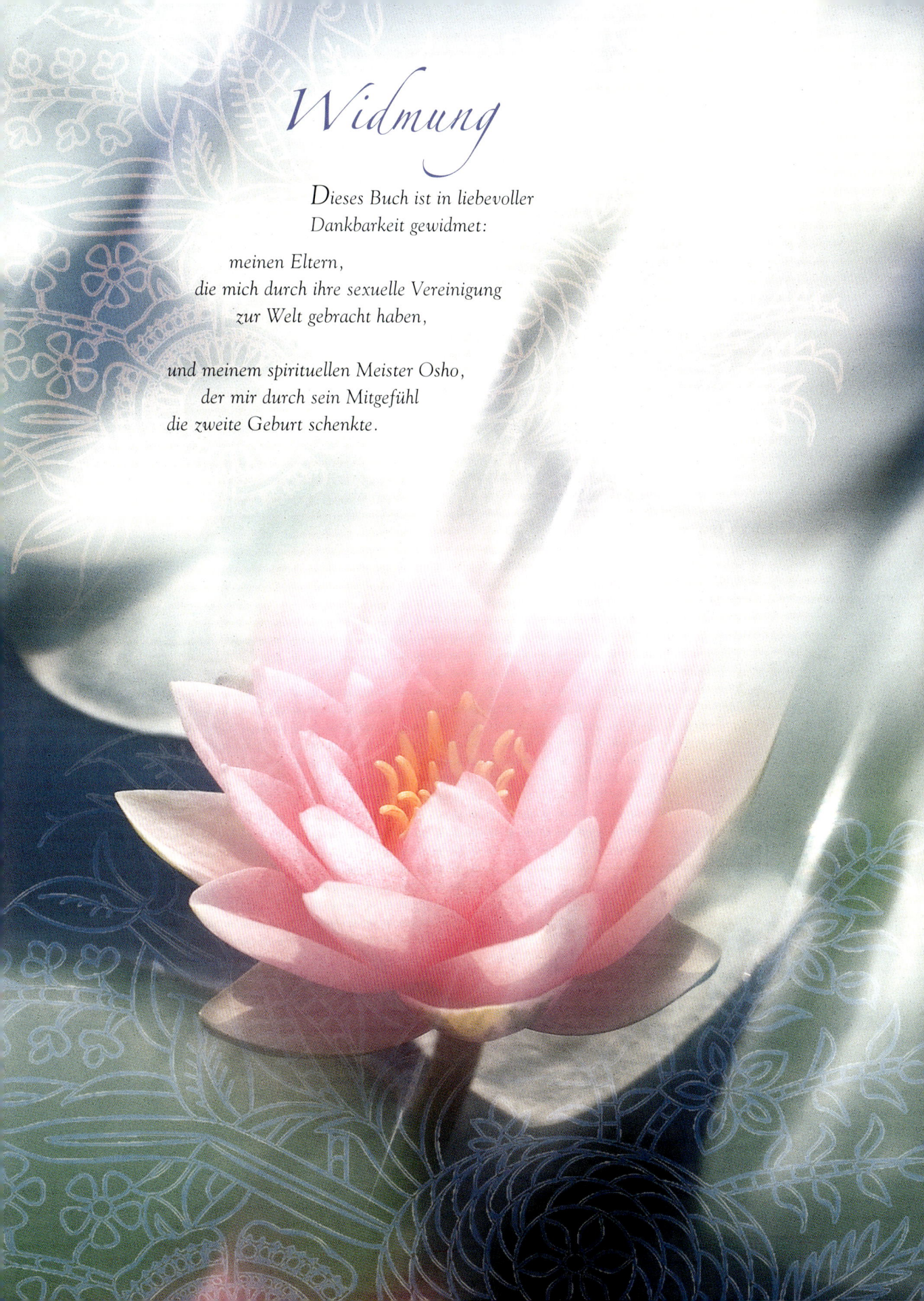

Widmung

Dieses Buch ist in liebevoller
Dankbarkeit gewidmet:

meinen Eltern,
die mich durch ihre sexuelle Vereinigung
zur Welt gebracht haben,

und meinem spirituellen Meister Osho,
der mir durch sein Mitgefühl
die zweite Geburt schenkte.

INHALT

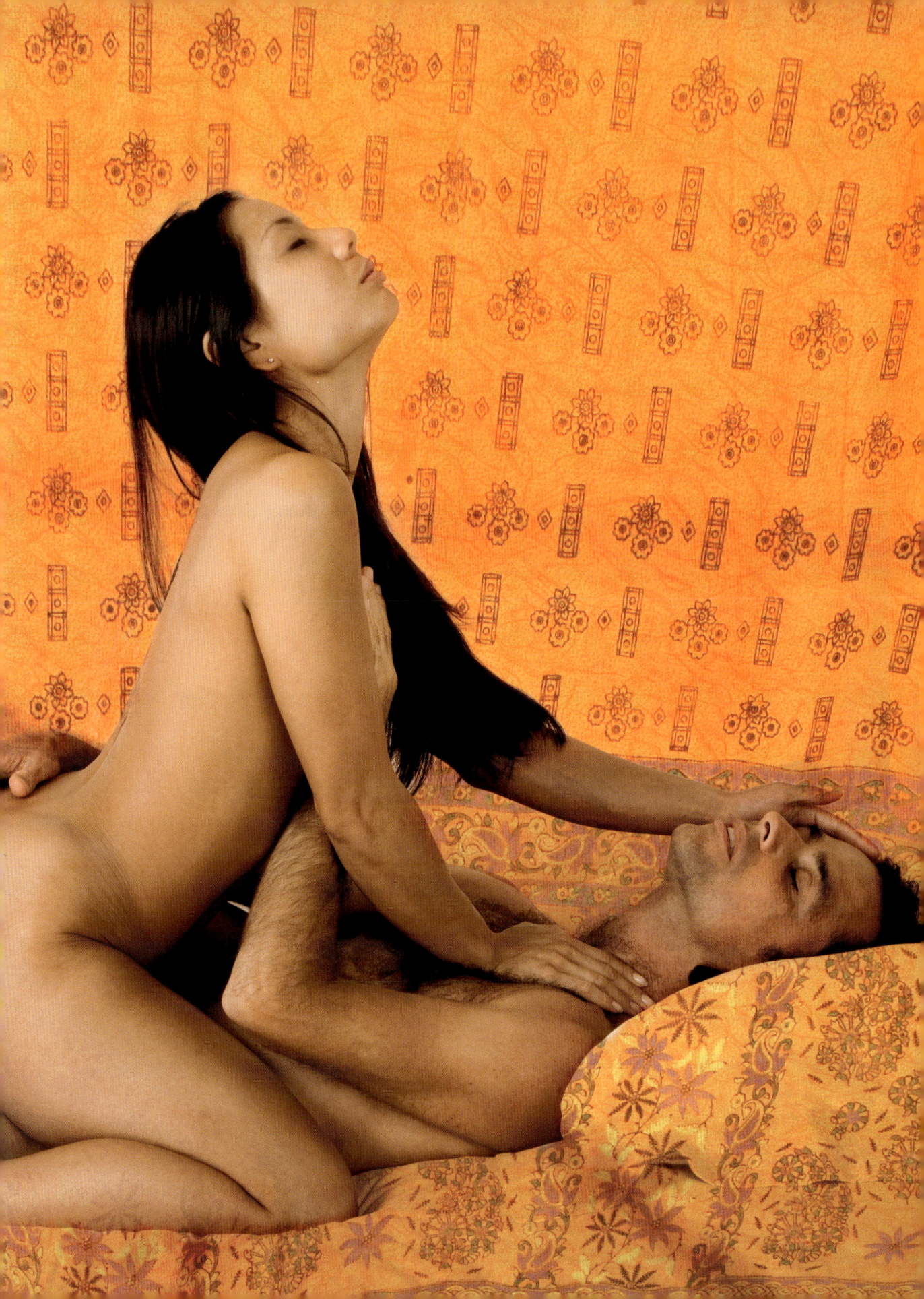

EINLEITUNG

Ich war vier Jahre alt und lebte in Kalifornien, als mein älterer Bruder mir eine riesige, pilzförmige Wolke zeigte und erklärte, so könnte auch eine Atombombe aussehen, die allen Lebewesen Tod und Zerstörung bringen würde. Es dauerte eine Weile, bis das, was er da sagte, bei mir ankam. Dann packte mich das Grauen bis in jede Faser meines Herzens.

In diesem Moment fasste ich einen Entschluss: Bevor der Tod kam, wollte ich herausfinden, was die Essenz des Lebens war. So fing ich an, tief in den Archiven des Daseins nach der wichtigsten Qualität im Leben zu forschen, und ich entdeckte: die Liebe. Mein vages Bild von Liebe war das eines Mannes und einer Frau in tiefer Harmonie. Ich betete, dass mein Leben mir lange genug erhalten bliebe, bis ich die Liebe fand und lebte. Es galt keine Zeit zu verlieren, und von da an wartete ich ungeduldig darauf, diesem inneren Ruf folgen zu können.

Mit 17 Jahren war ich, auf der Suche nach der Essenz des Lebens, schon um den halben Globus getrampt und saß eines Tages bei einem geheimnisvollen Treffen von etwa 30 Leuten in Mumbai, Indien. Wir warteten auf Bhagwan, einen Mann, der angeblich ein Sexguru war und einen Vortrag über Tantra halten sollte.

Bis zu diesem Abend war das Wenige, was ich an sexueller Erfahrung gesammelt hatte, nicht sehr inspirierend, dafür aber psychisch und emotional schmerzhaft gewesen. Was Sex und Beziehungen anging, tappte ich durch einen dichten Dschungel der Verwirrung. Als Kind sexuell missbraucht, war ich mit 15 erneut in eine missbräuchliche Beziehung geraten. Ich hatte noch nie einen Orgasmus mit einem Mann erlebt und fing an, meinen Körper zu hassen. Zum Glück führte mich das Schicksal an diesen Ort, und dort begann für mich die Reise in die Liebe als spiritueller Weg. Innerhalb eines Jahres nach der ersten schicksalhaften Begegnung mit diesem außerordentlichen spirituellen Meister war ich von meinem Trauma geheilt und bereit, die Ekstase der göttlichen Sexualität zu entdecken.

Mein erster Eindruck von Bhagwan (der sich später Osho nannte) war, dass er beim Eintritt in den Raum eher schwebte als ging, auf einer Wolke aus Stille. Ich war verzaubert von jeder seiner anmutigen Gesten. Seine strahlenden Augen berührten mit unbeschreiblichem Mitgefühl jedes einzelne Gesicht im Publikum. Er sprach über das Vigyan Bhairav Tantra, einen mindestens 5.000 Jahre alten Tantra-Text, in dem 112 Meditationstechniken beschrieben werden. Diese antike Schrift wurde in Form eines Dialogs zwischen dem Gott Shiva und seiner Gefährtin Parvati (oder Shakti) verfasst. Das von Osho kommentierte Sutra (komprimierter Lehrsatz zu einem bestimmten Thema) lautete: »Während der sexuellen Vereinigung verweile im anfänglichen Feuer und vermeide so die Asche am Ende.« Darüber redete er eineinhalb Stunden.

Während des Vortrags erfuhr mein ganzes Weltbild bezüglich Sex, Liebe und Beziehung eine tiefgehende Metamorphose. Mir war, als erwachte ich aus einem lebenslangen Schlaf. Was mir bisher als unscharfes Bild von dem, was zwischen Mann und Frau möglich sein könnte, vorgeschwebt war, wurde hier klar und deutlich als Geburtsrecht eines jeden Menschen verkündet. Osho gab wirkungsvolle Hinweise, wie die Sexualität zur Erfahrung des Göttlichen erforscht werden kann. Seine samtige Stimme klingt bis heute in mir nach:

»Bleibt in der Gegenwart. Genießt die Vereinigung zweier Körper, zweier Seelen und taucht ineinander ein, verschmelzt miteinander, wie auch die Sexualorgane verschmelzen. Eine tiefe, stille Kommunion ereignet sich zwischen den Energien zweier Körper – und so könnt ihr stundenlang zusammenbleiben. Daraus entsteht Ekstase, Samadhi, kosmisches Bewusstsein.«

Osho machte seinen Schülern Mut, mit der Kunst zu experimentieren, wie man natürliches sexuelles Offensein, emotionales Fließen und tiefe Meditation miteinander verbinden kann. Sein radikaler Ansatz erkennt im Sex und im kosmischen Bewusstsein die beiden Pole ein und desselben energetischen Systems. Nur wenn die Sexualität nicht unterdrückt wird, kann ein Zugang zur Spiritualität gefunden werden. Osho macht die uralte Weisheit des Tantra dem heutigen Menschen zugänglich.

Das vorliegende Buch ist eine Frucht meiner 36-jährigen Erfahrung auf dem Tantra-Weg als hingebungsvolle Schülerin von Osho und, nach seinem Abschied von der körperlichen Ebene, auch als Lehrerin für Tantra. Zu diesem Weg kam ich durch meinen brennenden Wunsch, ekstatische Liebe und zeitlose Lebensweisheit zu entdecken. Nach 16 Jahren intensiver Selbsttransformation in den Dimensionen von Sex, Liebe und Meditation hatte ich einen tiefen Brunnen bis ins innerste Zentrum meines Seins gegraben. Nun floss aus dieser Mitte eine sprudelnde Quelle der Liebe und des Mitgefühls, die ohne Anfang und Ende war. Ich erlebte mich als Strom der Seligkeit, der in ein Meer von Liebe mündete. Die innere Transformation zeigte ihre Wirkung in den Gezeiten meines äußeren Lebens. Ich lernte und lehrte ganzheitliche Heilweisen in verschiedenen Teilen der Welt. Allmählich schloss es die Weitergabe von allem ein, was mir durch die multidimensionale ekstatische Wiedergeburt auf dem Tantra-Weg zuteil geworden war.

Meine leidenschaftliche Erforschung von Leben, Liebe und Spiritualität führte mich natürlich auch in zahlreiche intensive Liebesbeziehungen. Jede einzelne davon brachte mir wertvolle Erkenntnisse, wie: »Liebhaber kommen und gehen, aber die Liebe selbst bleibt und wächst immer weiter.« Meine Hinwendung zur Liebe als spirituellem Weg hat mir geholfen, jede Liebesbeziehung als Teil meiner Ganz-

werdung zu begreifen. Ich empfinde tiefe Dankbarkeit für jeden Mann, der auf diese Weise mein Leben gesegnet hat. Als ich anfing, Tantra zu lehren, war ich mit Geho, einem wunderbaren Franzosen, zusammen. Nachdem ich 26 Jahre in Indien gelebt hatte, bedeutete es einen radikalen Wechsel, mit ihm nach Europa zu übersiedeln. Wir gründeten gemeinsam eine Tantra-Schule in England und entwickelten ein 7-Stufen-Paartraining sowie verschiedene Gruppen für Singles. Außerdem konzipierten wir ein Tantra-Meditationsretreat, das die Erfahrung der 112 Meditationstechniken des Vigyan Bhairav Tantra beinhaltet.

Nachdem wir 12 Jahre wie in einem Kokon exquisiter Liebe zusammengelebt hatten, entpuppten wir uns als zwei in ihrem kreativen Ausdruck verschiedene Schmetterlinge, und unsere Wege trennten sich. Das Auseinanderbrechen unserer Beziehungshülle war natürlich ein schmerzhafter Prozess, brachte aber tiefe seelische Lernerfahrungen. Während ich unsere gemeinsam entwickelte Arbeit fortführte, zog mein Partner weiter, zu einer neuen Lebensart. Mit jedem Atemzug verneige ich mich und ehre alle Aspekte dieser Liebe, die mich zu dem gemacht hat, was ich heute bin. Nur die Liebe macht uns ganz, jenseits von Name und Form.

In meiner Rolle als ganzheitliche Heilerin und Tantra-Lehrerin wird mir stets vor Augen geführt, dass die Störungen und Leiden, von denen die Körper und Seelen vieler Menschen geplagt sind, von fehlgeleiteten sexuellen Konditionierungen herrühren. Es herrscht ein grundlegender Mangel an Liebe, körperlicher Zärtlichkeit und umfassender sexueller Aufklärung. Überall stößt man auf selbstquälerische Urteile und mangelnde Wertschätzung aufgrund von allgemein verbreiteten, falschen Ansichten über die Art und Weise, wie Mann und Frau sexuell funktionieren. Es regiert der unglückselige Glaube, dass Sexualität und Spiritualität nicht miteinander vereinbar seien.

Die tiefgreifende Verfälschung der sexuellen Ausgangslage hat zu einer Abwärtsspirale geführt, in der die natürliche Freude im Leben fehlt und Erfüllung in der sexuellen Liebe nur mit großer Mühe erreichbar zu sein scheint. Auf der einen Seite verurteilen wir unsere tierhaften Instinkte, auf der anderen Seite verfolgen wir erhabene spirituelle Ziele, was ein endloses Gespaltensein in uns erzeugt hat. Was wir für »zivilisiert« halten, ist in Wirklichkeit ein Verlust unserer natürlichen Fähigkeit, in allen Facetten des Lebens orgasmisch zu sein.

Viele Menschen würden nur ungern zugeben, dass es ihnen bei dem heiklen Thema Sex einfach an Wissen mangelt. Wir haben Angst, aus uns herauszugehen und Fragen zu diesem wesentlichen Lebensthema zu stellen. Wir suchen nach Antworten, sei es in Pornofilmen oder im Internet, suchen Aufklärung durch Live-Aufnahmen von Menschen beim Sexakt, aber diese mühseligen Nachforschungen geben uns selten Antwort auf unsere wirklich brennenden Fragen. Das Natürlichste ist, an Beispielen zu lernen. Für eine gute Grundlage gesunder Sexualität brauchen wir Vorbilder – Menschen, die echte sexuelle Verzückung kennen und uns zeigen können, wie man dorthin gelangt. Was wir brauchen, ist Einweihung und Übertragung.

Das Wort »Tantra« entfacht sofort großes Interesse, weil wir intuitiv erahnen, dass es in unserer Vergangenheit Menschen gegeben haben muss, welche die Kunst beherrschten, den Sexakt auf sein höchstes, göttliches Potenzial zu heben, und ihr Wissen darüber weitergaben. Zahlreiche Hinweise auf diese in Vergessenheit geratene Wissenschaft finden wir in der Kunst und Architektur und in nicht entschlüsselten Schriften. Diese Kenntnisse scheinen zu einem verborgenen Dasein in der geheimnisumwitterten Vergangenheit verurteilt zu sein.

Allgemein neigen die Menschen zu der Ansicht, Sex sei eine wilde, ungezügelte Kraft, die zu unseren biologischen Trieben gehört und genauso gezähmt werden müsse, wie man wilde Pferde zähmt. Wir halten Sex für etwas, das man nicht lernen muss, für eine rein instinktive Kraft. Viele schreiben dem Sex eine geradezu dämonische Kraft zu, über die wir starke Kontrolle ausüben müssen, damit sie uns nicht in zügelloser Wollust versinken lässt. Manche Menschen bekommen schon Angst bei dem Wort »Tantra«, weil sie meinen, es gehe dabei um Orgien und animalische, rauschhafte Raserei. Das ist nicht der Fall.

In Wahrheit ist Tantra eine sehr bewusste Lebenshaltung, die mit Hilfe von Meditationstechniken eine alchemistische Transformation sämtlicher Aspekte unseres Seins ermöglicht. Die polaren Gegensätze werden wohlwollend und großzügig anerkannt und erforscht. Mann und Frau werden als komplementäre Gegenpole geachtet und spiegeln das Schöpfungsprinzip wider. Durch Verschmelzung von Meditation und Liebe in unserer menschlichen Erfahrung erkennen wir das Göttliche in der Materie und das Spirituelle im Sex. Dann löst sich unser schmerzvoller Glaube, wir seien Inseln in einer feindseligen Welt, auf und wir entdecken, dass jede Zelle unseres Körpers den ganzen Kosmos enthält. Wir werden zu Mitschöpfern und Feiernden im Tanz des Lebens.

In diese Lebenshaltung eingebettet ist ein komplexes Lehrsystem zur Verfeinerung der sexuellen Erfahrung, die den Orgasmus als Sprungbrett zum spirituellen Erwachen erkennt und zu höchster Entfaltung bringt. Mahamudra ist der tantrische Ausdruck für Erleuchtung und bedeutet: »die große Geste, die aus dem höchsten, kosmischen Orgasmus hervorgeht«.

Natürlich umfasst ein derart allumfassender Lebensansatz auch Hinweise und Methoden darüber, wie die gegensätzlichen Polaritäten von Mann und Frau zu einer harmonischen Einheit finden können, was wiederum die Harmonie in der Gesellschaft fördert. Die alten Tantra-

Meister in Indien, China, Japan, Tibet, der Mongolei und anderswo besaßen eine zeitlose Weisheit, die weit über ihre jeweiligen Kulturen hinausreichte und heute die kollektive Psyche unserer modernen Gesellschaft zu inspirieren vermag, so dass sich der heilende Strom ihrer machtvollen Einsichten in unsere dürstende Welt ergießen kann. Der tantrische Balsam hat uns mit seinem Duft erreicht, auch wenn politische und religiöse Kräfte diese Liebeskunst an verschiedenen Punkten unserer kulturellen Vergangenheit gewaltsam in den Untergrund zwangen. Wenn die Menschen sexuell und spirituell ekstatisch werden, wie es im Tantra geschieht, sind sie schwer zu manipulieren. Um sie beherrschen zu können, müssen Angst und Schuldgefühle erzeugt werden. Am leichtesten kontrollierbar ist eine Gesellschaft, wenn die Sexualität unterdrückt wird.

Das vorliegende Buch befreit den Leser aus den Fesseln verzerrter Glaubenssätze rund um die Sexualität und präsentiert eine erfrischende Vision von Sexualität, Liebe und Spiritualität als einander ergänzende Teilaspekte des großen Gesamtbildes. Es gibt Antwort auf die zahlreichen Fragen, die in den Köpfen vieler Menschen, die sich ein erfüllendes Sexualleben ersehnen, herumschwirren. Es gibt unseren sexuellen Trieben ihre Würde zurück, indem es unser Streben nach Lust und sinnlichem Vergnügen als Widerspiegelung des göttlichen Schöpfungsspiels anerkennt.

Neben anatomischen Informationen gibt das Buch außerdem viele Hinweise auf verblüffende Wege zur Erforschung von Ekstase und Orgasmus und offenbart anhand der erotischen Fotos das Thema Sex als ästhetische Kunstform. Im Anhang des Buches finden Sie ein »Auswahl-menü« mit Querverweisen auf Übungen und Meditationen, die das Wohlbefinden in Bezug auf Sexualität und Partnerschaft unterstützen können.

Ich schreibe dieses Buch in der Hoffnung, dass es den heutigen Liebenden helfen möge, mit der Weisheit von Tantra ihr volles Potenzial zu entfalten, um zur Glückseligkeit außerhab von Zeit und Denken zu gelangen – in diesen göttlichen, ewigen Raum, in dem wir Eins sind mit Allem Was Ist.

In Liebe,

Sarita

Mahasatvaa Ma Ananda Sarita

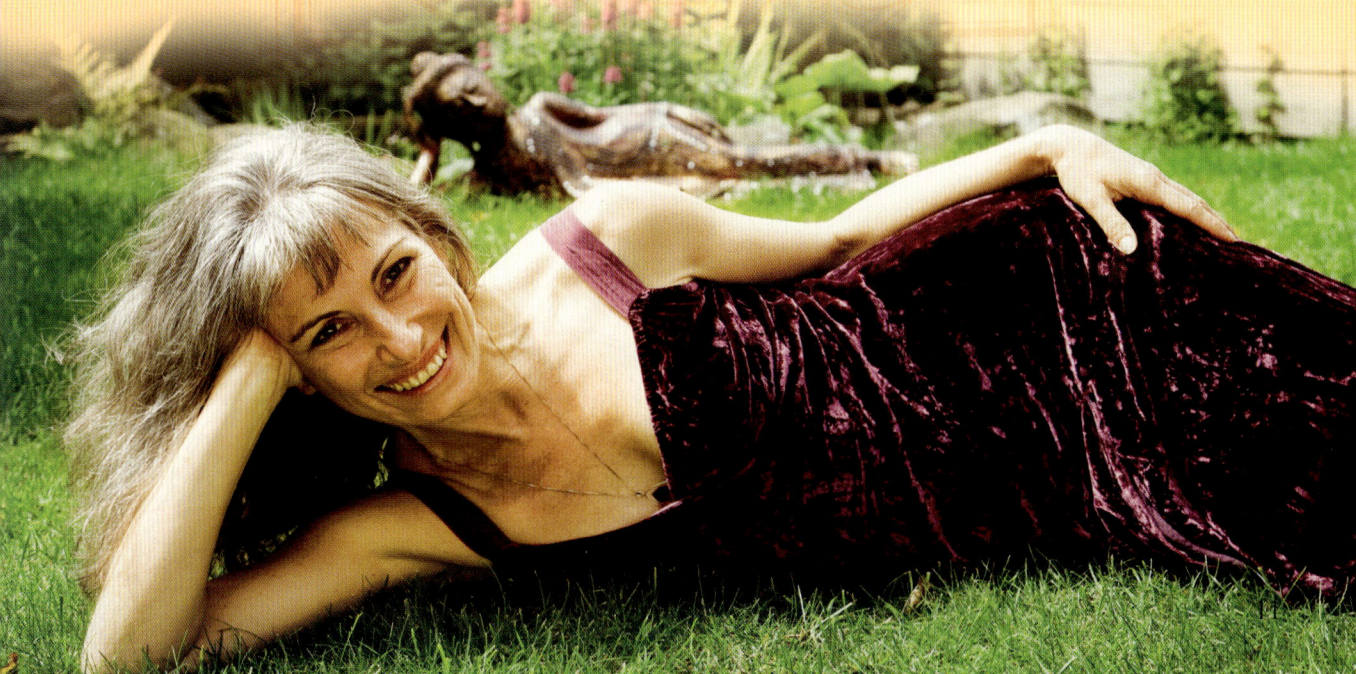

Teil 1

DER KÖRPER

Der Körper ist ein Mikrokosmos im Makrokosmos, ein Universum voll möglicher Entdeckungen. Unseren Körper-Geist, dieses intelligente Kommunikationssystem, näher kennen zu lernen und seine Funktionsweisen zu verstehen, ist ein wichtiger Schritt zum besseren Verständnis und zur Bereicherung unserer sexuellen Beziehungen. Das Abenteuer der Entdeckung beginnt damit, den eigenen Körper zu lieben und zu achten. Zu wissen, dass dein Körper es verdient, gewürdigt und respektiert zu werden, bringt deine sexuelle Freude zu höchster Blüte.

Im Tantra verwenden wir für die Genitalien Namen aus dem Sanskrit, da diese eine tiefe, freudige Botschaft enthalten. Lingam (das männliche Genital) bedeutet »Säule des Lichts« und Yoni (das weibliche Genital) bedeutet »Heiligtum«. Durch die Transformation des Alltagssex in göttliche Sexualität können wir unser sexuelles Erleben auf eine feinere Ebene heben – sie wird zu einem Tor ins kosmische Bewusstsein. Darum kann die Kenntnis der Anatomie von Lingam und Yoni unser Verständnis erweitern und uns befähigen, unser vollkommenes Potenzial für Ekstase zu entfalten. Die Dynamik der Vereinigung der männlichen und weiblichen Energien hat tiefgreifende Auswirkungen auf die Gesundheit und das Glück des Menschen.

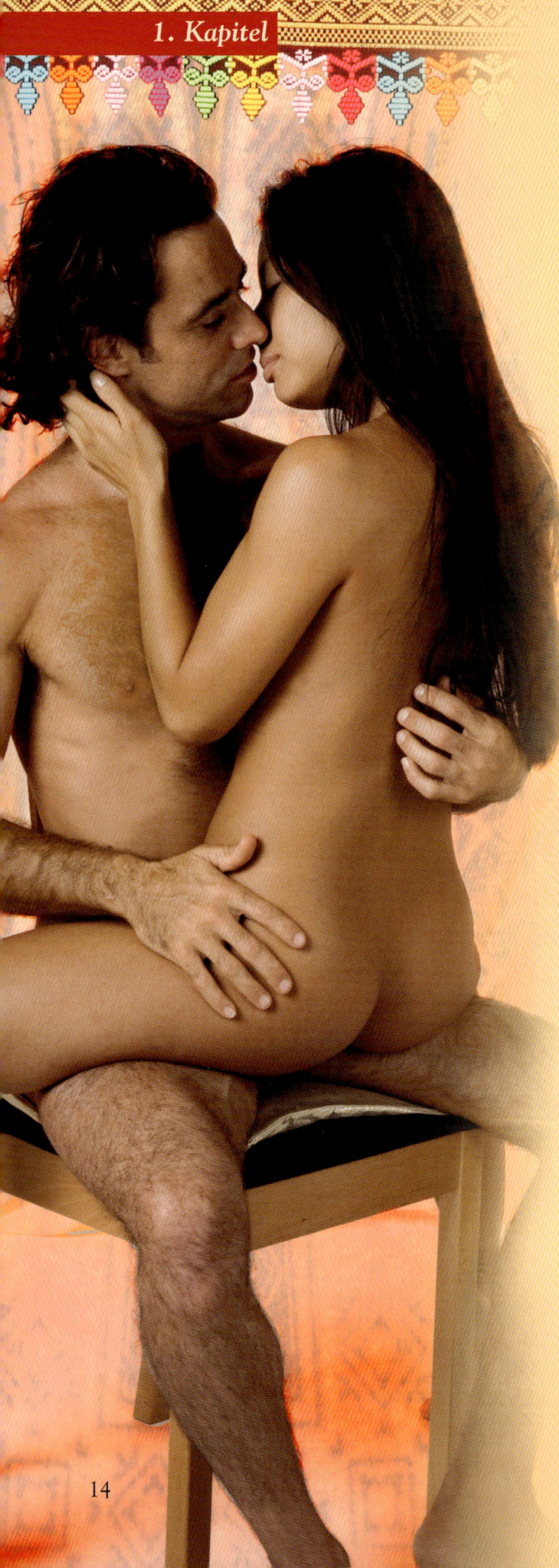

1. Kapitel

DEIN KÖRPER
IST HEILIG

»Meine Taube, in den Felsenklüften
das Geheimnis tiefer Abgründe
Komm, lass mich dich betrachten
komm, lass mich dir lauschen
Deine Stimme so klar wie Wasser
dein schöner Leib.«

Aus dem *Hohelied Salomons*
(frei übersetzt nach Marcia Falk)

Dein Körper ist ein Wunder. Millionen Zellen
arbeiten in jedem Augenblick zusammen wie die
Musiker eines gigantischen Orchesters, in viel-
stimmiger, harmonischer Kommunikation. Unser
Körper macht uns sämtliche Freuden und
Genüsse, die das Leben bringen kann, erfahrbar –
all die sinnlichen Eindrücke wie Schmecken,
Riechen, Sehen, Fühlen, Orgasmus, Ekstase.

Nur vom »Körper« zu sprechen ist im Grunde
ungenau, weil Körper und Psyche ein eng vernetztes, integriertes System darstellen. Alles, was du
denkst und fühlst, hat Einfluss auf deinen Körper,
und wie du deine physische Energie erlebst, beeinflusst deine Psyche. Oft meinen wir, der Körper
sei einfach eine Art von Maschine, doch in
Wahrheit ist er unser erweitertes Gehirn und
besitzt seine eigene, hoch entwickelte Intelligenz.
Egal, ob du wach bist oder schläfst, funktioniert
der Körper optimal, ohne dass du dessen gewahr
zu sein brauchst.

Weil der Körper so reibungslos funktioniert,
schenkst du ihm vermutlich wenig Beachtung,
solange du keine Schmerzen oder Krankheiten
hast. Dein Glück und deine Freude am Leben
sind aber stark von deinem körperlichen
Wohlbefinden abhängig. Gesundheit und
Glücklichsein gehören zusammen – es lässt sich
schwerlich viel Freude und Liebe erfahren, wenn

du krank oder von Schmerz geplagt bist oder dich nicht gerade in Top-Form fühlst.

Eine Wissenschaftlerin namens Candace Pert machte bahnbrechende Entdeckungen über die Verbindung zwischen Körper und Psyche. Sie sagt: »Ich glaube, dass wir Glück empfinden, wenn die Biochemie unserer Gefühle, also Substanzen wie die Neuropeptide und deren Rezeptoren, offen und frei durch das gesamte psychosomatische Netzwerk strömen, so dass sie alle unsere Systeme, Organe und Zellen in einer ungehinderten rhythmischen Bewegung einbeziehen und koordinieren ... Ich glaube, dass Glücklichsein unser natürlicher Zustand ist. Die Seligkeit ist in uns fest verdrahtet.«

Deine Gedanken, Gefühle und Emotionen, was du isst und trinkst, deine ganze Lebensumwelt – all das wirkt sich auf die Körperfunktionen aus. Alle diese Elemente nehmen am Kommunikationsfluss teil, und die einströmenden Informationen werden an jede einzelne Körperzelle weitergeleitet. Als bewusste Menschen haben wir einen freien Willen. Wir sind nur zu einem Teil instinktgesteuert. Die Körper-Geist-Seele wird größtenteils von unserer physischen und psychologischen Umwelt programmiert. Das bedeutet eine enorme Freiheit und lässt uns anpassungsfähig sein für alle möglichen Bedingungen. Es bedeutet aber auch eine große Verantwortung. Durch die Wahl der Umwelteinflüsse programmieren wir gleichzeitig unsere physischen und mentalen Funktionen.

Dies ist die Grundlage von Feng Shui, das positive Veränderungen in vielen Lebensbereichen durch die Harmonisierung der Architektur und Inneneinrichtung bewirkt. Auch über die Ernährung lassen sich Gesundheit, emotionale Stabilität und Wohlbefinden fördern und stärken, etwa durch Ayurveda, Makrobiotik oder Instinktotherapie. Das Bedürfnis nach liebevoller Berührung ist etwas, aus dem wir nie herauswachsen. So ist auch

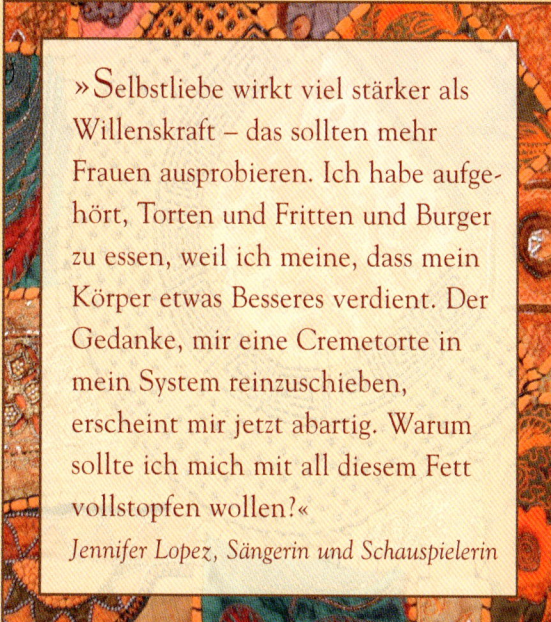

»Selbstliebe wirkt viel stärker als Willenskraft – das sollten mehr Frauen ausprobieren. Ich habe aufgehört, Torten und Fritten und Burger zu essen, weil ich meine, dass mein Körper etwas Besseres verdient. Der Gedanke, mir eine Cremetorte in mein System reinzuschieben, erscheint mir jetzt abartig. Warum sollte ich mich mit all diesem Fett vollstopfen wollen?«
Jennifer Lopez, Sängerin und Schauspielerin

Berührung ebenso wie deren Fehlen ein wesentlicher Umweltfaktor.

Ein weiterer sehr wichtiger Aspekt ist die mentale Stimulation. Der Verstand ist ein »Biocomputer«, leicht programmierbar durch alle Eindrücke, denen er ausgesetzt ist. Wenn du beispielsweise im Fernsehen viel Gewalt siehst, installierst du im Gehirn eine Neigung zu Gewalt. Führst du aber deinem Gehirn erlesene Musik und ästhetische Eindrücke zu, erhöhst du damit deine mentalen Fähigkeiten. Dein Verstand reagiert darauf mit gesteigerter Sensibilität, Kreativität und Liebe.

Je mehr du dir ein nährendes, liebevolles inneres und äußeres Ambiente schaffst, desto mehr unterstützt du das Aufblühen dessen, was du sein kannst: strahlend, ekstatisch und weise.

SELBSTLIEBE

Dein volles Potenzial aktivierst du, sobald du anfängst, dich selbst zu lieben. Selbstliebe beginnt beim Körper und ist die Basis für jede andere Art von Liebe. Wie willst du andere lieben und von ihnen geliebt werden, wenn du dich selbst nicht lieben kannst? Ein Mensch, der seinen eigenen Körper hasst, strahlt diese Energie über seine Aura aus und wirkt dadurch abstoßend auf andere. Wer seinen Körper liebt, strahlt eine solche Freude aus, dass er andere magnetisch anzieht.

Viele Menschen beklagen, dass sie die wahre Liebe in ihren Beziehungen nicht erlebt haben. Im Grunde hegen sie keine Liebe und Fürsorge für den eigenen Körper, sondern behandeln ihn eher wie eine Müllhalde für unterdrückte Emotionen, minderwertiges Essen sowie negative und gewalttätige mentale Reize. Indem du Ehrfurcht entwickelst für deine Körper-Psyche, bewusster und sensibler damit umgehen lernst, gelangst du auf natürliche Weise zu nährenden Beziehungen und einer befriedigenden Sexualität. Sexuelle Erfüllung ist nichts anderes als überfließende Freude aus der Fülle deiner Lebensenergie. Wenn du dein ganzes Wesen nährst und liebst, wird dein sexueller Ausdruck dies widerspiegeln.

Sehr wenige Menschen werden in der Zeit ihres Heranwachsens ermutigt, ihren Körper wertzuschätzen und gut für ihn zu sorgen. Deinen Körper zu lieben ist etwas, das du entdecken musst, wenn du dich weiterentwickeln willst. Alles, was du isst und trinkst, die Art, wie du dich selbst im Spiegel betrachtest und wie du deinen Körper berührst, die Art, wie du über dich denkst und redest, die Fürsorge, die du deinem Körper angedeihen lässt – dafür bist ganz allein du selbst zuständig. Niemand anderer kann es für dich tun. Wenn du dich selber liebst und achtest und es vermeidest, deine äußere Erscheinung zu kritisieren,

Deinen Körper zu lieben ist etwas, das du entdecken musst, wenn du dich weiterentwickeln willst.

erzeugst du eine solche Aura von Liebe und Zuwendung um dich herum, dass nicht nur du selbst, sondern auch andere etwas daraus gewinnen und mit mehr Liebe darauf antworten werden.

Modeumfragen haben gezeigt, dass für unseren Eindruck auf andere nicht die Kleidung maßgeblich ist, sondern das Gefühl, das wir von uns selber haben – das hinterlässt bei den Menschen, die dir begegnen, einen bleibenden Eindruck. Deine Kleidung ist nur ein Spiegel dafür, wie du dich innerlich fühlst. Auf diese Weise erzeugst du deine eigene Realität. Was du innerlich denkst und lebst und was du nach außen ausstrahlst, erzeugt eine Resonanz um dich herum und kommt zu dir zurück, widergespiegelt von anderen und letztlich von der ganzen Existenz.

Ein wunderbarer Lehrsatz des Tantra ist: »Der Körper ist der heilige Tempel, die Wohnstätte des Göttlichen.« Mit Hilfe des Körpers können wir uns weiterentwickeln, um unser Bewusstsein zu erweitern und höhere Ebenen von Glück zu erreichen. Tantra hat zahlreiche Verfahren und Meditationen auf der Basis verschiedener Körpererfahrungen wie Atmen, Tanzen, Singen, Berühren, Teetrinken, Liebemachen, Orgasmus und dergleichen entwickelt. Jede körperliche Erfahrung kann als Sprungbrett in einen erweiterten Seinszustand dienen, in dem Körper, Geist und Seele als harmonische Einheit funktionieren. Basis dafür ist die liebevolle Wertschätzung und Sorge für unseren Körper.

Das höchste Potenzial des Körpers besteht darin, einen Raum zu schaffen, in dem Liebe, Glück und der höchste Gipfel des menschlichen Bewusstseins – das orgasmische Einssein mit der ganzen Existenz, im Tantra Mahamudra genannt – verwirklicht sind.

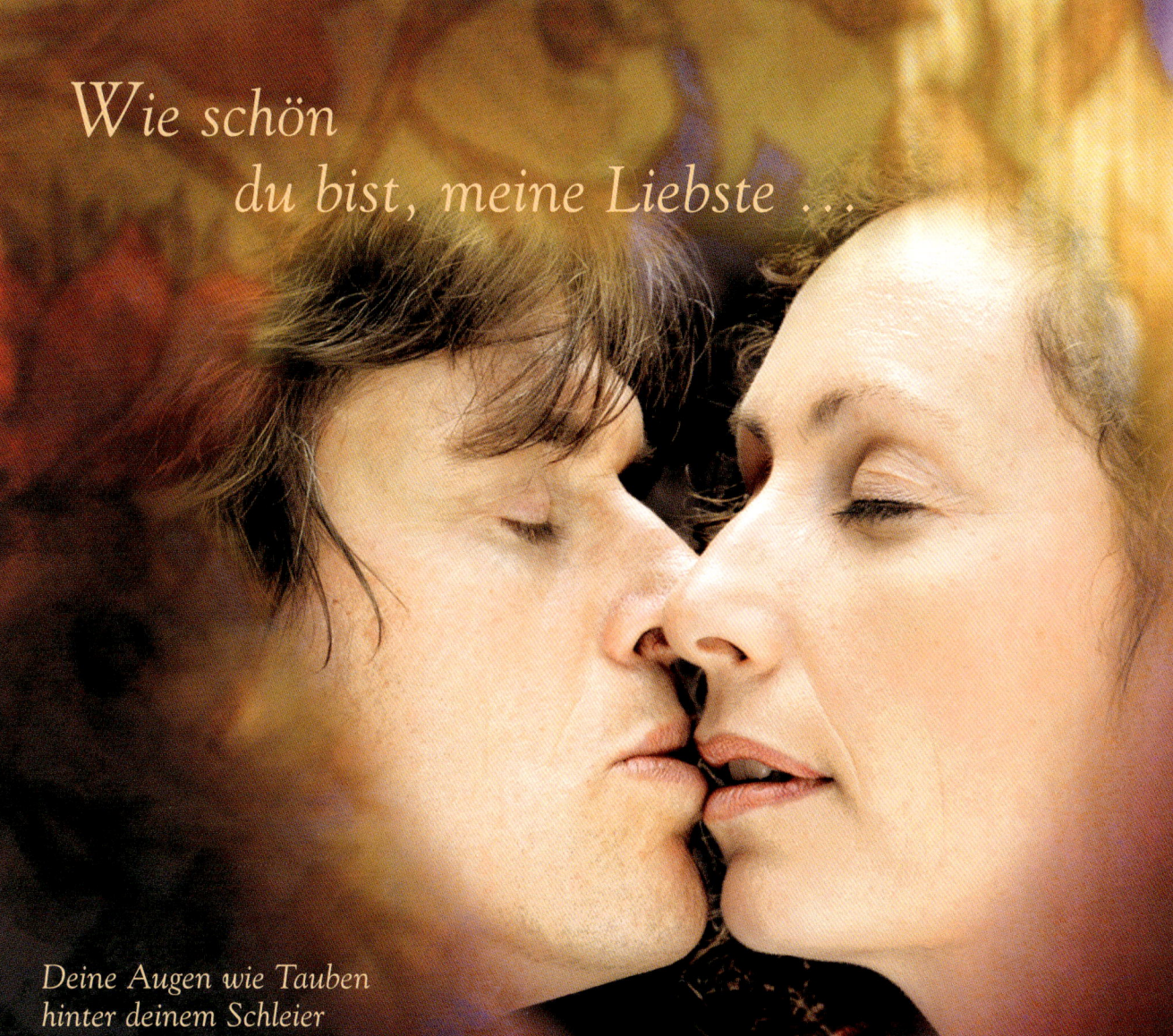

Wie schön
du bist, meine Liebste ...

Deine Augen wie Tauben
hinter deinem Schleier

Dein Haar –
so schwarz wie Ziegen
auf gewundenen Wegen

Deine Zähne –
eine Herde Schafe
in Zweierreihen am Bach,
jedes mit seinem Zwilling

Deine Lippen –
wie ein Fadengespinst
aus karmesinroter Seide

Deine Stirn –
schimmernd
wie ein Granatapfel
durch den Schleier

Dein Hals –
ein Turm
geschmückt mit Schilden

Deine Brüste –
zwei Kitzlein
in Blumenwiesen

Aus dem *Hohelied Salomons*
(frei übersetzt nach Marcia Falk)

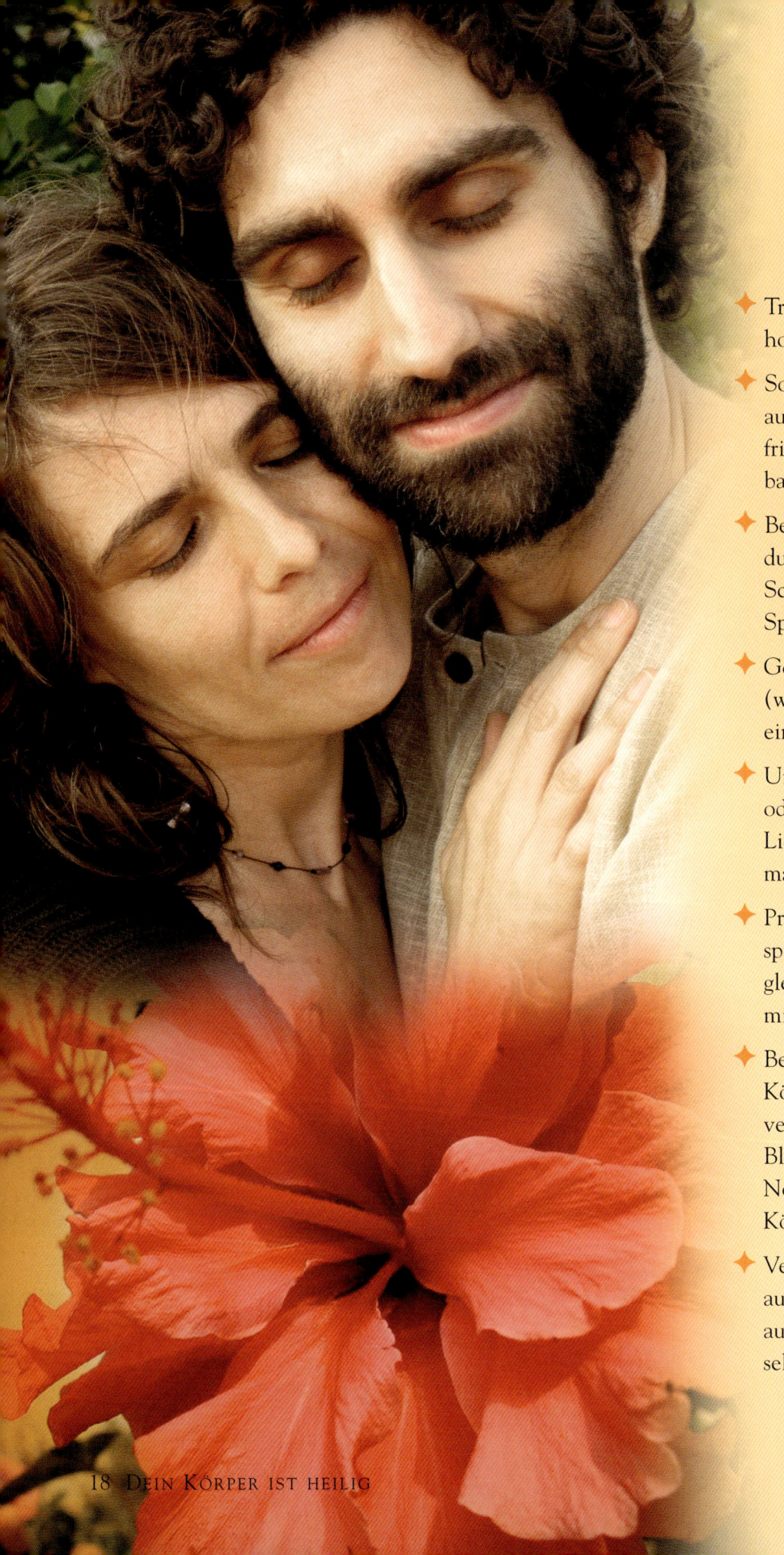

TIPPS, WIE DU DEINEN KÖRPER MEHR LIEBEN KANNST

✦ Trinke reines, hochwertiges Wasser.

✦ Sorge für eine vitalstoffreiche, ausgewogene Ernährung mit frischem, organisch ange-bautem Obst und Gemüse.

✦ Bewege dich regelmäßig, etwa durch Walking, Tanzen, Schwimmen oder Sport als Spiel, nicht als Wettkampf.

✦ Gönne dir regelmäßig (wöchentlich wäre ideal) eine Ganzkörpermassage.

✦ Umarme täglich deine Freunde oder deine Liebste/deinen Liebsten (zum Kuscheln ist man nie zu alt).

✦ Praktiziere regelmäßig spielerischen Sex mit einem gleichgesinnten Partner oder mit dir selbst.

✦ Betrachte deinen nackten Körper im Spiegel mit einem verliebten, wohlwollenden Blick. Entdecke immer wieder Neues, was du an deinem Körper liebst.

✦ Vergiss nicht, dass Schönheit aus dem inneren Gefühl her-aus erwächst, das du von dir selber hast.

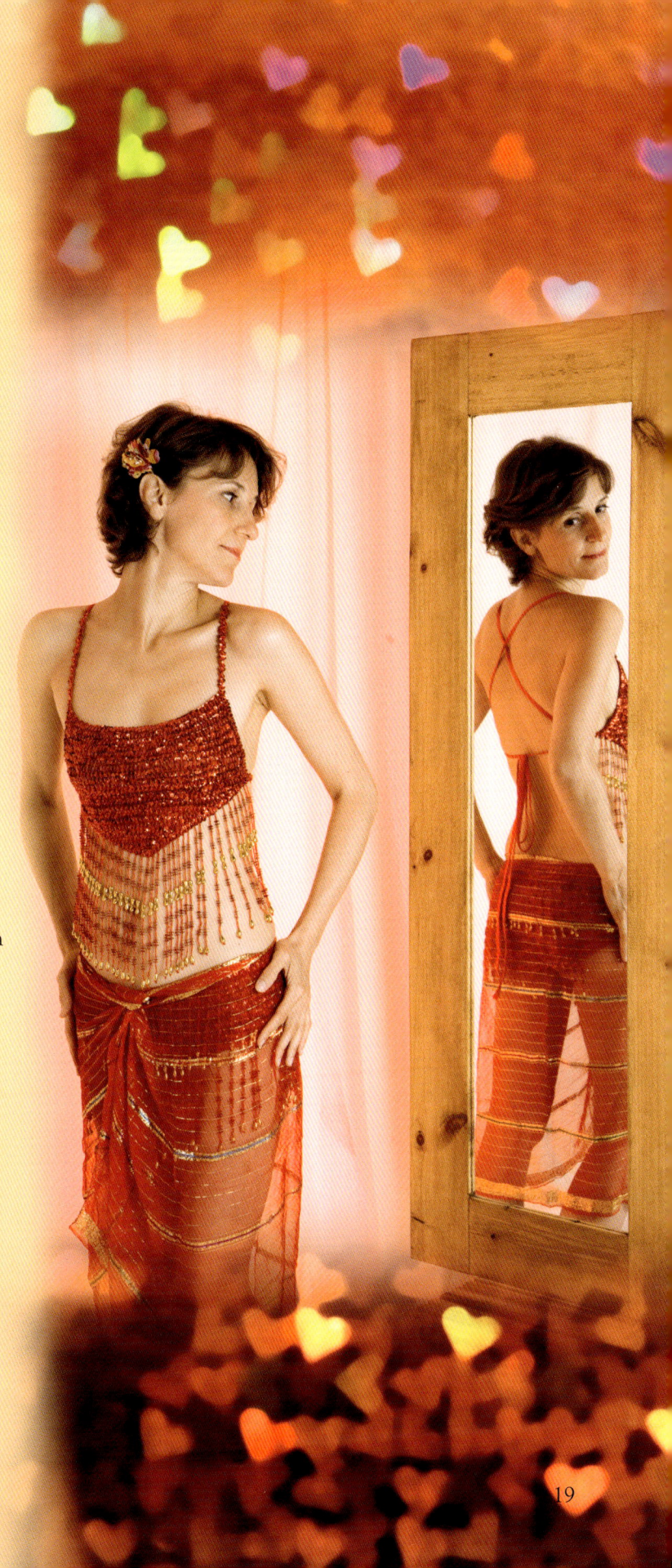

EIN RENDEZVOUS
MIT DIR SELBST

Wenn du eine wirklich befreiende Erfahrung machen willst, dann verabrede dich zu einem Rendezvous mit dir selbst. Verbringe den Tag in freudiger Erwartung auf das heißeste Date deiner Träume.

✦ Nimm ein luxuriöses Bad und wähle ein Outfit, in dem du dich besonders attraktiv fühlst. Sage dir laut, wie schön du aussiehst und welch ein Geschenk es ist, diese Zeit mit dir zu verbringen.

✦ Lade dich zum Essen und Trinken in ein Restaurant ein, wo du dich so richtig wohlfühlen kannst. Führe dich zum Tanzen oder in die Oper aus oder sonst irgendwohin, von wo du eine besonders schöne Erfahrung mitnehmen kannst. Im Verlauf des Abends flüstere dir immer wieder zärtliche Worte zu und fühle dich, als wärst du frisch verliebt.

✦ Bringe dich sicher nach Hause und gönne dir noch einen kleinen Nachttrunk und vielleicht einen romantischen Tanz in inniger Umarmung mit dir selbst.

✦ Beim Zubettgehen ziehe dich ganz langsam aus und entdecke staunend, wie wunderschön und göttlich sexy du bist.

✦ Mache Liebe mit dir selbst und halte nichts zurück. Du selbst bist der beste Lover, den es gibt. Du bist der Lover, auf den du schon immer gewartet hast.

Mache ein Date mit dir selbst, mehrmals. Diese Erfahrung kann dein Leben verändern! Wenn du dich selbst liebst, gewinnst du für andere eine magische Anziehung. Dein inneres, erfülltes Strahlen ist unwiderstehlich.

2. Kapitel

YONI UND LINGAM

»Die universelle Energie, die Weltsubstanz, ist dargestellt durch die Yoni, die das Lingam umfängt. Nur durch den Phallus, den Spender des Samens, in der Yoni kann Gott sich manifestieren und das Universum erscheinen.«

Karpatri, eine Sanskrit-Schrift
(frei übersetzt nach Alain Danielou)

DIE YONI

Jede Frau ist eine Göttin, weil jede Yoni die Hüterin des unendlichen Mysteriums der Existenz ist. Yoni ist das Sanskrit-Wort für das gesamte weibliche Genitalsystem. Es klingt weicher als das Wort Vagina und ist viel poetischer als die plumpen Wörter, die in der Alltagssprache oft gebraucht werden. Die Yoni ist ein heiliger Ort, ein Heiligtum.

Tantra ist eine Lebenshaltung, die in Indien zu einer Zeit entstand, als die Frauen als Verkörperungen der großen Muttergöttin verehrt wurden. Die Yoni ist ein Symbol für die universelle Gebärmutter, den kosmischen Schoß, aus dem alle Schöpfung hervorgeht und in den sie wieder zurückkehrt.

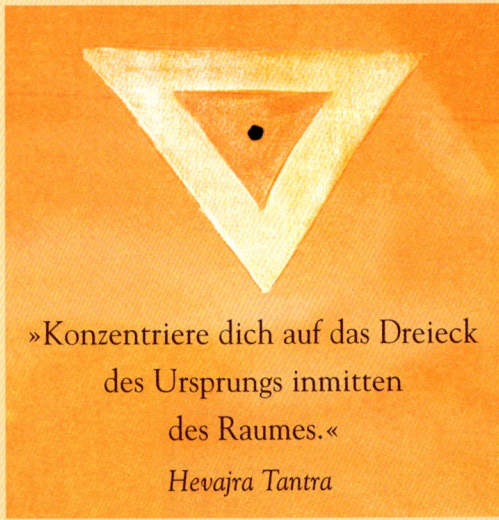

»Konzentriere dich auf das Dreieck
des Ursprungs inmitten
des Raumes.«
Hevajra Tantra

Im Tantra sitzt der männliche Schüler vor seiner Gefährtin und meditiert auf ihre Yoni. Hat der männliche Tantrika keine physische Yoni zur Seite, auf die er meditieren kann, so kann er auch auf ein nach unten gerichtetes Dreieck mit einem schwarzen Punkt in der Mitte meditieren. Dieser Punkt, der als Bindu bezeichnet wird, repräsentiert gleichzeitig die Leere, der die Schöpfung entspringt, die göttliche Mutter und die Yoni. Diese Kontemplation vermittelt innere Weisheit über das Wesen des Kosmos, denn die Yoni der Frau ist ein Mikrokosmos im Makrokosmos, aus dem alle Schöpfung hervorgeht.

DIE KRAFT DER YONI-VEREHRUNG

In vielen alten Kulturen überall auf der Welt wurden die Frauen als die Gebärenden verehrt. Die Rolle des Mannes bei der Empfängnis wurde nicht immer verstanden, und die Männer waren oft davon ausgeschlossen und wurden neidisch. Schließlich entdeckten sie, dass sie die weiblichen Qualitäten der rechten Gehirnhälfte durch die Entwicklung linkshemisphärischer Fortschritte von Intellekt, Wissenschaft und Technik beherrschen konnten. Wir zahlen jedoch einen hohen Preis für die enormen technischen Fortschritte, die unser Leben mit materiellen Annehmlichkeiten ausgestattet haben. Unsere Mutter Erde stirbt unter der Vergewaltigung durch eine Technologie, die die natürlichen Rohstoffe gnadenlos verschlingt und nur Zerstörung und Verschmutzung hinterlässt. Die Völker leiden unter der Herrschaft der von Profitgier motivierten Regierungen, in denen ausgleichende weibliche Qualitäten wie Liebe und nachhaltige Fürsorge keinen Platz haben. In den letzten

In den Tantra-Texten ist die Yoni das Symbol des Schöpfungsprinzips. Von ihr werden Welten ebenso geboren wie verschlungen. Sie ist die kosmische Mutter, aus der alles Leben kommt. Und dennoch zerstört ihr rachsüchtiges Wesen alle Hoffnung, am Leben festhalten zu können. Sie ist alles durchdringende Dunkelheit. Die beiden Gesichter, die sie uns zeigt, halten die ganze Welt aufrecht. Wer sie kennt, kennt alles. Wer sie ignoriert, wird gepeinigt werden und keinen Frieden finden. Wer sie liebt, findet den Balsam für seine Seele. Wer versucht, sie zu vernichten, wird sich selbst ausgeliefert sein, als ein Wanderer in der Wüste der Verzweiflung. Wer sie verehrt, wird Frieden und Fülle in allen Schöpfungszyklen erfahren.

30 Jahren haben wir ein Drittel der natürlichen Ressourcen dieser Erde zerstört. Wenn wir in diesem Tempo weitermachen, ist absehbar, was die Zukunft bringt.

Hochachtung für die Yoni und das weibliche Prinzip hätte unermessliche Auswirkungen für die Welt. Da das weibliche Prinzip auf Liebe, Akzeptanz und Nähren beruht, kann die Yoni-Verehrung eine Gesellschaft transformieren. Tantra hält diese Verehrung im Gleichgewicht. indem es gleichermaßen die männlichen und weiblichen Prinzipien ehrt. Es muss nicht so sein, dass ein Geschlecht das andere beherrscht.

Beide können durch Zusammenarbeit, Mitgestaltung und Interdependenz zusammen-wirken, als entgegengesetzte, sich aber wunder-bar ergänzende Pole der menschlichen Existenz.

Die Yoni-Verehrung ist eine der ältesten Formen von Religion und setzt sich bis heute in vielen Kulturen der Welt fort, einschließlich Indiens und Japans, aber auch bei den australi-schen Aborigines und in Südamerika. Alle heutigen Patriarchate bauen auf dem Fundament auf, das die alten Religionen mit ihrer Verehrung der Yoni und der Muttergöttin gelegt hatten. Doch diese Wertschätzung des Weiblichen wurde von der patriarchalen Haltung sukzessive bis zum heutigen Tag erstickt. Immer noch tragen die Frauen ihre hohen Absätze (die den Po in eine aufreizende Haltung anheben, jedoch die Füße und den unteren Rücken verkrüppeln) – ein sichtbares Zeichen ihrer Versklavung zum Sexobjekt und modernes Gegenstück zur alten chinesischen Praxis, den Frauen die Füße zu bandagieren. Viele Frauen hassen ihre Yoni, halten sie für hässlich und übelriechend. Viele Frauen haben keine Ahnung, wann sie ihren Eisprung haben und sind ziemlich unwissend, was die Abläufe von Menstruation, Schwangerschaft und Kindesgeburt betrifft. Sie überlassen alles blind den Händen der (zumeist männlichen) Ärzte. Viele Frauen leben ein frustriertes Leben, weil sie die befreiende Macht ihrer orgasmischen Natur noch nicht entdeckt haben. Viele Frauen hassen die Männer, weil sie sich um einen Traum von Liebe betrogen fühlen, der sich niemals verwirklicht hat.

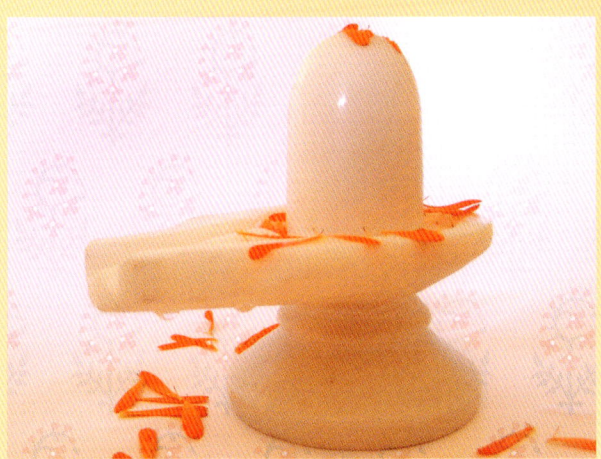

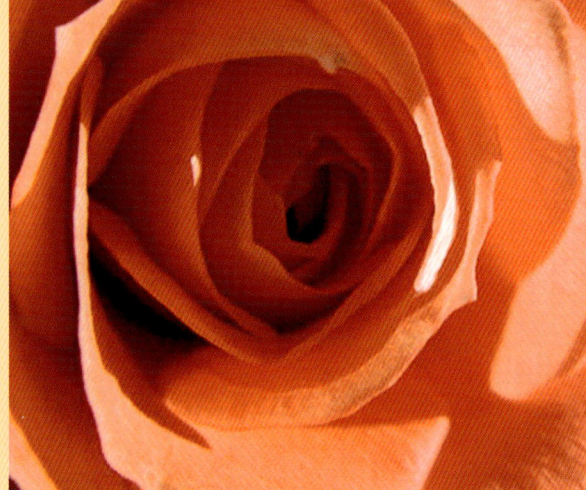

In unserer Gesellschaft versuchen viele
Frauen, die Gleichstellung zu erlangen, indem
sie die Männer imitieren, aber das dient nur
dazu, die Frauen ihrer Kraft zu berauben. Am
Beispiel des weiblichen Genitals wird deutlich,
dass sie als Gegenstück und zugleich Ergänzung
des Mannes geschaffen ist. Das macht sie dem
Mann in keiner Weise unterlegen. Wenn eine
Frau ihre Urnatur entdeckt und begrüßt, gelangt
sie zum Bewusstsein ihrer einzigartigen Macht
und Schönheit. Die Reise zur Akzeptanz und
Ermächtigung beginnt mit ihrer Yoni.

DIE ANATOMIE DER YONI

Anatomisch gesehen entspricht die Krone der
Klitoris (Kitzler) in etwa der Eichel des Penis,
während das Klitorisgewebe, bestehend aus zwei
zwiebelförmigen Schwellkörperschenkeln beiderseits der Vagina, gewissermaßen ein von
außen nach innen gestülpter Penis ist (und der
Penis eine nach außen gestülpte Vagina). Die
Freudsche Idee vom Penisneid der Frauen ist
nicht nur aus diesem Grund absurd. Im Fötus

sind die männlichen und weiblichen Genital-
teile bis zur siebten Schwangerschaftswoche
noch völlig gleich; erst danach differenzieren
sie sich durch hormonelle Veränderungen zu
äußeren (männlichen) und inneren (weiblichen) Geschlechtsorganen. Da die Yoni
größtenteils im Körper liegt, wurde sie im
Vergleich zum Penis gering geschätzt. Tatsächlich sind aber die weiblichen Genitalien
im Erregungszustand ebenso groß und ähnlich
geformt wie die des Mannes. Die Vagina
dient als bioelektrische »Steckdose« für
den männlichen »Stecker«, so dass beim
»Einstöpseln« ein zutiefst nährender bioelektrischer Strom entsteht.

Ehre deine Yoni

Indem du die in deiner Yoni verkörperte
Göttinnennatur entdeckst und ehrst, ver-
breitest du Segen für die Menschheit.
Durch dich wird die Göttin erweckt, durch
dich erneuert sich das Gleichgewicht der
Schöpfung.

- Wenn du meinst, dass deine Yoni nicht gut
riecht, überlege einmal, was du zu dir nimmst
und vermeide Junkfood. Der Satz »Du bist
was du isst« gilt besonders für deine Yoni.
Wenn du Knoblauch isst, riecht deine Yoni
drei Tage lang danach. Wenn du frisches
Obst und Gemüse isst, wird deine Yoni einen
angenehmen Duft haben. Trinke reines
Wasser, um Giftstoffe aus dem Körper
auszuschwemmen.

- Wasche deine Yoni von innen und außen
mit Wasser und sanften, liebevollen Fingern.
Die Innenseite solltest du (ohne Seife)
während der Menstruation und Ovulation
täglich und außerdem nach jedem
Liebemachen waschen.

- Lerne die Sprache des weiblichen Orgasmus
(siehe 4. und 5. Kapitel). Es ist nie zu spät,
damit anzufangen.

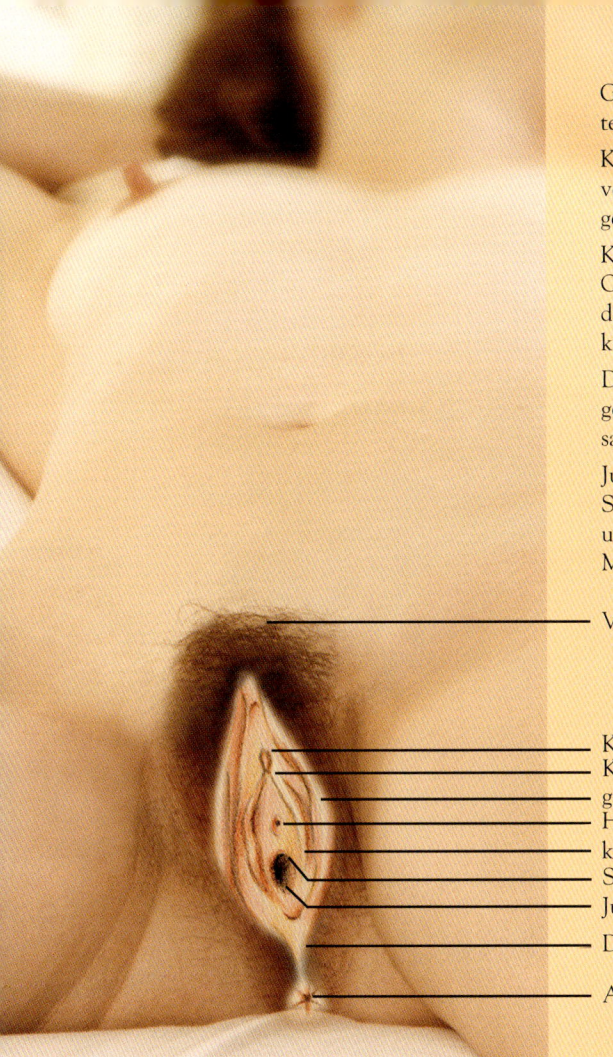

Große Schamlippen: äußere Lippen des weiblichen Genitals, enthalten Duftstoffe und Schweißdrüsen; schwellen bei Erregung an.

Kleine Schamlippen: innere Lippen des weiblichen Genitals, meist verborgen durch die äußeren Lippen; schwellen bei Erregung an und geben Duftstoffe und Feuchtigkeit ab.

Klitoriskrone (Eichel): äußerst empfindsame Zone für Erregung und Orgasmus, enthält mehr als 3.000 Nervenenden, die ausschließlich der Lust dienen; normalerweise verborgen durch die Klitorisvorhaut, kann im erregten Zustand vergrößert sein und hervortreten.

Die venösen Schwellkörper bilden von der Krone ausgehend zwei getrennte Schenkel, die bei Erregung anschwellen und überempfindsam werden.

Jungfernhäutchen (Hymen): eine dünne, intakte Hautfalte über dem Scheideneingang, die beim ersten Koitus (Defloration) zerreißt, unter Umständen auch durch sportliche Betätigung (nicht bei allen Mädchen oder Frauen vorhanden).

Venushügel

Klitorisvorhaut
Klitoriskrone (Eichel)
große Schamlippen (Labia majora)
Harnröhre (Urethra)
kleine Schamlippen (Labia minora)
Scheideneingang (Vaginalöffnung)
Jungfernhäutchen (Hymen)

Damm (Perineum)

After (Anus)

Eileiter: paarig, durch sie wandert die jeweils reife Eizelle vom Eierstock zur Gebärmutter; häufig findet hier die Befruchtung statt.

Eierstöcke: paarig, speichern den Vorrat an Eifollikeln; setzen jeden Monat eine reife Eizelle frei (Eisprung, Ovulation).

Gebärmutterhals (Cervix): auch Muttermund, Ausgang der Gebärmutter (Uterus).

G-Punkt (Gräfenberg-Zone, siehe Seite 51).

Bartholin-Drüsen: beiderseits des Scheideneingangs; geben aphrodisische Duftstoffe und Gleitflüssigkeit ab.

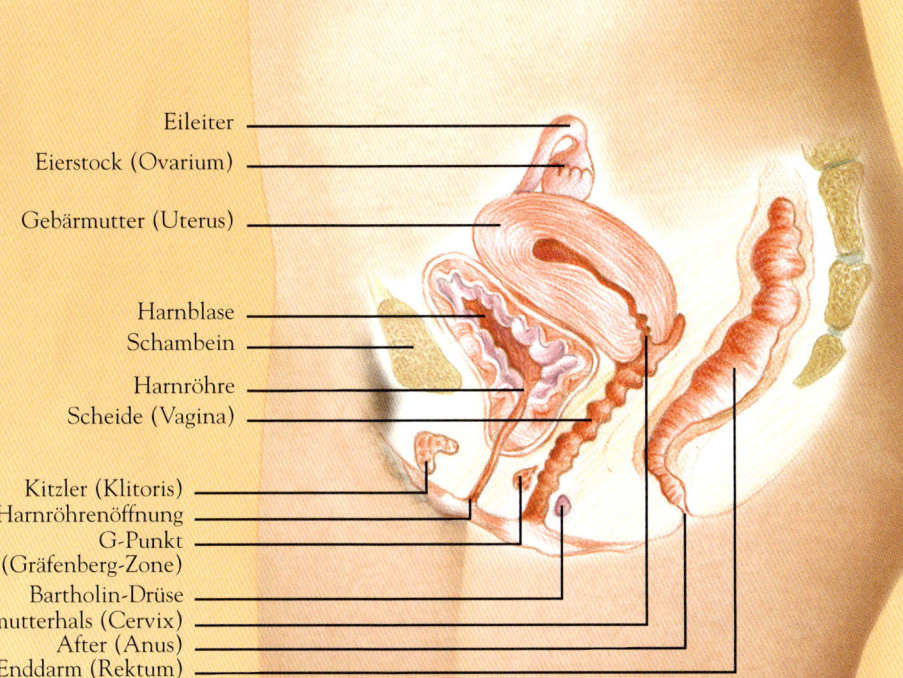

Eileiter
Eierstock (Ovarium)
Gebärmutter (Uterus)

Harnblase
Schambein
Harnröhre
Scheide (Vagina)

Kitzler (Klitoris)
Harnröhrenöffnung
G-Punkt (Gräfenberg-Zone)
Bartholin-Drüse
Gebärmutterhals (Cervix)
After (Anus)
Enddarm (Rektum)

Lasst Yoni und Lingam sprechen

Diese Übung für Liebespaare dient dazu, die vielfältigen Dimensionen der männlichen und weiblichen Genitalien zu aktivieren, zu öffnen und ihnen eine Stimme zu geben. Macht diese Übung mehrmals, um ihre heilsame Qualität zu erleben und ein Gefühl für das Heilige, Göttliche, das sich in eurem Sexzentrum verbirgt, zu entwickeln.

Setzt euch in bequemer Haltung einander gegenüber, so dass ihr euer entblößtes Genital mühelos erreichen könnt. Nehmt dann abwechselnd das eigene Genital in die Hand und lasst es durch euch in der ersten Person sprechen. Jeder Partner abwechselnd für 5 Minuten.

Ihr könntet zum Beispiel so sprechen:

Frau »Ich bin die erste Ebene von [Name]s Yoni ... Ich bin wie eine köstliche, wohlschmeckende Frucht, die immer reif ist ...« (und so weiter)

Mann »Ich bin die erste Ebene von [Name]s Lingam ... Ich bin wie eine Antenne, die Wellen von den Yonis ovulierender Frauen empfängt ...« (und so weiter)

Frau »Ich bin die zweite Ebene von [Name]s Yoni. Ich habe geheime Sehnsüchte, die ich gern teilen möchte ...« (und so weiter)

Mann »Ich bin die zweite Ebene von [Name]s Lingam. Ich bin eigentlich sehr verletzlich, denn ich brauche das Gefühl, geliebt und respektiert zu werden, um gut funktionieren zu können ...« (und so weiter)

Frau »Ich bin die dritte Ebene von [Name]s Yoni. Ich bin die Göttin des unendlichen Raumes. Ich bin grenzenlose Weite ...« (und so weiter)

Mann »Ich bin die dritte Ebene von [Name]s Lingam. In mir verbirgt sich das Göttliche. Ich bin im Grunde derjenige, der das Leben auf Erden erschafft ...« (und so weiter)

Dies könnte als Anregung dienen für das, was zum Ausdruck kommt, wenn ihr in diese Übung eintaucht. Ihr müsst nicht die gleichen Worte verwenden. Lasst einfach eure Genitalien sich durch einen Strom von Gedanken ausdrücken, ohne etwas zu korrigieren oder zu zensieren.

· Werdet in der Fantasie zu eurem Genital. Ihr sollt nicht über eure Genitalien sprechen, sondern die Genitalien durch euch sprechen lassen. Möglicherweise werdet ihr euch sehr wundern, wie viel sie zu sagen haben.

· Ihr braucht nicht genau die Zeit einzuhalten; lasst es spontan sein. Etwa 5 Minuten genügen in der Regel für das, was auf jeder Ebene ausgedrückt werden möchte.

· Die drei Ebenen repräsentieren euer Bewusstes, euer Unbewusstes und eure ursprüngliche Essenz.

· Es ist möglich, dass jedes Mal, wenn ihr diese Übung macht, andere Dinge ausgedrückt werden. Habt einfach Vertrauen und lasst den Prozess sich frei entfalten. Manchmal kommen Erinnerungen oder alte Traumata hoch, die ins Bewusstsein drängen. Lasst die emotionale Befreiung von Tränen und Schmerzen zu. Durch euer Fühlen und Ausdrücken reinigt und erneuert sich jede Ebene.

> »Es fühlte sich ein bisschen riskant an, die Worte so aus dem Nichts hervorkommen zu lassen: Würde es echt sein oder nur meiner Fantasie entspringen? Es war, als würde ich über die Kante eines Abgrunds hinausgehen in dem Vertrauen, dass eine unsichtbare Hand mir einen Schrittstein unter die Füße hält. Welche unsichtbare Hand hat mir diese Schrittsteine dargeboten, diese Worte, die aus der Leere kamen? Ich begann die Yoni meiner Partnerin als heilige Präsenz zu fühlen, die auf geheimnisvolle Weise mit mir kommunizierte. Und ich fühlte immer mehr mein eigenes Lingam – weniger als Ausdruck meiner Sexenergie, sondern mehr als Tor für die heilige sexuelle Energie, die mich durchströmte.«
>
> *Andrew, Teilnehmer einer Tantra-Gruppe*

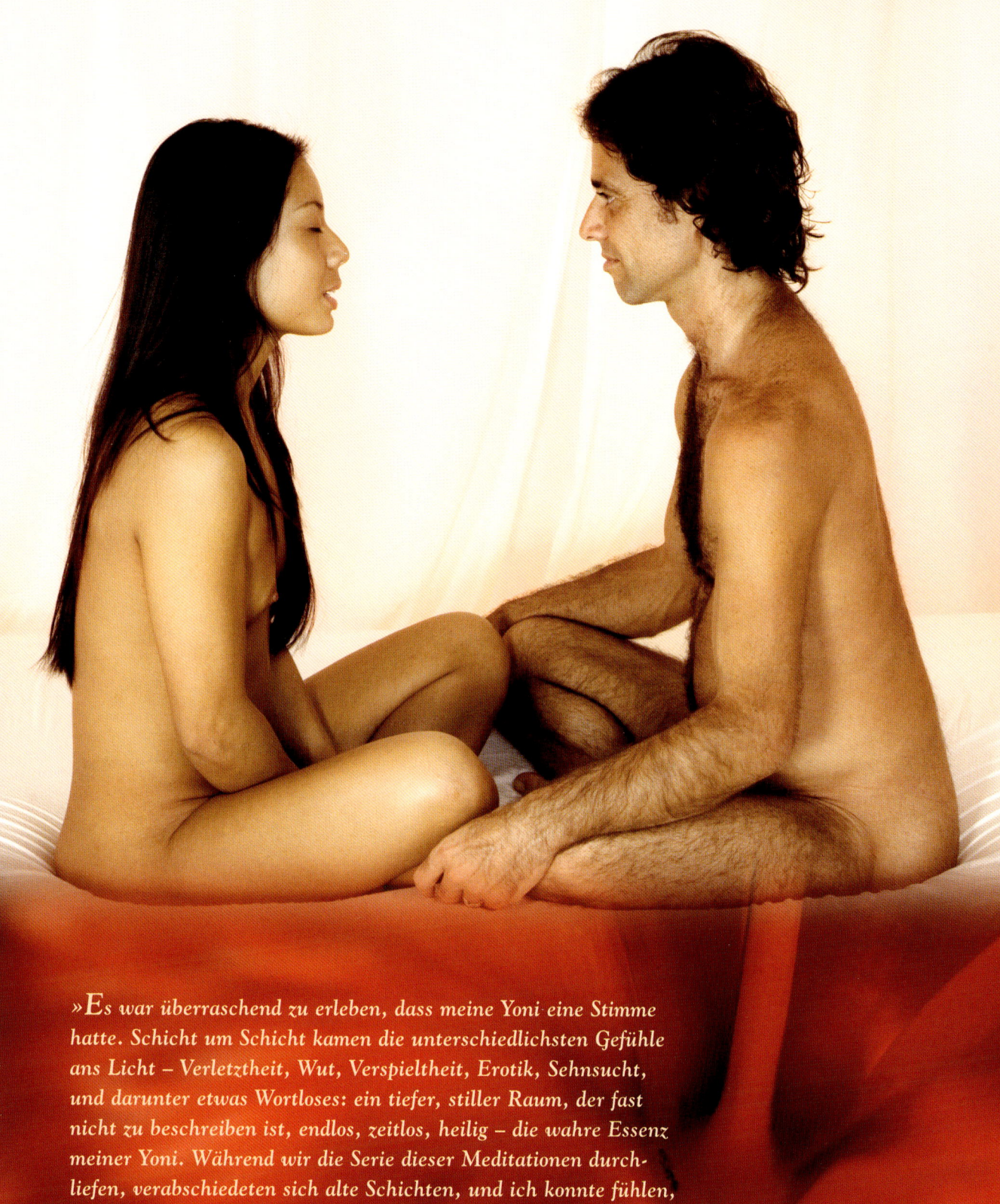

»Es war überraschend zu erleben, dass meine Yoni eine Stimme
hatte. Schicht um Schicht kamen die unterschiedlichsten Gefühle
ans Licht – Verletztheit, Wut, Verspieltheit, Erotik, Sehnsucht,
und darunter etwas Wortloses: ein tiefer, stiller Raum, der fast
nicht zu beschreiben ist, endlos, zeitlos, heilig – die wahre Essenz
meiner Yoni. Während wir die Serie dieser Meditationen durch-
liefen, verabschiedeten sich alte Schichten, und ich konnte fühlen,
wie meine Yoni weicher, offener, empfänglicher, nachgiebiger
wurde. Unser Liebemachen wurde schöner als je zuvor, irgendwie
expansiver und heiliger.«

Kamla, Teilnehmerin einer Tantra-Gruppe

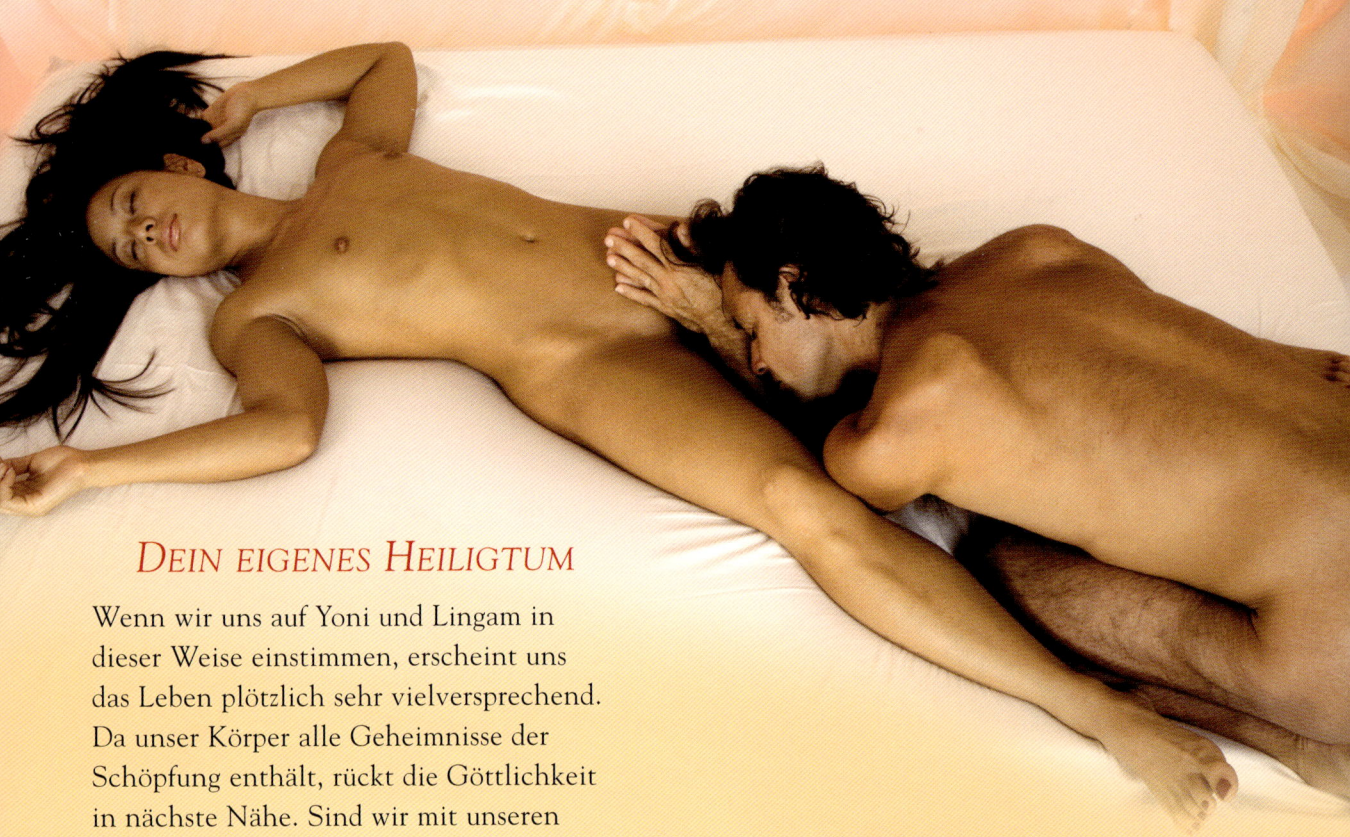

DEIN EIGENES HEILIGTUM

Wenn wir uns auf Yoni und Lingam in
dieser Weise einstimmen, erscheint uns
das Leben plötzlich sehr vielversprechend.
Da unser Körper alle Geheimnisse der
Schöpfung enthält, rückt die Göttlichkeit
in nächste Nähe. Sind wir mit unseren
Genitalien, unserem inneren Heiligtum, in
tiefem Kontakt, kommen wir unserer
Göttlichkeit ganz nahe.

Obwohl die Geschlechtsorgane unsere
Wertschätzung verdienen, haben viele
religiöse Lehren die sexuelle Lust stark
verurteilt. Tertullian, einer der Begründer
des orthodoxen Christentums, sagte: »Die
Frauen sind das Tor, durch das der Dämon
eintritt.« Möglicherweise befürchten solche
religiösen Lehrer Folgendes: Wenn die
Menschen durch den eigenen Körper mit
dem Göttlichen unmittelbar in Kontakt
treten können, werden die etablierten
Religionen und deren Priester nicht mehr
gebraucht. Sind die Menschen jedoch von
ihrer Quelle der Freude, Ekstase und
göttlichen Kommunion abgeschnitten,
fühlen sie sich heimatlos und verwirrt.
Dann kann man als Vermittler zwischen
ihnen und dem für gewöhnliche Sterbliche
so fernen, unerreichbaren Gott dort droben
im Himmel auftreten.

Huldigung der Yoni

· Es beginnt damit, dass der Mann voller Staunen das
Wunder der Yoni seiner Geliebten betrachtet. Verneige
dich vor dem Prinzip der Göttin, das sich an dieser
heiligen Stelle verkörpert.

· Werde nun zur Biene, die den Nektar aus der Blüte
trinkt. Benutze deine Lippen und Zunge, um die Yoni
der Frau zu erfreuen, und achte dabei besonders auf die
Klitoris. Die Frau kann dem Mann zeigen, wie sie an
der Yoni geküsst werden mag, indem sie seine Hand-
fläche leckt.

· Während sie die Huldigung ihrer Yoni empfängt, sollte
die Frau sich die Erlaubnis geben, sich als Göttin der
Liebe vollkommen verehren zu lassen.

· Es kann sein, dass der Mann dadurch in einen zeitlosen
Zustand eintritt. Wenn die Frau spürt, dass der Mann
ganz für sie da ist und sich alle Zeit der Welt nimmt, um
ihr zu huldigen, wird sie sich leicht in die köstliche Lust
hinein, die sich infolge dieser Zuwendung im ganzen
Körper aufbaut, entspannen können.

»Ich fühlte mich vollkommen hingegeben an das Göttliche in meinem Partner und seinem Lingam und verlor mich ganz in seiner Kraft und Männlichkeit. Auch fühlte ich mich machtvoller, wie eine Göttin, als ich die Möglichkeit hatte, meine Liebe auf so intime Weise gegenüber dem Mann, den ich liebe, auszudrücken. Ich war göttlich und unschuldig, verführerisch und demütig zugleich.«

Mita, Teilnehmerin einer Tantra-Gruppe

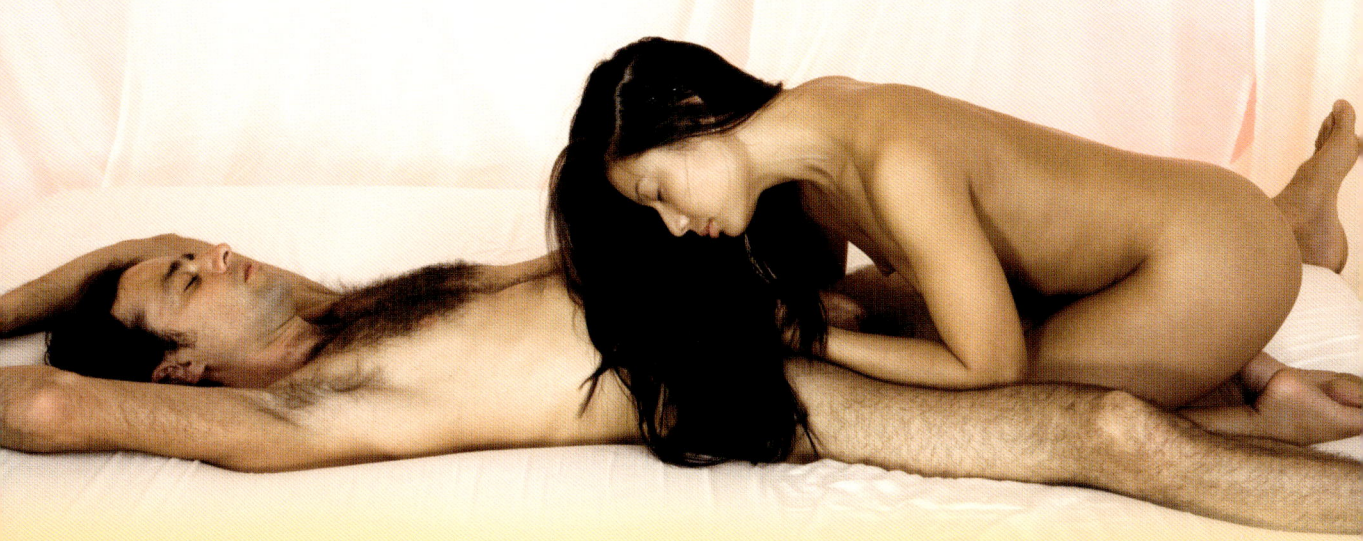

Huldigung des Lingam

· Die Frau nimmt das schlaffe Lingam ihres Partners behutsam in ihre Handschale und hält es voller Ehrfurcht vor dem männlichen Prinzip.

· Liebkose zart das Lingam und die Hoden, dann nimm das Lingam sanft in den Mund und sei einfach präsent mit deiner Liebe. Vielleicht möchtest du mit der Zunge am Schaft entlang lecken und Erregung wecken oder dich einfach entspannen und ausprobieren, wie weit du das Lingam in den Mund nehmen kannst.

· Wecke die Empfindungen am Damm durch Lecken, leichten Druck oder leichtes Massieren. Im Tantra wird diese Stelle als Tor zum höheren Bewusstsein gepriesen. Diese Stimulation wird die sinnliche Empfindungsfähigkeit im ganzen Körper verstärken, besonders im Scheitel-Chakra (siehe 8. Kapitel).

· Die Eichel des Lingam ist ähnlich empfindsam wie die Klitoris. Frage deinen Partner, welche Art von Stimulation er mag. Der Mann kann es seiner Partnerin durch Lecken oder Saugen an ihren Fingern anzeigen.

· Wenn das erigierte Lingam wie ein galoppierender Hengst wird, kann es sein, dass der Mann auf die Ejakulation zusteuert. Manche Frauen lieben es, den ejakulierten Samen im Mund zu empfangen, andere mögen es nicht. Das Ejakulat ist kostbare Lebensessenz, und der Samenerguss ist ein heiliger Moment.

· Die taoistischen Tantra-Texte der »Weißen Tigerin« empfehlen, die Frau solle das Ejakulat des Mannes in ihrem Gesicht und auf den Brüsten empfangen und als verjüngende Substanz in ihre Haut ein-massieren. Danach wird geraten, in tiefe Meditation zu gehen, während der Körper die kostbare Flüssigkeit absorbiert.

DAS LINGAM

»Betrachte das Shiva-Lingam, schön wie geschmolzenes Gold, fest wie das Himalaya-Gebirge,
zart wie ein gefaltetes Blatt, dem solaren Himmelskörper Leben spendend!
Betrachte den Zauber seiner funkelnden Juwelen!«

Linga Purana (frei übersetzt nach Nik Douglas)

Lingam bedeutet wörtlich »Säule des Lichts« und ist das Sanskrit-Wort für den Phallus sowie das erhabene männliche Prinzip. Es verleiht dem Penis Würde und Respekt, weit entfernt von den Wörtern, die in der Alltagssprache verwendet werden. Das Lingam ist die reine Energie der Lebenskraft, das höchste Potenzial der Schöpferkraft. Das Symbol des Lingam wird in Indien überall in Tempeln und in der Natur als die sich manifestierende Kraft des Gottes Shiva verehrt. Im Tempel ruht der abgerundete konische Stein, der den Phallus repräsentiert, aufrecht in einer aus Stein gehauenen Yoni. Er steht mitten im Raum und verkündet aus dieser Position stolz, dass er nicht nur die Achse des Tempels, sondern die Achse der Welt ist.

Lingam kann auch »Zeichen« oder »Symbol« bedeuten. Wenn sich das Lingam von seinem passiven, schlaffen Zustand aufrichtet, ist es ein Zeichen dafür, dass die Schöpferkraft bereit ist, neues Leben zu entfachen. Im erigierten Zustand pulsiert das Lingam mit göttlicher Energie – ein Ehrfurcht gebietender Anblick. Doch das Lingam ist nicht nur eine kreative Kraft, die das Leben auf der Erde hervorbringt, sondern auch ein machtvolles Mittel, um das Bewusstsein zu erwecken und Männer und Frauen in einen Zustand der Göttlichkeit emporzuheben.

Die Energie im Bereich der Geschlechtsorgane und des Beckens baut sich durch die körperlichen Funktionen allmählich auf und sammelt sich im Becken, von wo sie die Lebenskraft an die Organe und Drüsen der Fortpflanzung liefert. Im Yoga und Tantra nennt man diese Energie Kundalini, und in ihrem schlafenden Zustand wird sie als aufgerollte Schlange dargestellt. Sex ist der machtvollste Weg, die Kundalini-Energie aufzuwecken, die sich dann aus ihrem schlummernden Zustand entrollt und durch die Ejakulation (beim Mann) frei wird – oder aber entlang der Wirbelsäule (bei Mann und Frau) aufsteigt und dadurch neue Dimensionen von Ekstase, Seligkeit und Bewusstheit eröffnet.

Das Symbol des Lingam als Säule des Lichts ist auf der ganzen Welt zu finden – von Asien und Afrika über Europa, Nord- und Südamerika bis Australien. Uralte Symbole finden sich in Form aufgerichteter Steine, behauener, abgerundeter Steine oder spitzer konischer Säulen. Heute kann man Symbole des Phallus als Obelisken in vielen Städten und Orten der Welt sehen. Steht der Phallus allein, ohne den ausgleichenden Einfluss der Yoni, in der er ruht, stellt er eine Achse der Macht dar und kann dazu dienen, negative, beherrschende Energien freizusetzen.

In harmonischen Kulturen werden Lingam und Yoni gleichermaßen verehrt und sorgen für ausgewogene Energien in der Gesellschaft.

Die Anatomie des Lingam

Das Lingam hat eine Doppelfunktion: Im passiven Ruhezustand wird der Urin durch eine Öffnung an seiner Spitze freigesetzt, und im erregten, erigierten Zustand wird durch genau dieselbe Öffnung das Ejakulat ausgestoßen. Beides kann jedoch nicht gleichzeitig erfolgen. Über die ausgeklügelte Intelligenz dieser Konstruktion können wir nur staunen.

In der Pubertät produzieren die Hoden in reichem Maße das Testosteron, ein Hormon, das die männlichen Attribute von Größe, Muskeltonus, Knochenmasse, Körperkraft und reichlicher Libido verleiht. Ein sexuell reifer Mann produziert etwa 300 Millionen Spermien pro Tag, die sich im Samenleiter sammeln. Kommt es nicht zum Erguss, werden die nicht ejakulierten Samenzellen im Körper resorbiert.

Bei der Erektion des Lingam tritt die Vorhaut am Schaft zurück, so dass sich das Lingam in seiner ganzen Pracht unverhüllt präsentiert, wie das plötzliche Hervorbrechen der Sonne, wenn sie am Morgen aufgeht. Die Erektion des Lingam ist für Männer und Frauen eine Angelegenheit, die großes Interesse, Verwunderung und Erstaunen, aber auch Verwirrung und Bestürzung hervorruft. Der physiologische Vorgang ist wissenschaftlich im Detail beschrieben worden und lässt sich sogar durch Arzneimittel hervorrufen. Das erklärt aber nicht vollkommen das breite Spektrum von Erfahrungen, die ein Mann mit seiner Erektion machen kann. Jeder Mann weiß, dass allein schon ein Gedanke zu einer Erektion führen kann, ebenso wie verschiedenartige Sinnesreize, etwa der Anblick einer nackten Frau im eigenen Bett, eine erotische Filmszene, das Hören von Liebesgeflüster und sexuellen Geräuschen oder ein bestimmter

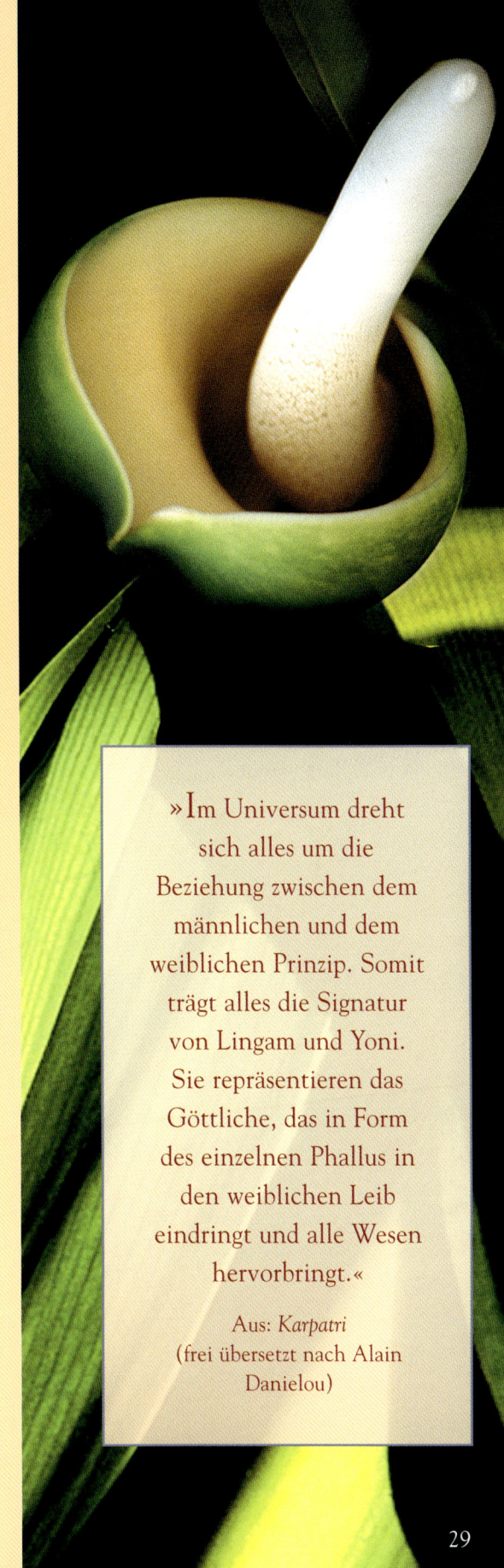

»Im Universum dreht sich alles um die Beziehung zwischen dem männlichen und dem weiblichen Prinzip. Somit trägt alles die Signatur von Lingam und Yoni. Sie repräsentieren das Göttliche, das in Form des einzelnen Phallus in den weiblichen Leib eindringt und alle Wesen hervorbringt.«

Aus: *Karpatri*
(frei übersetzt nach Alain Danielou)

Geruch. Normalerweise wird das Lingam durch Reiben oder Berühren erregt, doch scheint es oft seinen eigenen Willen zu haben.

Das Lingam antwortet auch auf den bioelektrischen Magnetismus einer empfangsbereiten Yoni. Der Erregungsmechanismus ist dann ein anderer als bei mentaler oder sinnlicher Stimulation. Wenn der Körper entspannt ist, erfolgt die Erektion mühelos von selbst, sobald die Yoni bereit ist, das Lingam in sich aufzunehmen. Die tantrische Kunst besteht darin, den richtigen Zeitpunkt abzuwarten, bis die Frau für das Eindringen genügend vorbereitet ist. Das Lingam wird dann mühelos von selbst steif. Tantra sieht in der Vorsteherdrüse (Prostata) eine Relaisstation, die dem sexuellen Ausdruck Seele verleiht. Die Prostata schafft Zugang zur Energie der Kundalini oder Lebenskraft, wodurch der Mann aus einer unerschöpflichen Energiequelle schöpfen kann. Dies erhöht die sexuelle Potenz und ermöglicht spirituelle Bewusstseinszustände von hoher Intensität. Um diese Energie »anzapfen« und bewahren zu können, wird im Tantra die Zurückhaltung der Ejakulation oder auch Reabsorption der Vitalenergie praktiziert. Die Prostata ist also gewissermaßen die »Seele« der männlichen Sexualität. Sie nimmt Schaden, wenn der Mann zu viel oder nicht ausreichend oft ejakuliert oder wenn seine Sexualität psychisch nicht in der Balance ist.

BESCHNEIDUNG

Bei der Praxis der Beschneidung wird die Vorhaut des Penis teilweise oder ganz entfernt. In manchen Kulturen ist es Brauch, männliche Säuglinge aus religiösen oder hygienischen Gründen zu beschneiden. Da weltweit viele Männer unbeschnitten sind, ohne nachteilige Wirkungen zu zeigen, ist die Hygiene zwar nicht der ausschlaggebende Grund, doch sollte ein unbeschnittener Knabe beizeiten lernen, seinen Penis sauber zu halten. Sobald die Vorhaut frei beweglich ist, sollte sie täglich sanft zurückgezogen und gewaschen werden. Daraus kann eine sehr lustvolle Routine werden.

Es herrscht die verbreitete Meinung, dass beschnittene Männer an der Eichel weniger empfindsam und beim Liebemachen deshalb ausdauernder seien. Tatsache ist aber: Je größer die Sensibilität des Mannes, desto mehr vermag er die zarten bioelektrischen Ströme zwischen Yoni und Lingam zu spüren, und das macht ihn zu einem empfindsamen Liebhaber.

Man sollte jedem Jungen das Recht zugestehen, selbst zu entscheiden, ob er diese Operation durchführen lassen möchte, wenn er erwachsen wird.

Wer schon beschnitten ist, braucht sich deswegen keine Gedanken zu machen. Jeder Mann kann am ganzen Körper eine zutiefst befriedigende Sensibilität entwickeln (siehe Seite 46).

> »In der Mitte des subtilen Zentrums an der Wurzel, beschrieben als Dreieck aus Begehren, Wissen und Handeln, erhebt sich das Lingam, aus sich selbst geboren und leuchtend wie tausend Sonnen.«
>
> *Shiva Purana, Tantra-Chronik* (frei übersetzt nach Alain Danielou)

VEREINIGUNG VON LINGAM UND YONI

Die liebende Vereinigung von Lingam und Yoni fördert Gesundheit und Wohlbefinden. Die Genitalien enthalten Akupressurpunkte, die mit den Organen in Verbindung stehen, so dass der Liebesakt zwischen Mann und Frau gleichzeitig eine heilsame Akupressurbehandlung ist.

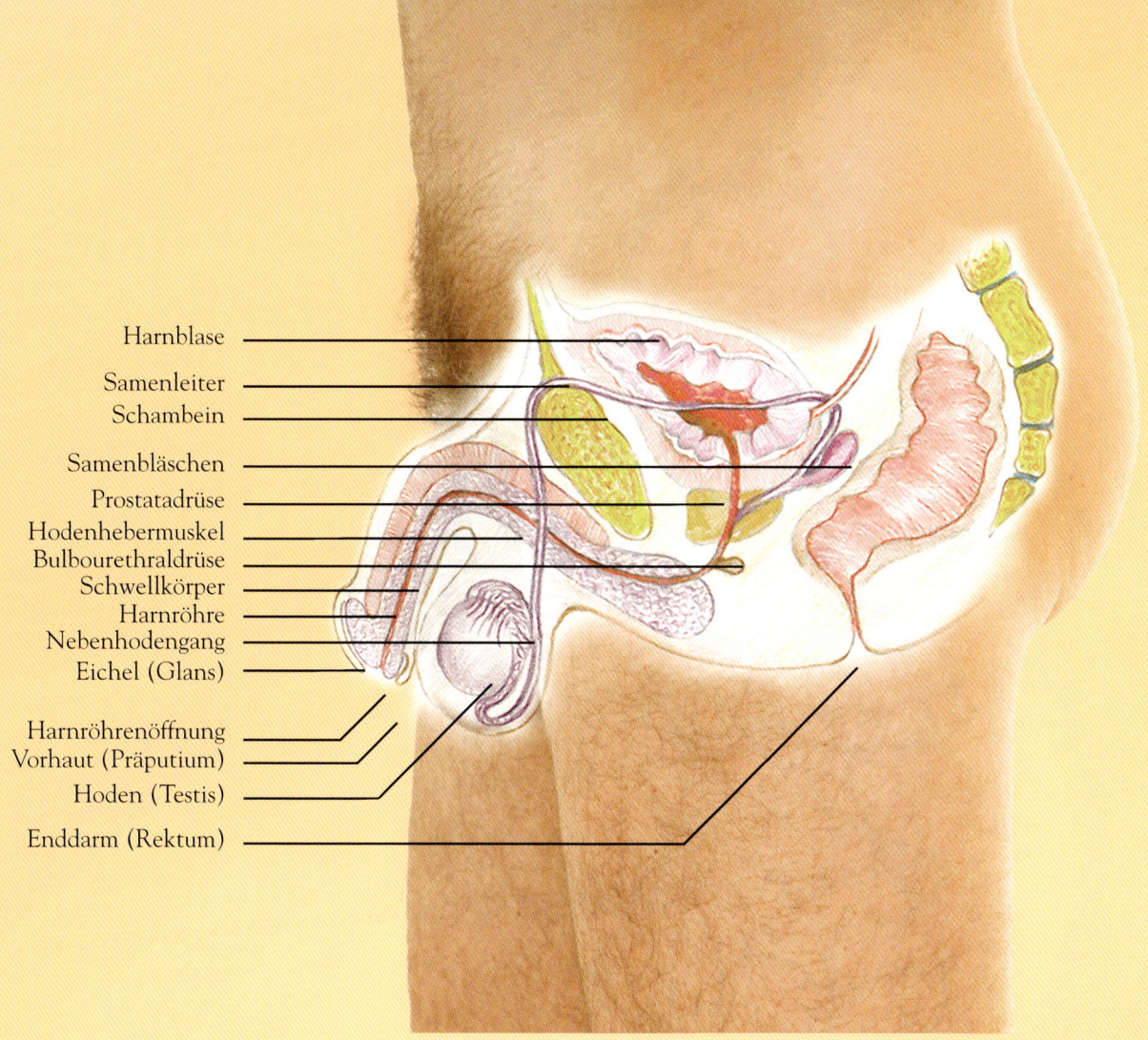

Harnblase

Samenleiter

Schambein

Samenbläschen

Prostatadrüse

Hodenhebermuskel

Bulbourethraldrüse

Schwellkörper

Harnröhre

Nebenhodengang

Eichel (Glans)

Harnröhrenöffnung

Vorhaut (Präputium)

Hoden (Testis)

Enddarm (Rektum)

Eine Erektion entsteht durch vermehrten Blutandrang in den Blutgefäßen und Schwellkörpergeweben des Penisschaftes.

Harnröhre: Muskelröhre zur Passage von Urin und Sperma.

Eichel: vorderer Abschnitt des Lingam.

Vorhaut: bedeckt und schützt die Eichel, wenn das Lingam entspannt ruht.

Hoden: hängen außen am Körper und halten die Samenzellen bei optimaler Temperatur; bei Kälte werden sie zum Warmhalten durch die Hebermuskeln näher zum Körper gezogen.

Nebenhodengang: etwa 6 Meter langer, stark gefalteter Schlauch in den Hoden, wo die Samenzellen 10 bis 14 Tage lang reifen, ehe sie in den Samenleiter wandern.

Samenleiter: speichert die Samenzellen.

Prostata: Drüse, die das Prostatasekret freisetzt, welches dem Samen sein milchiges Aussehen verleiht und die Spermien ernährt und beweglich hält.

Samenbläschen: setzt Samenflüssigkeit frei, die sich mit Prostatasekret und Samenzellen zu Sperma vermischt.

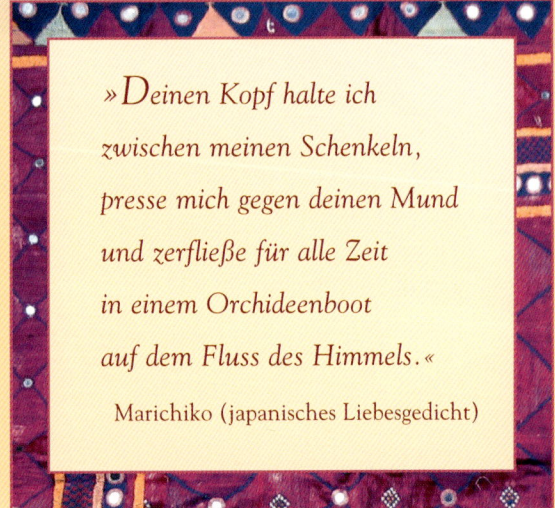

3. Kapitel

KOMMUNIKATION ZWISCHEN KOPF UND BECKEN

»Lenke deine ganze Aufmerksamkeit auf den
Nerv, der mitten durch dein Rückgrat geht,
fein wie der Blütenfaden des Lotus.
Und werde so transformiert.«

Vigyan Bhairav Tantra,
Shiva

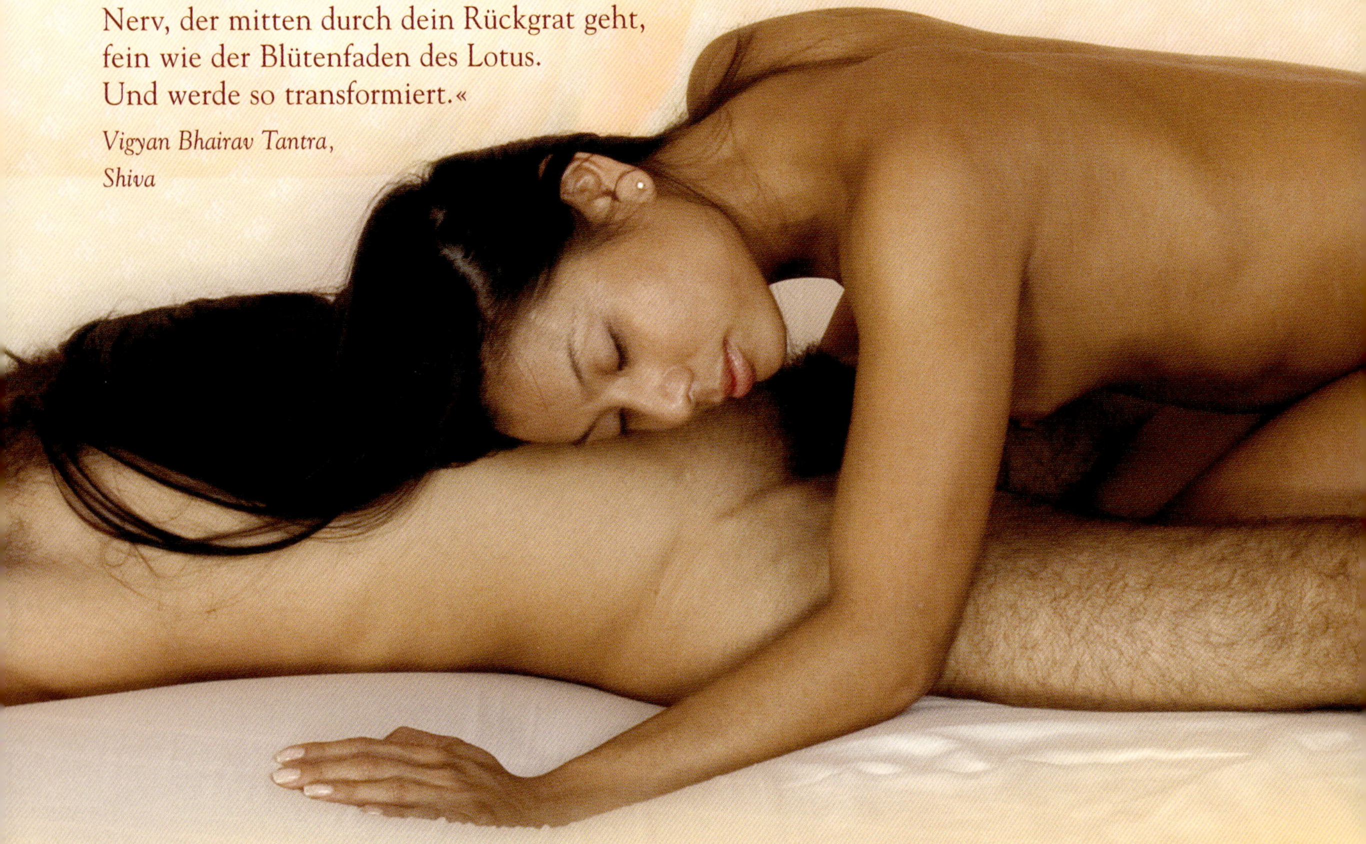

Das Kommunikationsnetz im menschlichen Körper ist ein faszinierendes
Thema. Um es tiefer zu verstehen,
müssen wir den Anfang betrachten:
den Embryo in der Gebärmutter.
Der genetische Bauplan des Embryos
bestimmt seine körperliche Entwicklung,
und der energetische Bauplan steuert
seine emotionale Entwicklung. Durch
die Programmierung, die der Fötus durch
seine Umgebung erhält, wird die Basis
für den energetischen Bauplan gelegt.

»*Deinen Kopf halte ich*
zwischen meinen Schenkeln,
presse mich gegen deinen Mund
und zerfließe für alle Zeit
in einem Orchideenboot
auf dem Fluss des Himmels.«

Marichiko (japanisches Liebesgedicht)

VORGEBURTLICHE ERFAHRUNGEN

Im Augenblick der Empfängnis, wenn das Leben des Embryos beginnt, wird die sexuelle Erfahrung in seinen energetischen Bauplan mit einprogrammiert. Ist es ein ekstatischer Moment, dann erhält der Embryo eine positive, freudige Prägung von Sexualität. Sobald die Mutter weiß, dass sie schwanger ist, wirkt sich das Gefühl, mit dem sie diese Neuigkeit aufnimmt, bereits auf den Embryo aus. Wenn die Mutter das neue Wesen freudig willkommen heißt, wird das Kind später in der Lage sein, sich entspannt durchs Leben zu bewegen, in dem Wissen, dass es im Leben willkommen ist. Will die Mutter es aber nicht wahrhaben und reagiert mit Panik und Abwehr oder denkt an Abtreibung, dann wird das Kind das Gefühl übernehmen, dass es eine Last ist und vom Leben nicht unterstützt wird.

Nach drei bis vier Wochen im Mutterschoß haben sich bereits Rückgrat und Wirbelkanal des Embryos gebildet, das Herz hat zu schlagen begonnen und es entwickeln sich weitere Körpersysteme. Ab jetzt werden die verschiedenen Eindrücke, die der Embryo empfängt, in der Wirbelsäule gespeichert, die diese Informationen an die Organe weiterleitet. Nach acht Wochen entwickelt sich das Gehirn, und von da an beeinflussen die intellektuellen Stimuli der Mutter auch den Fötus. Insbesondere kann der Fötus Musik erkennen, die er regelmäßig zu hören bekommt. Man hat herausgefunden, dass ein Baby, dessen Mutter in der Schwangerschaft regelmäßig eine bestimmte TV-Serie sah, nach der Geburt die Titelmusik wiedererkennt und sie vielleicht als beruhigend und tröstlich erlebt. Mit 14 Wochen öffnet sich das Herzzentrum. Wenn das Kind willkommen ist und geliebt wird, erhält es die Prägung, dass das Leben Liebe ist, und das wird ihm in all seinen künftigen Beziehungen helfen.

Nach 20 Wochen öffnet sich das Machtzentrum im Solarplexus. In den ersten sechs Schwangerschaftsmonaten hat sich das neue Wesen noch nicht auf diesen Mutterschoß festgelegt. In gewissem Sinne »hält es die Zehen ins Wasser«, um zu testen, ob es den passenden Mutterschoß gewählt hat. Sobald sich das Machtzentrum öffnet, kann das Kind sich in seiner Wahl der Mutter und des ihm bevorstehenden Lebens verankern. Von da an kann es sich leichter an das Auf und Ab im Leben anpassen. Kommt es vor der Öffnung des Machtzentrums zu einem Schockerlebnis, kann eine Fehlgeburt leichter eintreten. Schockierende Ereignisse können beispielsweise physische oder psychische Gewalt, negative Gefühlszustände, Unfälle der Mutter, Rauchen oder die Aufnahme von toxischen Substanzen über Medikamente oder Industrienahrung einschließen.

Etwa nach 26 oder 27 Wochen wird die Einstellung der Mutter zur Geburt einen starken Einfluss auf das Kind haben. Hat die Mutter Angst vor den Wehen und dem Gebären, wird sie dem Kind mit ihrer Angst übertragen, dass ein Schritt ins Unbekannte gefährlich ist. Im späteren Leben wird daraus vielleicht ein Erwachsener, der jede Veränderung im Leben fürchtet. Ist die Mutter entspannt und heiter und sieht den Veränderungen durch die Geburt freudig entgegen, wird sie dem Baby die positive Grundeinstellung mitgeben, dass die Herausforderungen des Lebens zu begrüßen sind. Eine erfahrene Hebamme und gute Geburtsvorbereitung, idealerweise für beide Elternteile, können Wunder wirken, um vorgeburtliche Ängste zu vermindern.

Erhält die Mutter bei der Entbindung pharmazeutische Drogen, entsteht eine Prägung, dass Drogen nötig sind, um das Leben zu bewältigen. Gelingt es der Mutter, sich bewusst und voller Vorfreude auf den Geburtsprozess einzulassen, wird sie damit in ihrem Kind ein tiefes »Ja« zum Leben verankern.

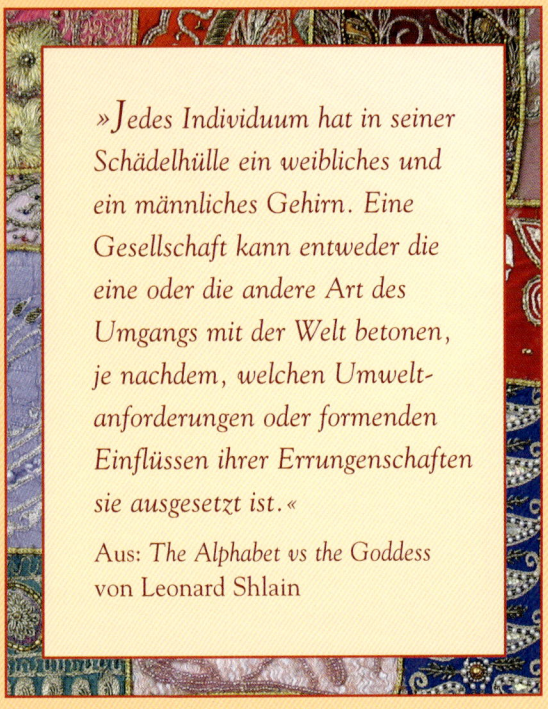

> »*Jedes Individuum hat in seiner Schädelhülle ein weibliches und ein männliches Gehirn. Eine Gesellschaft kann entweder die eine oder die andere Art des Umgangs mit der Welt betonen, je nachdem, welchen Umweltanforderungen oder formenden Einflüssen ihrer Errungenschaften sie ausgesetzt ist.*«
>
> Aus: *The Alphabet vs the Goddess* von Leonard Shlain

DER ENERGIEKANAL

Die Wirbelsäule ist ein überaus fein vernetztes Kommunikationssystem, welches das Gehirn mit dem Becken verbindet – ein Energiekanal zwischen Sexualität und Spiritualität. Wie wir gerade gesehen haben, sind vorgeburtliche Erfahrungen dort gespeichert. Während des ganzen Lebens wirken Traumata und Schocks auch auf die Wirbelsäule ein und zeigen sich durch Schmerzen, unnatürliche Verkrümmungen oder Verspannungen. Darum sind Massage und andere Formen der Körperarbeit sehr hilfreich, um Traumata aufzulösen und den pulsierenden Strom der Lebensenergie zwischen Kopf und Becken zu aktivieren. Wenn diese Energie frei fließt, kann die sinnliche Lust, die beim Sex empfunden wird, sich über den ganzen Körper ausbreiten. Der freie Energiestrom zwischen Kopf und Becken bewirkt erhöhte Sensibilität und führt zu Seinszuständen von Ekstase und spirituellem Erwachen.

Da das Gehirn über das Kommunikationsnetz der Wirbelsäule mit den Sexualorganen eng vernetzt ist, werden bei manchen ganzheitlichen Therapien, wie Akupunktur, Farbpunktur oder Shiatsu, Punkte an den Genitalien zur Behandlung von Beschwerden des Kopfes angewandt und umgekehrt. Die Craniosacral-Therapie beruht auf dem Verständnis, dass das Gehirn und der Rückenmarkskanal mehr oder weniger das gesamte Nervensystem steuern, während die Hirnanhangsdrüse, die Zirbeldrüse und der Hypothalamus das endokrine System und dessen Hormonausschüttung steuern. Daher hat die Behandlung am Kopf und an der Wirbelsäule eine starke Wirkung auf ein großes Spektrum von Körperfunktionen. Viele Frauen haben entdeckt, dass ihre Migräne am besten durch ein paar Orgasmen verschwindet.

SYSTEME IM GEHIRN

Das Drüsen- und das Nervensystem im Gehirn sind wie kleine Königreiche im Körper-Geist-System und spielen eine wichtige Rolle für das ganzheitliche Funktionieren von Sexualität und Wohlbefinden. Der Hypothalamus regelt die Hormonproduktion und den Willen zu leben und sich fortzupflanzen; er ist das primäre Element bei jeder Erfahrung, die die Beherrschung des Körpers durch den Geist betrifft. Er arbeitet mit der Hirnanhangsdrüse (Hypophyse) zusammen, die das sexuelle Begehren, das endokrine System und bestimmte emotionale Zustände beherrscht. Die Zirbeldrüse (Epiphyse), auch Lichtdrüse genannt, reguliert unsere Schlaf-/Wachzyklen und beeinflusst das Erwachen der Intuition und des Hellsehens.

Der Thalamus ist eine Hauptrelaisstation für die sensorischen Impulse, die entlang der Wirbelsäule zum Gehirn verlaufen. Er interpretiert diese Impulse und vergleicht sie mit gespeicherten Erinnerungen früherer

Erfahrungen. Wer durch eine sinnliche Erfahrung traumatisiert ist, dessen Thalamus braucht liebevolle Aufmerksamkeit, um loslassen und sich für Neues öffnen zu können. Der Thalamus ist auch ein Tor zu höheren Bewusstseinszuständen.

Eine wichtige Rolle in der Sexualität spielt der Balken, denn er bildet die Brücke zwischen der rechten und linken Gehirnhälfte. Die rechte Gehirnhemisphäre steuert die linke Körperseite und ist für die Dimensionen von Kreativität, Fantasie, Traumzuständen, Intuition und Musik zuständig. Sie ist eher weiblich orientiert und im Einklang mit dem Sein. Im Gegensatz dazu steuert die linke Gehirnhemisphäre die rechte Körperseite und ist zuständig für Logik, Mathematik, Analyse, Sprechen und das handelnde Prinzip. Damit repräsentiert sie eher den männlichen Aspekt. Das höchste Ziel im Tantra ist die bewusste, harmonische Verschmelzung der inneren männlichen und weiblichen Aspekte über den Balken.

Die erhabensten Qualitäten dieser Gehirnsysteme können durch die Praxis der göttlichen Sexualität entdeckt werden. Dazu gehört das Erlernen von Meditation und Bewusstheit im Sexakt und in der Mann-Frau-Dynamik. Es bedeutet, einen heiligen Raum zu schaffen, in dem die göttliche Qualität des Sex erlebt wird.

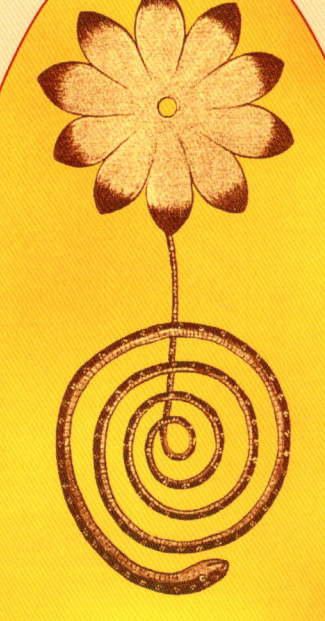

Ein Symbol für die Kraft der wilden sexuellen Energie und unseres spirituellen Potenzials ist die Schlange, die an der Wurzel der Wirbelsäule aufgerollt ist.

DER SEXUELLE ENERGIEFLUSS

Wenn die sexuelle Energie nicht frei strömen darf, kommt der natürliche Energiefluss durcheinander. Die sexuelle Energie hat dann keinen anderen Weg, sich auszudrücken als durch den Verstand; das kann zu zwanghafter mentaler Sexualität und Perversionen führen. Unterdrückte, verzerrte Sexenergie kann außerdem mentale, emotionale und körperliche Krankheiten erzeugen. Wenn wir den natürlichen Energiefluss zwischen Kopf und Becken zulassen, werden Lusthormone, die Neuropeptide, freigesetzt, die unsere Lebensfreude aktivieren und damit unsere Gesundheit und Langlebigkeit fördern.

In den alten östlichen Kulturen Indiens, Chinas, Tibets und Japans hat man die Sexualpraxis zu einer hohen Kunst verfeinert und für die körperliche Gesundheit und das spirituelle Erwachen genutzt. In diesen Traditionen ist die Kundalini-Energie die Verbindung zwischen Kopf und Becken. Sowohl Kundalini-Yoga als auch Tantra lehren eine evolutionäre Wissenschaft, deren Praxis die grobe Sexenergie nutzt, um sie durch die Wirbelsäule nach oben zu führen, was den orgasmischen Zustand eines erwachten Bewusstseins herbeiführt. Wird die sexuelle Energie aber unterdrückt, hat die Person keinen Treibstoff für diese Erfahrung zur Verfügung. Nur wenn die Sexualität akzeptiert wird und mit Empfindsamkeit und Intelligenz frei erforscht wird, kann sie zu höherem Bewusstsein kanalisiert werden.

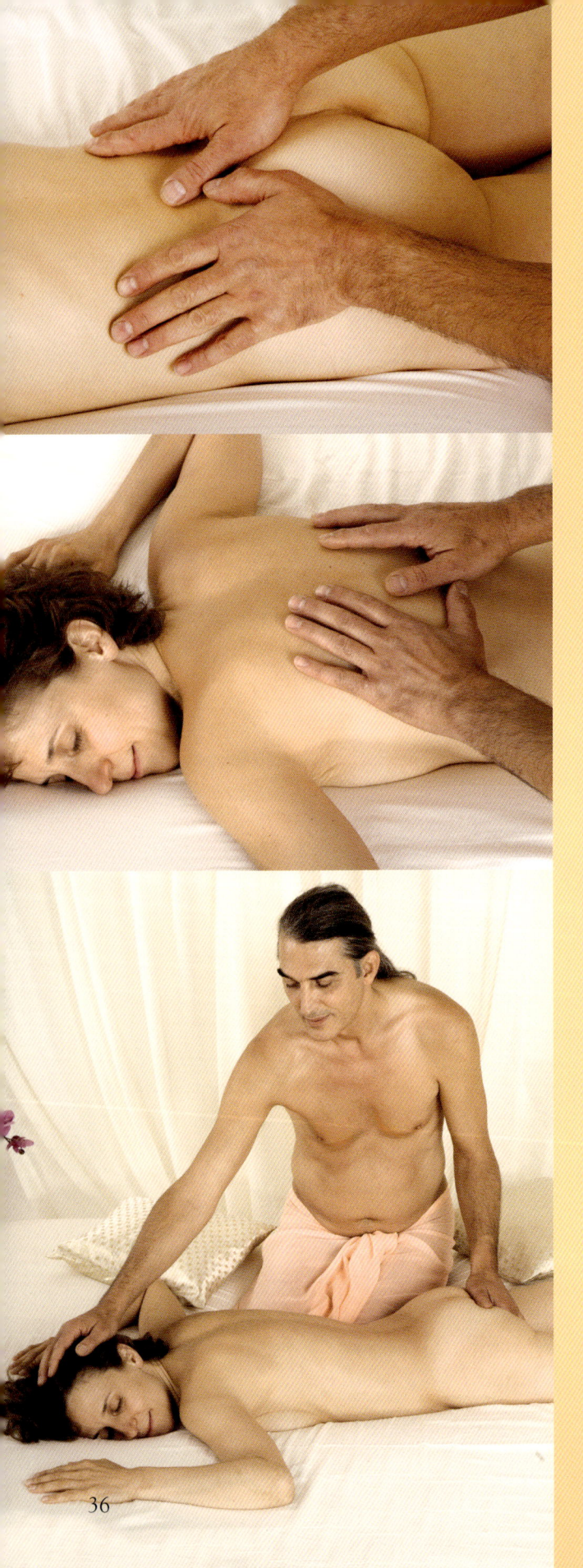

Die Verbindung zwischen Sex und Spirit öffnen

▶ Ein einfacher Weg, um die Verbindung zwischen Sexualität und Spiritualität zu öffnen, ist es, mit deinem Liebespartner eine Massage auszutauschen, bei der du Punkte am Kreuzbein berührst, die direkt mit dem Drüsensystem im Gehirn verknüpft sind (siehe Grafik auf der gegenüberliegenden Seite).

▶ Bewege mit deinen Händen die im Kreuzbein geweckte Energie beiderseits der Wirbelsäule nach oben. So können die Neuropeptide, oder Enzephaline, ihre lustspendende Wirkung entfalten. Am oberen Ende der Wirbelsäule angekommen, streiche diese Energie über Schultern, Arme und Hände nach außen aus.

▶ Massiere in der Gegend rund um die Mitte des Rückens zwischen den Unterarmfalten; das setzt auch den Energiefluss in den Genitalien frei.

▶ Zum Abschluss der Massage halte gleichzeitig den Akupunkturpunkt Hui Yin am Damm (Perineum, zwischen Geschlechtsorganen und After) und den Scheitelpunkt am Kopf (Scheitel-Chakra, siehe Seite 78). Das stärkt im Körper die Verbindung zwischen Kopf und Becken, Himmel und Erde.

▶ Beim Sexakt trägt es zur Vertiefung der Intimität und Bewusstseinserweiterung bei, wenn die beiden Partner ihre Stirn in Höhe der Augenbrauen miteinander in Kontakt bringen. Das stimuliert die Zirbeldrüse (Epiphyse) und unterstützt die Erweckung der Dritten Auges (siehe Seite 78). Der Liebesakt kann dadurch eine strömende, ekstatische Qualität erhalten.

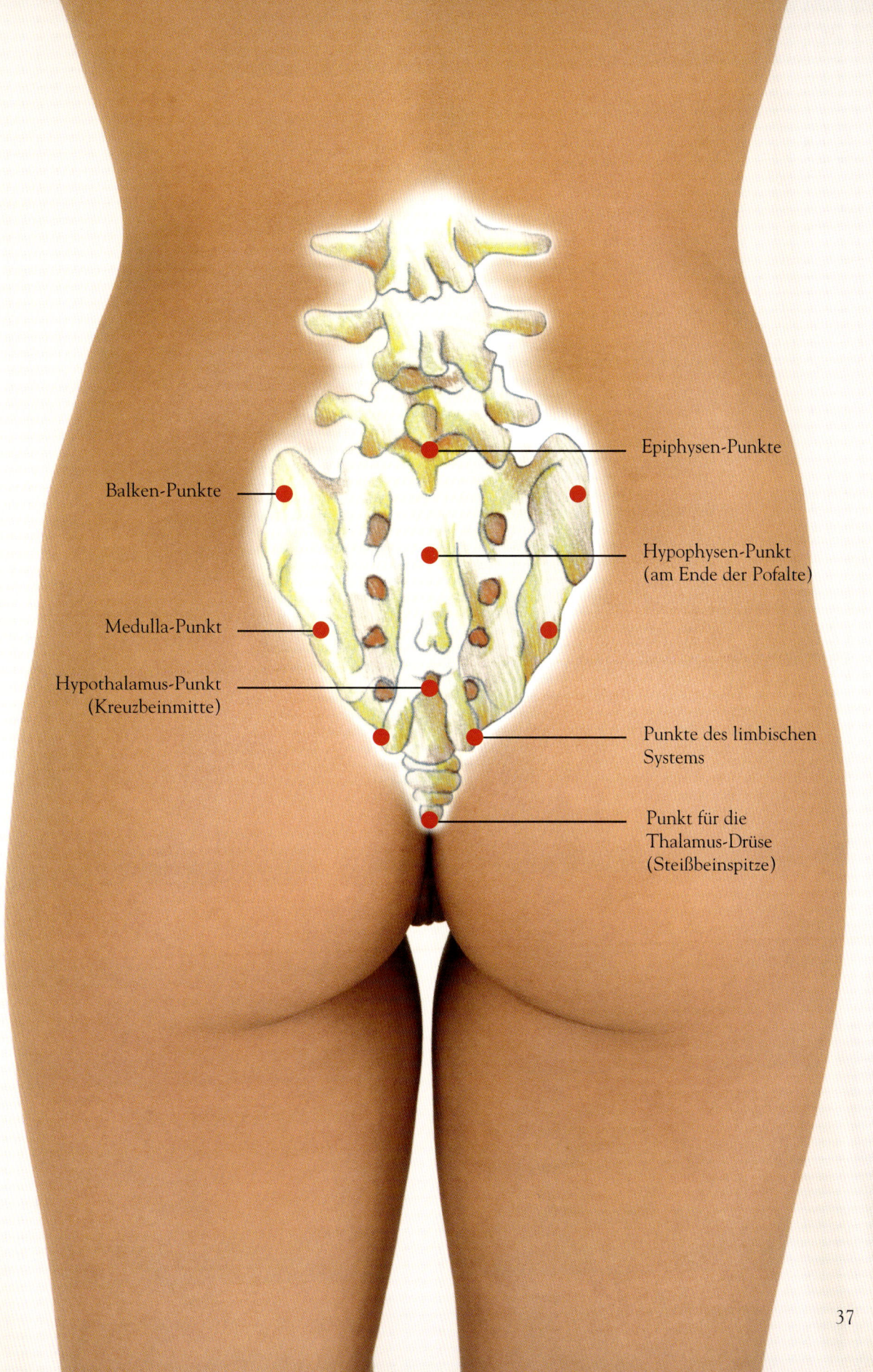

Epiphysen-Punkte

Balken-Punkte

Hypophysen-Punkt
(am Ende der Pofalte)

Medulla-Punkt

Hypothalamus-Punkt
(Kreuzbeinmitte)

Punkte des limbischen
Systems

Punkt für die
Thalamus-Drüse
(Steißbeinspitze)

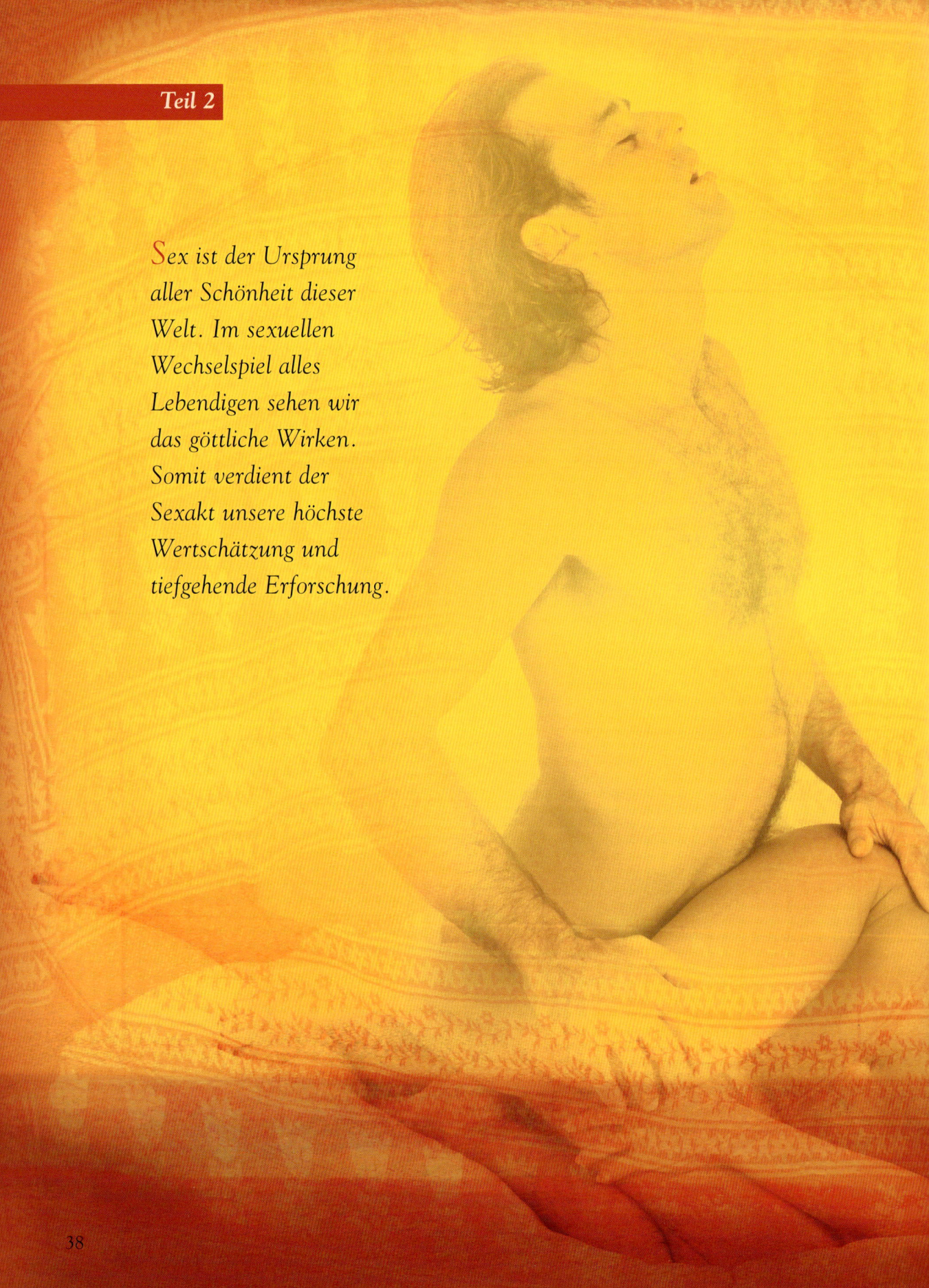

Teil 2

Sex ist der Ursprung
aller Schönheit dieser
Welt. Im sexuellen
Wechselspiel alles
Lebendigen sehen wir
das göttliche Wirken.
Somit verdient der
Sexakt unsere höchste
Wertschätzung und
tiefgehende Erforschung.

SEX

Lust ist der Schlüssel zur großartigen Lernerfahrung des Sex, und die Voraussetzung für ein erfülltes Leben ist ein tiefes, intimes Verständnis vom Orgasmus. Selbsterforschung und Selbstbefriedigung sind ein natürlicher, lustvoller Weg, um unser Potenzial für orgasmische Seinszustände kennen zu lernen. Sie bringen uns das Wissen, das für die sexuelle Vereinigung mit einem Partner hilfreich und wertvoll ist. Durch die tiefe Bejahung von Sex und Orgasmus als Sprungbrett zu einer freudvollen, spirituellen Lebensweise wird die sexuelle Vereinigung mit einem geliebten Menschen zu einer tiefen Erfüllung.

Stell dir mal vor, du würdest ein orgasmisches Leben in einer orgasmischen Welt leben. Diese Möglichkeit ist nicht allzu weit hergeholt. Es geht nur darum, dich an den Schlüssel, der im Orgasmus enthalten ist, zu erinnern und mit ihm das Tor zum Leben zu öffnen. Er passt perfekt, wie du sehen wirst, denn sie sind füreinander gemacht. Je mehr wir unsere sinnliche Empfindungsfähigkeit über den ganzen Körper ausdehnen, desto mehr können wir unser praktisches Wissen über die sexuelle Funktion mit tiefen, eigenen Erfahrungen verbinden, und das macht uns weise, glücklich und frei.

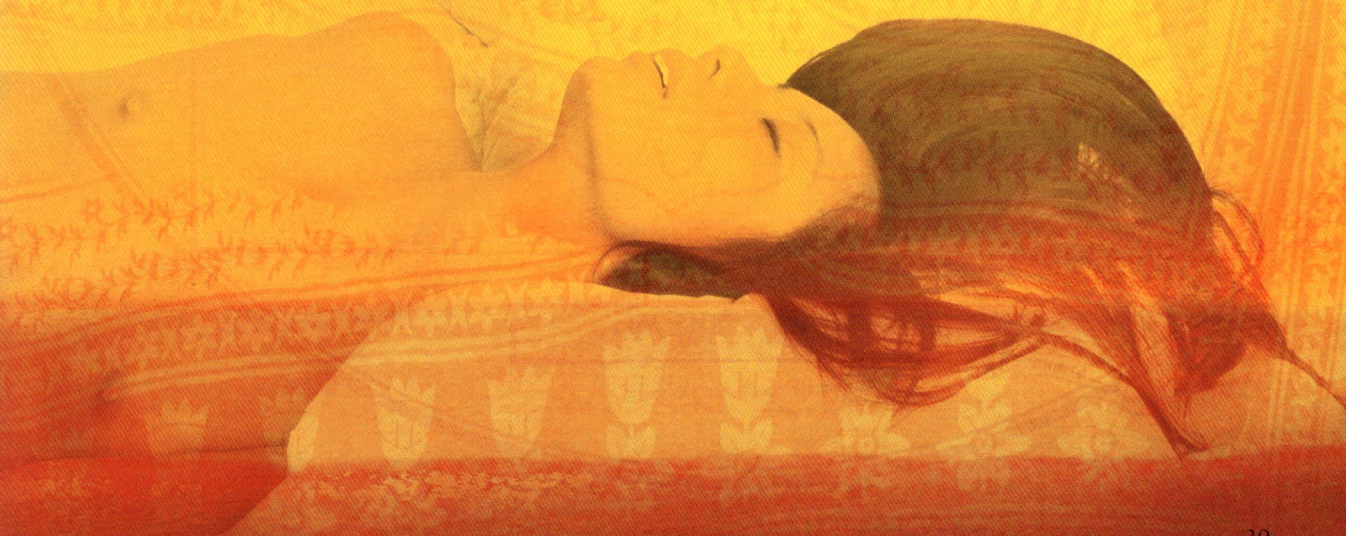

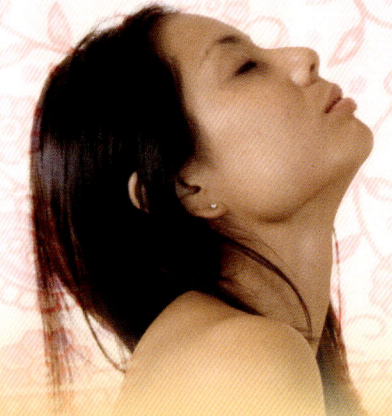

4. Kapitel

SELBSTBEFRIEDIGUNG

»Selbststimulation ist für Männer wie Frauen gleichermaßen eine Art Lehrzeit. Sie ist eine wichtige Quelle der Selbsterfahrung und eine Voraussetzung, um ›im Bett gut zu sein‹.«

Aus: *Männer auf der Suche* von Steve Biddulph

SELBSTBEFRIEDIGUNG DER FRAU

Die intime Selbsterforschung deines Körpers ist der Königsweg zum erfüllten Leben. Die ungehemmtesten Offenbarungen deiner Sexualität erlebst du in deinen privaten Momenten bei dem, was gemeinhin »Masturbation« oder »Onanie« genannt wird. »Selbstbefriedigung« klingt da viel weicher.

In einer idealen Welt hat ein heranwachsendes Mädchen die Freiheit, ihren Körper ohne Scham und Zensur zu erforschen. Auf diese Weise kann sie auf natürliche Weise für sich selbst und in ihrem eigenen Tempo die Körperbewegungen und Arten der Berührung entdecken, die ihr Lust schenken.

Als Shere Hite die weibliche Sexualität erforschte, um ihre Bücher *Der Hite-Report* (1976) und *Der Neue Hite-Report* (2000) zu schreiben, fand sie heraus, dass die Techniken der Selbstbefriedigung, die ein Mädchen in der Jugend bei sich anwendet, später ihr sexuelles Verhalten als Erwachsene bestimmen. So haben manche Frauen als junge Mädchen die Selbstbefriedigung zum Beispiel entdeckt, als sie auf einer zusammengeknüllten Decke rhythmisch auf und ab hüpften. Als Erwachsene werden sie möglicherweise die gleiche Art Bewegung anwenden, um auf einem Mann zum Orgasmus zu kommen. Andere Frauen haben

vielleicht gelernt, sich auf dem Rücken liegend mit gespreizten Beinen durch Streicheln der Klitoris zu befriedigen. Sie werden diese Art von Stimulation brauchen, wenn sie mit einem Mann zum Orgasmus kommen wollen. Andere lernten, ihre Oberschenkel stark zusammenzudrücken und die Klitoris durch inneres Pressen der Genitalmuskel zu stimulieren. So werden sie sich auch mit dem Geliebten stimulieren.

Mit anderen Worten: Was dich als Erwachsene sexuell anspricht, hängt weitgehend davon ab, wie du dich als Kind auf lustvolle Empfindungen trainiert hast. Wenn du in deiner Kindheit physisch oder psychisch keinen Raum hattest, deinen Körper zu erforschen, solltest du dir nun diesen Raum selbst geben, um dir das Recht auf deine Lust zurückzuholen.

In diesem Zusammenhang ist wichtig, dass du dich nicht kritisierst. Viele Frauen finden ihre Vulva hässlich oder sie mögen deren Geruch nicht oder sie halten ihr Verlangen nach Orgasmus für verkehrt oder sie meinen, sie sollten auf andere Weise zum Orgasmus kom-

»*Ich lasse mich los · Reite die Wellen · Werde größer und größer · Erlebe Stille · Dann noch mehr Wellen · Je mehr ich loslasse, desto größer werde ich.*«

Teilnehmerin einer Tantra-Gruppe

men, als sie es tun. Solche Urteile sind im Grunde Konditionierungen, die man von anderen übernommen hat. Solche Vorstellungen hast du nicht von Geburt mitgebracht. Neugeborene und Kleinkinder kennen keine Scham, keine Hemmungen, keine Selbstverurteilung. Lass dich wie ein Neugeborenes deine Lustbefriedigung erforschen.

Manche Frauen lieben mechanische Hilfen zur Selbstbeglückung, wie Vibrator und Dildo, um zum Orgasmus zu kommen. Das ist ein guter Weg, um Vertrauen zu bekommen, dass der Orgasmus auch für dich erreichbar ist. Es ist aber ratsam, solche Geräte nicht übermäßig zu gebrauchen, weil du den Körper sonst darauf trainierst, nur mit viel mechanischer Stimulation zum Höhepunkt zu kommen. Es kann dadurch schwieriger werden, auf leichte und natürliche Art mit einem Geliebten einen Orgasmus zu erleben. Kein Mann kann mit einer Maschine mithalten, und wenn du nach der Maschine süchtig bist, wirst du viele subtile Nuancen der Lust, die mit einem menschlichen Liebhaber erlebbar wären, verpassen.

Auch kann ein Dildo, der aus einem harten, unnachgiebigen Material besteht, die zarte Yoni verletzen. Wenn du einen Dildo verwenden willst, nimm besser etwas Natürliches, Biegsames, etwa eine geschälte organische Gurke (die deine Yoni reinigt und verjüngt). Hast du den Orgasmus mittels Vibrator kennen gelernt, solltest du wieder zur menschlichen Berührung zurückkehren, um herauszufinden, wie du allein durch Bewegung und Berührung noch höhere Gipfel erreichen kannst.

WERDE ZU EINER LIEBESKÖNIGIN

Wenn du die Kunst der Selbstbefriedigung beherrschst, wirst du beim Sexakt mit einem Mann in deine volle Kraft kommen. Gehst du aber in den Sexakt ohne zu wissen, wie du zum Orgasmus kommen kannst, in der Hoffnung, der Mann würde irgendeinen Zauber mit dir veranstalten, um dich dorthin zu bringen, dann schwächst du dich selbst und wirst mit dem Geliebten frustriert sein. Bist du mit deinem Körper jedoch vertraut und weißt, wie viel Zeit du brauchst, welchen Stil du am liebsten magst und zu welcher Ekstase du fähig bist, dann wirst du zu einer Königin der Liebe. Die Prüderie früherer Zeiten lehrte Generationen von Frauen, dass es falsch sei, ihr eigenes Vergnügen zu suchen. Eine »Dame« habe sich einfach der Lust des Mannes unterzuordnen. Solche überholten Vorstellungen wollen wir über Bord werfen und die Rückkehr der Liebeskönigin feiern. Eine wirkliche »Dame« ist eine vollkommen orgasmische Frau.

> »*Als ich 12 war, empfahl mir meine ältere Schwester, ich solle ein Bad nehmen und die gespreizten Beine unter den laufenden Warmwasserhahn halten. Auf die Frage warum lächelte sie nur und sagte: ›Das wirst du schon sehen!‹ Ich probierte es und erlebte meinen ersten Orgasmus. Danach wurde ich ziemlich süchtig nach der Badewanne! Als ich anfing, mit Männern Sex zu haben, konnte ich keinen Orgasmus mit ihnen bekommen. Um zur Befriedigung zu gelangen, brauchte ich eine Badewanne! Erst mit 17, als ich in Indien lebte, wo Badewannen selten waren, trainierte ich meine Empfindsamkeit für andere Wege zum Orgasmus. Ich musste wieder unschuldig werden und meinen Körper völlig neu entdecken. Dabei ging ich so weit, dass ich Flitterwochen mit mir selbst feierte und mich drei Tage nonstop selbst befriedigte! Das erhöhte meine Sensibilität so sehr, dass der Orgasmus mit Männern möglich wurde.*«*
>
> Sarita

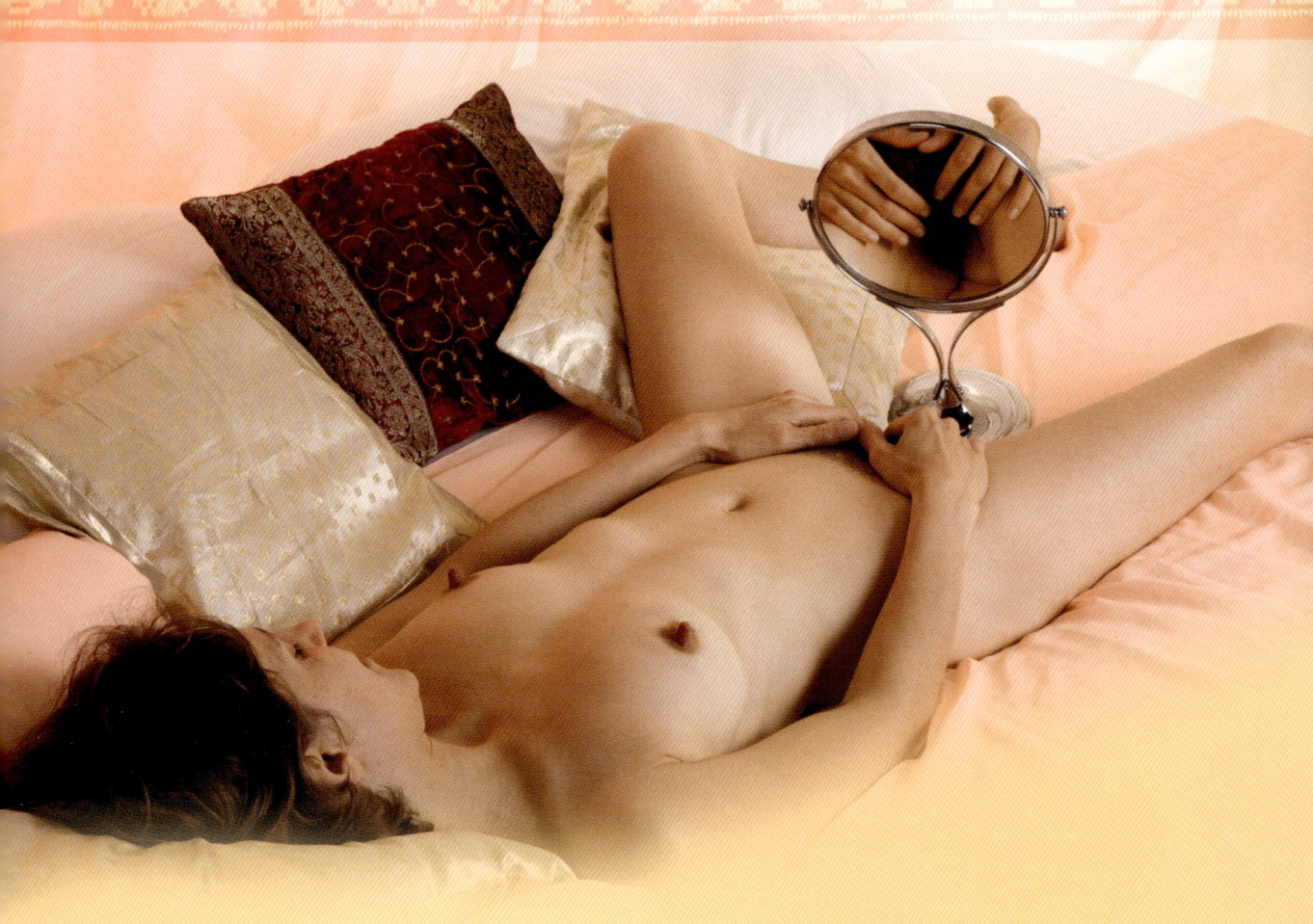

FEIERE DEIN FRAUSEIN

✦ Treffe eine Verabredung mit dir selbst, zwei Mal wöchentlich für jeweils eine Stunde – deine heilige Zeit für die Selbsterforschung. Sorge dafür, dass du dabei ungestört bleibst.

✦ Am Beginn deiner Selbstentdeckung stelle dir vor, du wärst wieder ein junges Mädchen. Sieh dich in einem frühen Alter und beginne, deinen nackten Körper sanft zu liebkosen und in völliger Unschuld zu erforschen. Wer bin ich im Körper eines jungen Mädchens? Wo sind meine Lustzonen? Was bringt mir Genuss? In dieser Phase ist es nicht nötig, zum Höhepunkt zu kommen. Bleibe bei der Erforschung.

✦ Während du deine intimen Stunden fortsetzt, lass dich in der Fantasie langsam älter werden.

✦ Wenn du ins Pubertätsalter kommst, wird deine Erforschung deutlich sexueller. Nimm einen Spiegel und schau dir deinen Genitalbereich näher an. Zieh die Vorhaut deiner Klitoris zurück und betrachte sie genau. Öffne die Schamlippen und bewundere die schönen Falten und Farbtöne. Schau dir die Öffnung deiner Vagina an, den heiligen Kanal, durch den neues Leben geboren wird. Erforsche ihr Inneres mit deinen Fingern, rieche und schmecke deine Essenz.

✦ Schreibe ein Gedicht über deine Erfahrung.

✦ Setze deine sinnliche Reise fort. Kein Grund zur Eile. Triff dich einfach weiter regelmäßig mit dir selbst und füge immer neue Bereiche der Erforschung hinzu. Finde heraus, wie viele lustvolle Stellen es an deinem Körper gibt. Liebkose die Brüste, das Gesicht, die Lippen, die Ohren, den After. (Achte darauf, falls du einen Finger in den After steckst, dass du nicht denselben Finger in die Vagina einführst, da du sonst Bakterien übertragen könntest, die zu einer Entzündung des Harntrakts führen können.) Lerne deinen ganzen Körper als Garten der Lust kennen.

✦ Experimentiere mit verschiedenen Körperpositionen. Was bringt dir mehr sinnlichen Genuss? Berühre deine Genitalien auf unterschiedliche Weise: Reiben, Drücken, Streicheln in wechselndem Rhythmus und Tempo.

✦ Lass deine Fantasie das Ruder übernehmen. Stell dir vor, wie du mit einem Geliebten zusammen deinen Körper entdecken willst.

✦ Erforsche genauer, wie du die Energie bis zum Orgasmus am besten ansteigen lassen kannst. Brauchst du es, dass deine Klitoris oder der Venushügel gleichmäßig und rhythmisch stimuliert werden? Oder genießt du eher ein wechselndes Muster, ein neckendes, langsames Aufbauen bis zum Crescendo? Fühlst du mehr Lust, wenn deine Finger in der Vagina sind? Erlebst du einen oder mehrere Orgasmen? Brauchst du die Berührung deiner Brüste, um die Energie im ganzen Körper aufzubauen?

✦ Finde heraus, welche Zeiten im Mondzyklus einen erhöhten Lustzustand begünstigen.

✦ Um dein Denken zu befreien und zu öffnen und deine Lust ungehemmt erleben zu können, solltest du dir erlauben, alle möglichen Laute und Körperbewegungen zu machen. Wie wäre es, beim Orgasmus einmal wie eine Löwin zu brüllen oder wie eine Hyäne zu lachen oder wie eine Opernsängerin zu singen? Überlasse dich völlig dem Strom der Liebe. Feiere, dass du eine Frau bist. Erfahre dich als Göttin.

SELBSTBEFRIEDIGUNG ALS TEIL DES LIEBESSPIELS

Es kann eine sehr bereichernde Erfahrung sein, sich in der Gegenwart der/des Geliebten selbst zu befriedigen.

- Nehmt euch die Zeit, dass jeweils einer von euch sich hinlegt und im Beisein des Partners sich selbst befriedigt. Lasst den Partner alle Nuancen eurer Berührung und die Steigerung der Erregung und Lust sehen, die ihr genießt.

- Es ist besser, während des Liebesspiels nicht zu reden, um die Energie nicht vom Fühlen abzulenken.

- Wenn der eine Partner zum Orgasmus gekommen ist, nehmt euch in die Arme und teilt diesen wunderbaren, intimen Zustand miteinander.

- Wechselt die Rollen, wenn ihr bereit seid.

- Tauscht euch anschließend in Worten darüber aus, was ihr vom anderen gelernt habt. Es wird euch ein tiefgehendes Verständnis für eure liebende Verschmelzung bringen.

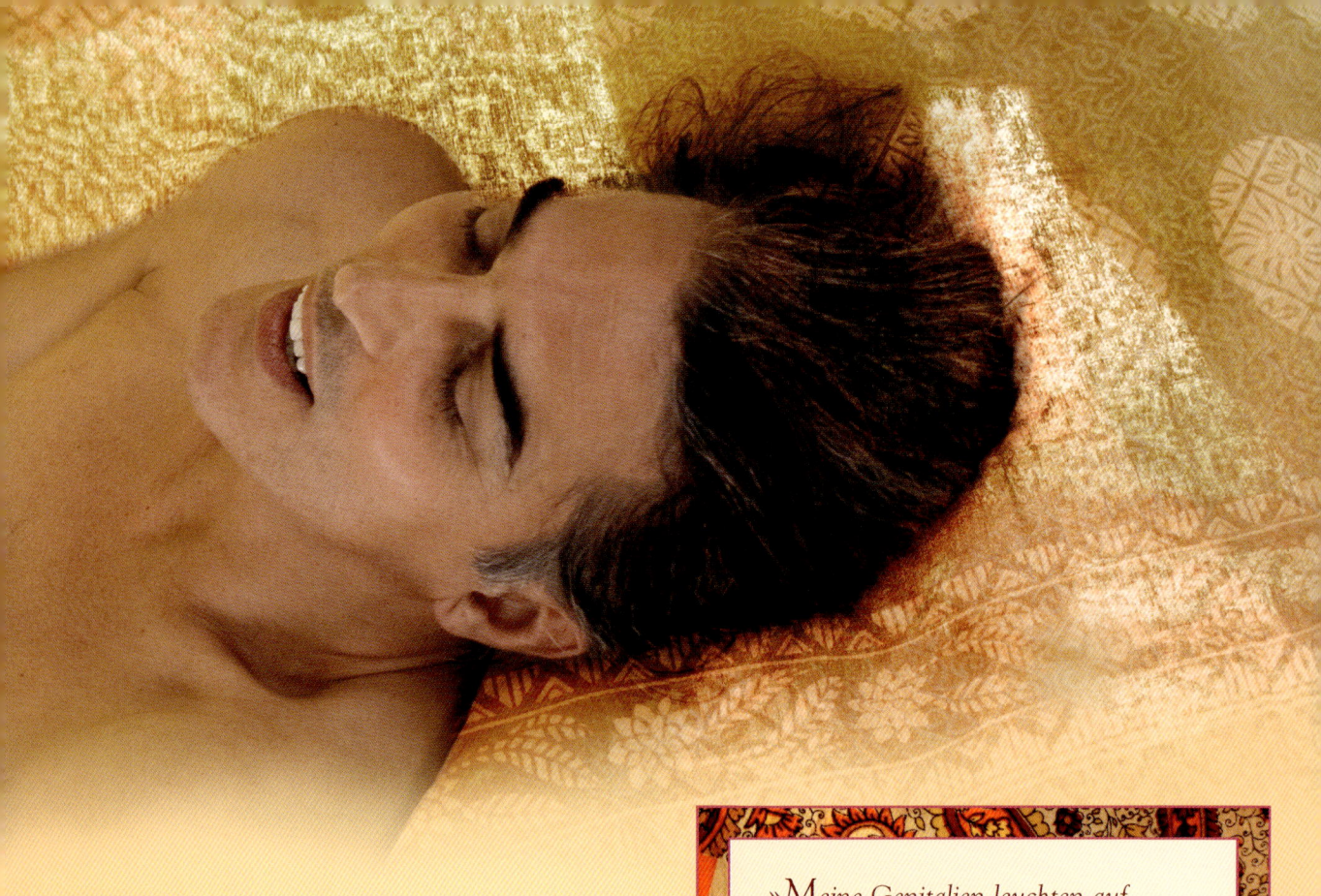

Selbstbefriedigung des Mannes

Die Selbstbefriedigung beginnt beim Mann schon ganz früh. Man weiß vom Fötus in der Gebärmutter nicht, ob er die Genitalien berührt. Aber nach der Geburt zeigt sich beim Knaben recht bald das Bedürfnis, sein Genital immer wieder zu berühren. Es gibt ihm ein tröstliches Gefühl und lässt ihn die Lebenskraft in seinem Körper spüren.

Wird ein männliches Baby in Windeln gepackt, raubt man ihm die Möglichkeit, seine Geschlechtsorgane und den After zu berühren. Somit entbehrt es schon früh im Leben eine wichtige Quelle von Entspannung und Lust.

Eine Freundin erzählte mir, sie hätte, als ihr Junge im Kleinkindalter war, alle Fußböden in der Wohnung mit Linoleum auslegen und das Kind mit nacktem Popo herumlaufen lassen und bei Bedarf einfach den Boden aufgewischt.

> »*Meine Genitalien leuchten auf, heller und heller und heller. Dann plötzlich blendende Erfüllung, ein Explodieren im ganzen Körper, aufsteigend und alles überschwemmend.*«
>
> Männlicher Teilnehmer einer Tantra-Gruppe

In vielen Gegenden Indiens tragen die Babys keine Windeln; die Mutter weiß ihr Kind im richtigen Moment nach draußen zu bringen. Das soll nicht heißen, dass Windeln falsch sind, aber ein Ausgleich wäre gut. Lasst die Kinder hier und da ungehindert und nackt spielen.

Ein Junge im Babyalter hat noch keine negative Prägung im Genitalbereich. Wenn er seine Geschlechtsorgane berührt, wird das Wurzel-Chakra aktiviert und damit der innere Energiekreislauf, der das Sexzentrum über den vertikalen Kanal im Körperinnern mit dem

Scheitel-Chakra des Kopfes verbindet (siehe Seite 78). In dem vertikalen Strom ist er völlig eins mit sich selbst und allem was existiert, glücklich und zufrieden, in einem mystischen Seinszustand. Die strömende Energie wirkt sich positiv auf die Gehirnfunktionen und den Lymphfluss aus. Die Ekstase lässt ihn tiefer atmen, so dass mehr Sauerstoff ins Blut gelangt und damit mehr pulsierende Lebenskraft in den ganzen Körper.

Das Kind ist von Natur aus in einem Zustand, den wir das Paradies auf Erden nennen können. Diese Erinnerung bleibt in der Erwachsenenpsyche als tiefe, unausgesprochene Sehnsucht von geradezu religiöser Bedeutung bestehen. Die Mystiker aller Zeiten sprechen von der Rückkehr zur Unschuld des Kindes, von einer zweiten Geburt.

Mutter und Vater sollten die Reinigung von Popo und Geschlechtsteilen ihres kleinen Sohnes mit sanfter, liebevoller Wertschätzung durchführen. Dadurch wird der Junge in Bezug auf diese Körperpartien positiv geprägt. Finden sie aber das Wechseln der Windel ekelhaft oder abstoßend, werden sie ihrem Sohn eine getrübte Beziehung zum Genitalbereich vermitteln, die er ins Erwachsenenleben mit-nehmen wird. Im Verlauf seines Heranwachsens wird ihm häufig signalisiert, dass die Berührung der Genitalien nicht gesellschaftsfähig ist. All diese Dinge tragen dazu bei, dass der Junge sich allmählich vom Energiestrom seines Körpers abschneidet.

Während der Pubertät macht der Junge auf-grund der hormonellen Veränderungen eine neue Entdeckung: die Ejakulation. Dies ist eine völlig neue, aufregende Erfahrung für ihn, der Höhepunkt einer intensiven Energieaufladung in den Genitalien. Für den Jungen ist das nicht sexuell, nur eine neue Erfahrung, eine neue Möglichkeit, die ihm der Körper plötzlich gibt. Die neue Lustquelle wird seine Beziehung zu den Genitalien neu beleben. Er wird die hormonelle Aktivierung vor allem dazu benutzen, sich durch Ejakulation genital zu erleichtern. Hat er in der Vergangenheit negative Botschaften beim Berühren seiner Geschlechtsteile aufgenommen, dann hat er die Kunst vergessen, durch das Berühren seiner Genitalien bei sich selbst anzukommen und sich mit dem Ganzen energetisch zu verbinden. Also tut er es hastig und heimlich, damit sein neues Geheimnis nicht entdeckt wird. Diese verstoh-lene Art der Selbstbefriedigung wird zu einer Gewohnheit, die ihm wenig Spielraum für die liebevolle, sinnliche Erweckung seiner Energie gibt. Es entsteht daraus ein routinemäßiges Muster, das er auf sein ganzes Sexualleben mit Frauen überträgt. Viele Männer bleiben ihr Leben lang in diesem Muster stecken und werden sich niemals dessen bewusst, welche großartigen Gipfel und tiefen Glücks-erfahrungen im Sex verborgen liegen.

LIEBE IST DIE BRÜCKE

Uns im Intimbereich zu berühren ist eine völlig natürliche und gesunde Praxis. Wir sollten sie wieder erlernen, aber so feinfühlig, dass ein Energiekreis aktiviert wird, der uns wieder mit dem verbindet, was uns als Babys schon vertraut war. Die Wiederentdeckung dieser Erfahrung wird möglich durch die Liebe. Über seine Liebe bekommt der Mann wieder Zugang zu einem tiefen Wohlempfinden. Was Männer normaler-weise bei der Selbstbefriedigung erleben, ist nur ein schwacher Abglanz der ekstatischen Wonne eines tantrischen Orgasmus. Jeder Mann hat ein Anrecht darauf, den expansiven, ganzkörper-lichen Orgasmus zu erfahren. Liebe ist die Brücke: Durch Liebe kann der Mann vom bloßen Sex zu einer tiefen, spirituellen Gefühlsverbindung mit seinem Körper und der ganzen Existenz gelangen.

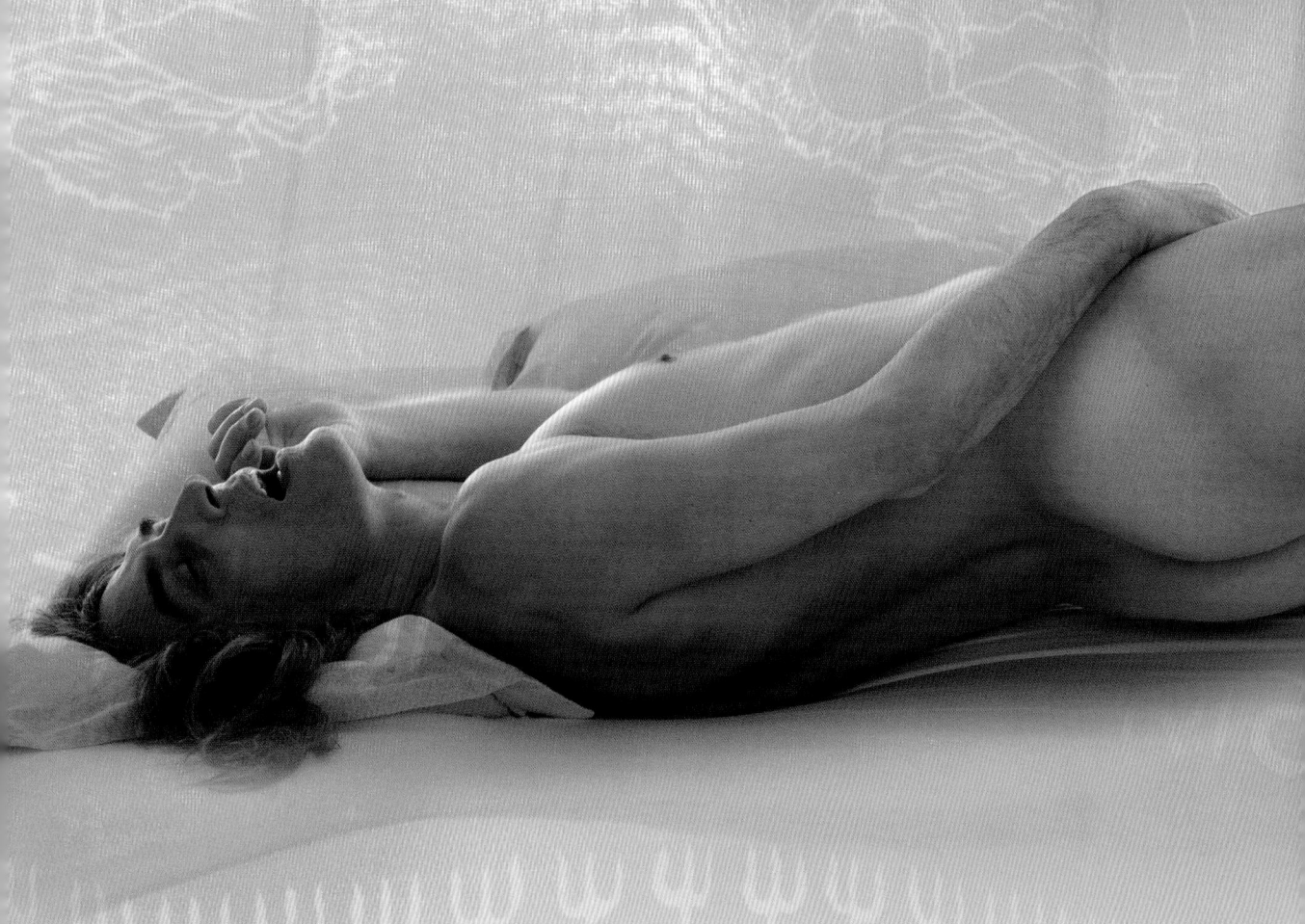

LIEBE DICH SELBST ALS MANN

Durch das Berühren seiner Geschlechtsorgane kann ein Mann in einen Zustand von Hingabe und Selbstliebe gelangen, so dass seine Körperenergien sich öffnen und frei zu zirkulieren beginnen.

Bei der »normalen« Selbstbefriedigung bis zur Ejakulation öffnet sich kein Energiefluss über das Sexzentrum hinaus. Es ist ein mehr oder weniger mechanischer Vorgang, der auf vorhersehbare Weise zur Ejakulation führt. Gegen diese Art der sexuellen Erfahrung ist nichts einzuwenden, wenn es das ist, was im Moment gewünscht wird. Ist es aber die einzige Art, wie der Mann seine Sexualität erfährt, dann entgeht ihm das wundervolle, expansive Lusterleben einer ganzkörperlichen Ausdehnung seiner sexuellen Energie.

✦ Berühre voller Liebe und Freude dein Lingam, die Hoden und den ganzen Genitalbereich, auch zwischen Hoden und After, und wecke so die Energie im ganzen Becken.

✦ Während du darauf konzentriert bleibst, dich genussvoll zu lieben, wird dein unterer Bauch immer stärker von Energie durchströmt. Vielleicht möchtest du Laute von dir geben: Stöhnen, Brüllen oder andere Geräusche, die dein Begehren nach totalem Orgasmus aus-drücken. Während du diese Laute herauslässt, öffnet sich dein zweites Chakra (siehe Seite 78). Vielleicht fühlst du dich wie berauscht von Wollust.

✦ Damit diese Energien durch den Solarplexus dringen können, bewege dein Rückgrat wie eine

Schlange, krümme den Rücken und lass dich fließend und spontan in andere Bewegungen und Positionen kommen. Ob du deine Genitalien dabei berührst, ist unwesentlich. Lass dich völlig gehen und gib deinem Körper alle Freiheit, Ekstase auszudrücken.

✦ Das bringt dir die erste Belohnung: einen Herz-Orgasmus. An diesem Punkt erkennst du, dass Sex und Herz Aspekte ein und derselben Energie sind. Es kommt zur Vereinigung deiner komplementären männlichen und weiblichen Anteile. Du wirst entdecken, was Ekstase ist.

✦ Diese Erfahrung kann von starken Gefühlen begleitet sein, wie Zorn, Tränen oder Lachen. Lehne keinen Aspekt deiner Energie ab und lass alles da sein. So kannst du über sie hinaus zur kosmischen Erfahrung des Sex gelangen.

✦ Stell dir vor, du würdest Liebe mit dem Universum machen: Du dringst in die kosmische Yoni ein und gehst völlig darin auf. Das ist mit »orgasmisch werden« gemeint. Du verschwindest darin, wirst zum Orgasmus.

✦ Wenn du dich auf diese Weise orgasmisch werden lässt, wirst du sehen, dass es unwichtig ist, ob du dabei ejakulierst oder nicht. Die Intensität deiner Lust findet einen neuen Kanal. Mit dieser heiligen Erfahrung entdeckst du dein volles Potenzial als Mann.

✦ Diese orgasmische Erfahrung macht dich zu einem meisterhaften Liebhaber. Von nun an kennst du die weibliche Orgasmuserfahrung von dir selbst, und damit fällt die Trennung zwischen dir und der Frau weg. Wenn du dich selbst auf diese Weise liebst, werden dir die größten Geheimnisse des Sex offenbart. Yang wird zu Yin, und Yin wird wieder zu Yang, in einer Endlosschleife ohne Anfang und Ende.

> »Mit 15 hatte ich viel überschüssige Sexenergie, aber wenn ich ejakulierte, hatte ich das Gefühl, dass alles schon zu Ende war, ehe es richtig begonnen hatte. Ich entdeckte, dass ich durch tiefes, langsames Atmen den ganzen Körper entspannen und die sexuelle Stimulation auf ein leichtes Schütteln einer Hand reduzieren konnte, während ich mit der anderen meine Brust und die Brustwarzen massierte. Auf diese Weise konnte ich das Plateau meiner Lust aufrechterhalten, ohne zu kommen. Es war, als hätte ich einen geheimen Seitenweg um das unvermeidliche Ende herum gefunden, in eine ausgedehnte, lichtvolle innere Welt. Mein Penis zuckte und hüpfte, als würde er Spannungen loslassen, doch ich kam nicht. Gefahrlos konnte ich dann die Intensität der Berührung erhöhen und Wellen wundervoller Lust noch bis in die späte Nacht genießen.«
> Teilnehmer einer Tantra-Gruppe

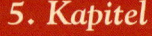
ORGASMUS

»Küss mich
noch einmal,
küss mich wieder,
küss mich noch mehr.
Gib mir einen
deiner köstlichsten,
den allersinnlichsten deiner Küsse.
Glühend geb ich dir vier zurück.
Ach, du beklagst dich?
So geb ich dir noch zehn,
honigsüß für dein Begehren.
Wie mischen wir so glücklich
unsre Küsse, erregen unsre
Körper zu freudiger Seligkeit.«

Französisches Liebesgedicht
von Louise Labé (1521-1566)

»*Ich schreie, ich lache und weine.*

Die ganze Welt verschwindet.

Ich explodiere, bin nicht mehr.

Alles wird unendlich weit.

Zeit und Denken verschwinden.

Und mittendrin ein unglaubliches

Gefühl von Präsenz,

die Gegenwart des Göttlichen.«

Sarita

Es gehört zum Wesen des Orgasmus, uns über Zeit und Denken hinauszuführen. Für einen Moment verschwindest du selbst, wirst hinweggespült von etwas, das unendlich größer ist als du selbst. Es ist ein Loslassen in Hingabe an das Mysterium dieser Existenz, eine zutiefst spirituelle Erfahrung. Tantra anerkennt die Spiritualität des Orgasmus und sieht ihn als Schlüssel zur Verwirklichung des höchsten menschlichen Potenzials: des kosmischen Orgasmus. Der sexuelle Orgasmus weist uns darauf hin, dass wir orgasmische Qualitäten auf unseren Alltag anwenden und lernen können, als ekstatische Menschen zu leben. Es ist Zeit, dass wir diese Fähigkeit wieder zurückgewinnen und unser Leben auf dieser Erde in ein Paradies verwandeln.

Das Yang, die männliche Energie, ist ein aktiver, nach außen gerichteter Impuls, der nach Ausdruck drängt. Es ist wie eine Gerade, die direkt auf einen Punkt zusteuert. Das Yin, die weibliche Energie, beschreibt eher eine Kurve. Interessant ist auch, dass der männliche Körper meist nicht so viele Kurven aufweist wie der weibliche. Das erigierte Lingam zeigt auf wunderbare Weise, wie der Yang-Aspekt im Leben geradlinig nach Ausdruck drängt.

DER ORGASMUS DER FRAU

Nach der sextherapeutischen Forschung bezieht der weibliche Orgasmus in der Aufbauphase seine Energie aus der Erregung des gesamten Körpers. Während der Erregungsphase, des Vorspiels, das 20 Minuten oder länger dauern kann, werden die inneren und äußeren Teile der weiblichen Genitalien stärker durchblutet und können bis zur zweifachen Größe anschwellen. Die Vagina erweitert sich wie ein Ballon, wird länger und breiter, wobei reichlich Sekret abgesondert werden kann. Bei vielen Frauen erzeugt das ballonartige Anschwellen der Vagina ein intensives Bedürfnis nach dem Eindringen.

Die Klitoris, die zentrale Lustzone beim Vorspiel, erigiert mit zunehmender Erregung. 3.000 Nervenenden in der Klitoris dienen alle dem Lustempfinden und sind mit den erogenen Zonen im ganzen Körper verbunden. Die Steigerung der Lust im Klitorisbereich kann durch unmittelbare physische Stimulation der Klitoris selbst, aber auch durch Stimulation anderer Körperzonen erfolgen. Manche Frauen können allein durch das Streicheln und Massieren ihrer Brüste schon einen Orgasmus haben. Das wird durch eine direkte Nervenverbindung zwischen den Brustwarzen und der Klitoris ermöglicht. Diese Nervenbahnen bewirken auch, dass das Lustempfinden der Frau ihre Körper-Psyche als Ganzheit einbezieht.

Mit steigender Erregung schwellen die Brüste, Brustknospen und Klitoris erigieren, die kleinen Schamlippen vergrößern und röten sich durch stärkere Durchblutung. Die Atem- und Herzfrequenz sowie der Blutdruck steigen an. Auslösend für den Orgasmus sendet ein Spinalreflex im Sakralbereich Nervenimpulse des Sympathikus an die Muskeln im Vaginal- und Dammbereich und erzeugt dort rhythmische Kontraktionen in Intervallen von 0,8 Sekunden. Durch diese Kontraktionen wird die Frau von Wellen ekstatischer Entladung erfasst. Dies ist ein automatischer, unwillkürlicher Reflex, seine Funktion lässt sich nicht willentlich steuern. Allerdings kann der Orgasmusreflex durch psychische Faktoren gehemmt und die Entladung verhindert werden, etwa wenn die Frau nicht entspannt ist. Dies kann bei Häufung zu nervösen Spannungen, Migräneanfällen und ähnlichen Problemen führen. Umgekehrt kann die Frau durch ihre bewusste Mitwirkung den Orgasmus verstärken, wenn sie emotional offen und mit ihrer Energie im Fluss ist und die Kontrolle loszulassen vermag.

Obwohl der sexuelle Reaktionsmechanismus grundsätzlich gleich abläuft, variiert die Intensität des Orgasmus von Frau zu Frau und ist von ihrem jeweiligen physischen und psychischen Zustand abhängig. Dies führte zu der von Sigmund Freud vertretenen falschen Auffassung (die inzwischen widerlegt ist), dass es zwei verschiedene Arten von Orgasmen gebe: einen vaginalen und einen klitoralen Orgasmus. Freud meinte, der vaginale Orgasmus sei die höhere Form, die von gesunden, ausgeglichenen Frauen erlebt werde, während der klitorale Orgasmus eine infantile Form darstelle, die für neurotische Frauen charakteristisch sei.

Demnach wäre jede Frau als neurotisch anzusehen, die nicht durch bloße Stimulation des Penis in der Vagina zum Orgasmus gelangt, sondern klitorale Stimulation braucht. Dieser

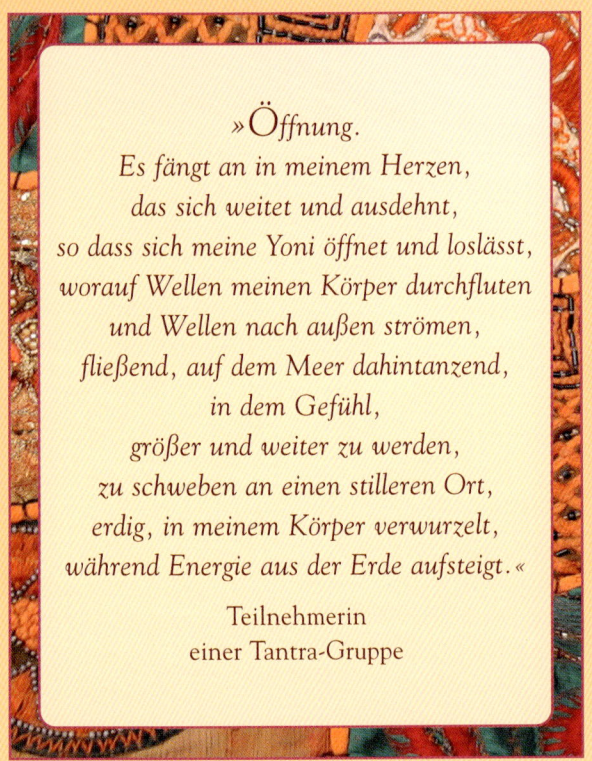

GANZKÖRPERLICHE ERREGUNG

Der Orgasmus der Frau wird viel intensiver, wenn sie genug Zeit hat, um am ganzen Körper erregt zu werden. Erfolgt die Erregung allein durch Berührung der Klitoriseichel, wird sie vielleicht einen lokalen Orgasmus haben, an Intensität eher einem Niesen vergleichbar, wobei es zu einer Spannungsentladung im Bereich der Klitoris kommt. Bei der Ganzkörpererregung gehen die orgasmischen Kontraktionen direkt von der Gebärmutter aus. Durch die Intensität dieser Entladung können mehrfache Kontraktionen, sogenannte multiple Orgasmen, auftreten, wobei ein Orgasmus unmittelbar in den nächsten übergeht. Auch eine Art Kettenorgasmus ist möglich, bei dem sich in schneller Folge ein Orgasmus an den anderen reiht. Die Höhepunkte sind zwar an sich getrennt, laufen aber ähnlich wie ein Dominoeffekt ab.

Manchmal erlebt die Frau eine allmähliche, lustvolle Steigerung, die schließlich in einen sehr intensiven Höhepunkt mündet. Häufiger ist aber, dass eine Frau das Bedürfnis nach drei bis sechs Orgasmen bei einer einzigen Liebesbegegnung hat. Je mehr Orgasmen die Frau hat, desto intensiver werden sie erlebt und desto größer wird die Zahl der Orgasmen, deren sie fähig ist.

Die verschiedenen Empfindungen und Intensitäten beim Orgasmus zu erforschen ist eine wunderbare Sache. Durch den Orgasmus kann die Frau ihr enormes Potenzial für Ekstase entdecken. Die orgasmische Kapazität der Frau ist offenbar grenzenlos. Nach dem Orgasmus befindet sie sich in einem ähnlichen Zustand wie beim Vorspiel der Erregungsphase: Das sogenannte »Nachglühen« hält mindestens 20 Minuten an und sollte mit einem Nachspiel gefeiert werden (siehe 15. Kapitel).

Irrtum hat unzählige Frauen gequält und ihnen den Weg zu einem ekstatischen Sexualleben versperrt. Freuds Theorie ist gleich durch eine Fülle von Forschungsergebnissen widerlegt worden. Masters und Johnson kamen in ihrer 20 Jahre umfassenden Studie über die sexuelle Reaktion des Menschen zu dem Ergebnis, dass auch bei jenen Frauen, die scheinbar durch bloße Penetration zum Orgasmus kommen, tatsächlich eine aktive Stimulation der Klitoris stattfindet, auch ohne Hände.

Die meisten Sextherapeuten stimmen heute darin überein, dass der orgasmische Höhepunkt auch beim vaginalen Sex durch die Stimulation der Klitoris ausgelöst wird. Während das Lingam sich rhythmisch in der Yoni bewegt, wird ein Zug auf die kleinen Schamlippen ausgeübt, die direkt mit der Klitorisvorhaut verbunden sind. Deren Bewegungen und der Druck des männlichen Schambeins stimulieren so die Klitoris.

DER NEKTAR VON AMRITA

Amrita bedeutet »Nektar« und bezeichnet den Strahl oder feinen Nebel einer Flüssigkeit, die beim Sexakt von der Frau freigesetzt werden kann. Das Amrita kann das Bettlaken großflächig durchtränken oder sogar bis zu 2 Meter hoch in die Luft spritzen, aber es ist so leicht, dass es schnell verdunstet. Manche sprechen von der »weiblichen Ejakulation«. Frauen, die davon noch nicht gehört haben, könnten es für Urin halten und peinlich berührt sein, wenn es austritt. In tantrischen Texten wird Amrita als regenerierende Substanz gepriesen. Der tantrische Mann, der bei seiner Partnerin Amrita hervorzurufen vermochte, war stolz auf seine Meisterschaft als Liebhaber und labte sich gern an diesem lebensspendenden Nektar.

Physiologisch stammt Amrita vermutlich aus der Gräfenberg-Zone (G-Punkt), einem Bereich des Harnröhrenschwellkörpers (siehe Seite 23). Theoretisch handelt es sich offenbar um das weibliche Gegenstück zur Prostatadrüse des Mannes (welche die Samenflüssigkeit erzeugt). Da sich in der Embryonalentwicklung die männlichen und weiblichen Strukturen aus dem Genitalhöcker erst später geschlechtsspezifisch ausdifferenzieren, ist es naheliegend, dass die Frau eine ähnliche Drüse wie die männliche Prostata aufweist. Erotische Texte aus dem alten China nennen diesen Bereich den »Palast des Yin« und beschreiben ihn als Ursprung der orgasmischen »Mondblumen-Medizin«. Zur Lokalisierung des G-Punktes kann der Mann seinen Ringfinger in die Yoni einführen und ihn dann ganz langsam wieder zurückziehen, während er die Scheidenvorderwand abfühlt. Der G-Punkt ist ein kleiner Bereich nahe der Öffnung,

> *I*ch gebe mich hin, entspanne, lasse los, ein ganz tiefes Hinschmelzen an alles. Ein Tropfen zu sein, der in einen Fluss fällt, kaskadenweise tiefer und tiefer zu sinken in dem Wissen, dass ich der Tropfen bin und doch mich auflöse in dem Fluss. Persönliche Wünsche sind nicht mehr da.«
>
> Teilnehmerin einer Tantra-Gruppe

der sich etwas rauer und leicht erhaben anfühlt. Das Amrita kann vor, während oder nach dem Orgasmus freigesetzt werden. Gefühlsmäßig entsteht ein transzendenter Zustand jenseits von Zeit und Denken, so dass diese Erfahrung eine religiöse Qualität erlangt. Amrita tritt meist bei tiefer Penetration aus, wenn die Frau in einem tiefen Zustand ekstatischer Entrückung ist. Auch die Massage des G-Punktes kann Amrita auslösen. Allerdings lässt es sich normalerweise nicht gezielt herbeiführen, sondern erfolgt ungeplant und spontan, wenn die Frau offen und im Fluss mit ihrer sinnlichen Energie ist. Manche Frauen geben das Amrita ziemlich häufig ab, andere eher selten oder gar nicht.

GANZKÖRPERORGASMUS

Der Ganzkörperorgasmus der Frau muss nicht unbedingt von einer genitalen Entladung begleitet sein und tritt ein, wenn die erogenen Zonen am ganzen Körper der Frau aktiviert sind und wie ein fein gestimmtes Instrument mitschwingen. Statt dass die erotische Energie auf die Klitoris fokussiert ist, hat sich deren exquisite Sensibilität über den ganzen Körper verteilt. Die Frau als Ganzes, Körper und Seele, wird orgasmisch. Dann wird sie in einem Zustand rauschhafter Ekstase möglicherweise lachen oder weinen, schreien oder aufheulen.

Eine solche orgasmische Erfahrung kommt dem spirituellen Erwachen so nahe, dass Tantra sie als »Portal der Göttin« bezeichnet. Wenn die Frau diese Schwelle überschreitet, entdeckt sie ihre Göttinnennatur: das ganze Universum in sich bergend, als Mutterschoß allen Lebens. Der Schlüssel, um diese Art von Offenheit zu erreichen, liegt in der Erweckung der positiven weiblichen Zentren (siehe 8. Kapitel).

ERWEITERUNG DER ORGASMUSFÄHIGKEIT

Bei der Selbstbefriedigung ebenso wie beim Sexakt mit einem Partner kannst du deinen Empfindungsbereich erweitern, so dass er deine positiven Pole und schließlich deinen ganzen Körper umfasst.

Die Bildtexte beschreiben, wo hier jeweils für Frau und Mann der Fokus beim Liebemachen liegt (Männer siehe speziell Seiten 54-59). Kommunikation mit Worten ist nicht nötig. Bleibt einfach jeder in seinem Fluss und erlebt euren Prozess der Selbstentdeckung und Erweiterung.

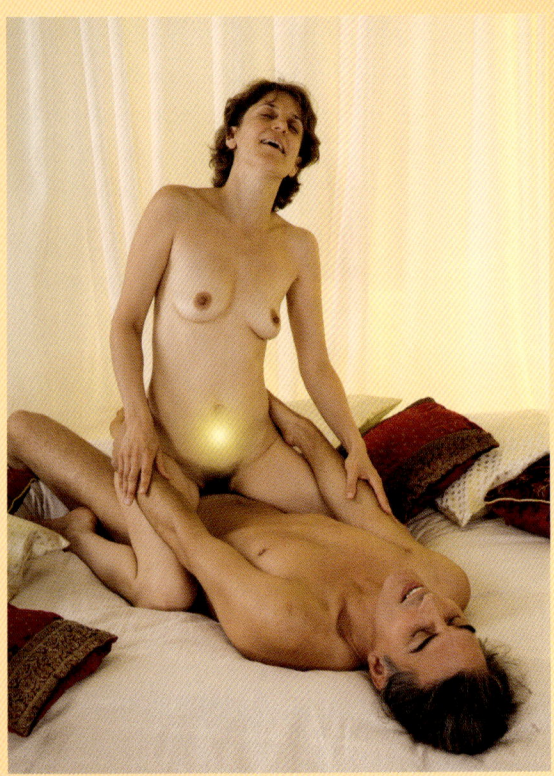

Frau Stell dir vor, dein Bauch würde immer größer und größer, bis du dich wie ein riesiger Mutterleib fühlst: der Schoß des Universums. Lass Laute und Gefühle aus dir herausströmen. Weine, lache, singe – tue alles, was das Gefühl unendlicher Ausdehnung unterstützt.

Mann Wenn Lustgefühle im Genitalbereich aufkommen, stell dir dein Lingam als einen Stab aus Licht vor, der mit der universellen Energie der Lebenskraft in Verbindung tritt.

Frau Lenke deine Aufmerksamkeit ins Herzzentrum. Fühle und visualisiere, wie deine Brüste sich ausdehnen. In deiner Vorstellung lasse diesen Körperbereich sich öffnen wie eine Blume, eine wunderschöne, duftende Blüte in ihrer vollen Pracht. Verleih der unendlichen Liebe, die in dir verborgen ist, Ausdruck durch Töne, Bewegung und Gefühle. Erlaube dir, einen Orgasmus im Herzen zu erleben.

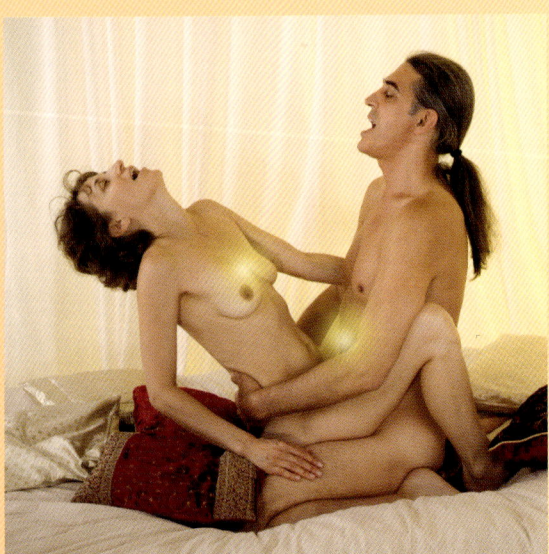

Mann Verlagere deine Aufmerksamkeit ins Sonnengeflecht und stell dir vor, dass du von dort aus Liebe machst. Teile deine Liebe und Lust dort eine ganze Zeit lang. Vergiss den Penis. Du kannst dich weiterhin bewegen, bleibe aber voll auf das Sonnengeflecht konzentriert und liebe von dort aus, als würdest du die Frau mit deiner Energie durchdringen. Der Solarplexus (3. Chakra) ist beim Mann ein positiver Pol (siehe 8. Kapitel), aus dem er seine ganze Kraft und Liebe spenden kann.

Frau Lenke deine Bewusstheit ins Dritte Auge. Lass dieses Zentrum in der Empfindung baden, als wäre es deine Yoni im Liebesakt. Du könntest dabei eine strahlende innere Helligkeit erleben oder auch ein Sinken in eine tiefe, samtige Dunkelheit ohne Anfang und Ende.

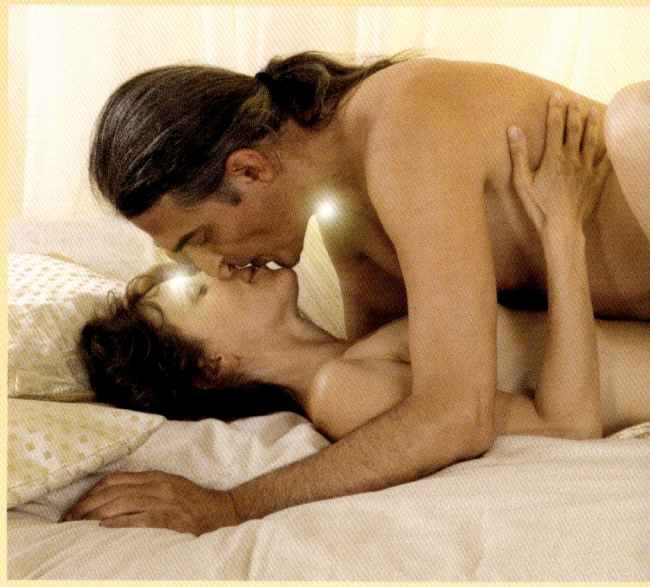

Mann Als Nächstes lenke deine Bewusstheit in den Bereich der Kehle (5. Chakra). Wie möchte deine Liebe sich dort ausdrücken? Vielleicht möchtest du deiner Geliebten bewundernde, umschmeichelnde Worte zuflüstern oder Laute von dir geben. Verleih deiner Sinnlichkeit und Liebe Ausdruck durch Töne und Sprache.

Beide Jetzt seid ihr zum Loslassen bereit. Fühlt nicht mehr bestimmte Körperteile, sondern euch selbst als Ganzes. Lasst euch Körper und Energie als Einheit erfahren, ohne Substanz und Dichte. Fühlt euch als reine Energie, die den Körper bewegt oder nicht bewegt, Laute hervorbringt oder auch nicht – einfach ein Spiel von Energien, die euch in Besitz nehmen. Ihr macht gar nichts; die Energien machen alles, und ihr lasst es einfach geschehen. In dem Augenblick, da ihr völlig aufgeht in dieser Erfahrung und nichts als Energie existiert, erfahrt ihr Tantra.

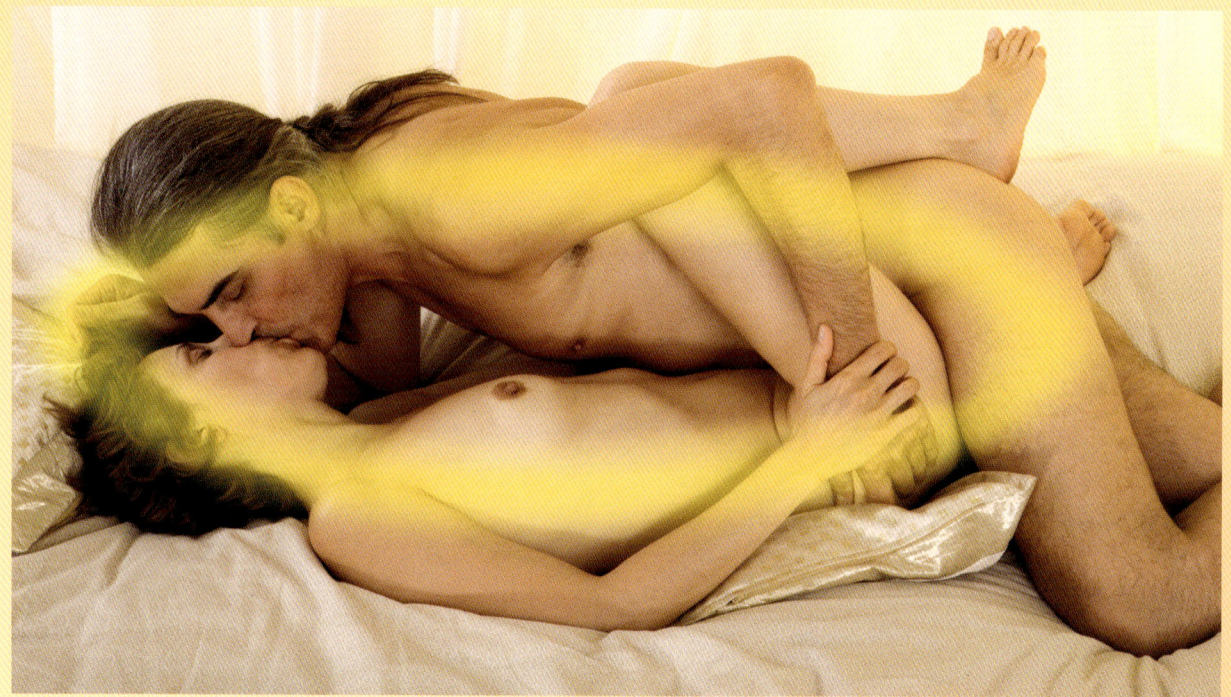

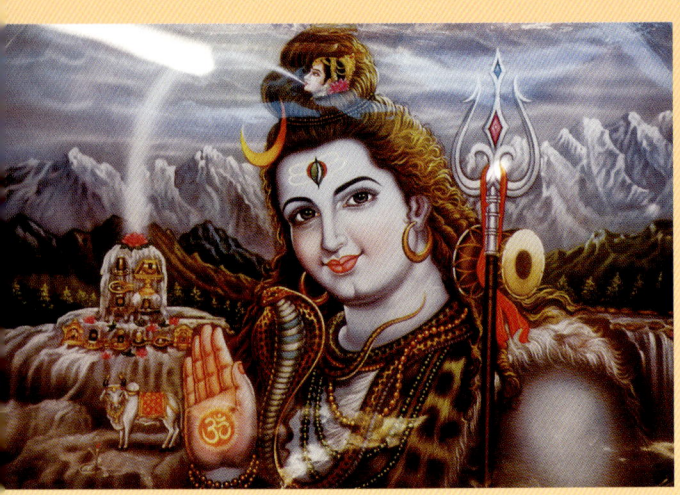

wie er auch ein schlechter Krieger wäre, denn er ist nicht wirklich verbunden mit seiner Energie- und Kraftquelle. Seine mangelnde Verbindung mit sich selbst bedeutet, dass er auch mit seiner Partnerin nicht wirklich verbunden ist.

Der Mann fühlt sich beim Liebemachen sehr exponiert, vor allem, wenn er glaubt, die ganze Zeit eine Erektion haben zu müssen. Wenn er sich hinter seiner vermeintlichen »Leistung« verbirgt und als »Liebesmaschine« präsentiert, kann seine machtvolle Yang-Energie sich gar nicht richtig entfalten. Hört er aber auf, die Situation unter Kontrolle haben zu wollen, kann er entspannt sein und die Yang-Energie einfach fließen lassen. Damit kündigt er den schwierigsten und anstrengendsten Job in der Welt auf: sich selbst zu beweisen. Er wird frei, sich mit seiner Energie und mit seiner Partnerin besser zu verbinden und einfach den Moment zu genießen – diesen kostbaren Augenblick, in dem Lust und Liebe sein Lingam und jede Pore seines Seins durchströmen.

Mit solcher Empfindsamkeit verwandelt sich ein gewöhnlicher Mann in einen meisterhaften Liebhaber, einen Liebesgott. In diesem Zustand ist er offen für die Frau und nimmt ihre Energie auf. Sie wird so viel Liebe und Energie über ihn ausschütten, dass sich der Kreis schließt. Dann

DER ORGASMUS DES MANNES

Die männliche Energie gilt oft als stark und fest. Doch selbst wenn Männer ihre Stärke oft zu beweisen suchen, ist der Wunsch, Stärke zu demonstrieren, häufig nur ein Mittel, um die eigene Verletzlichkeit zu verbergen. Die männliche Energie ist tatsächlich viel fragiler als die weibliche. Das zeigt schon die exponierte Lage der männlichen Geschlechtsorgane. Position und Form der männlichen Genitalien weisen darauf hin, dass der Mann sich ständig in einer exponierten Situation befindet. Er kann sich nicht wirklich verstecken.

Für andere (speziell Frauen) ist es zumeist offensichtlich, wenn ein Mann seine Verletzlichkeit und Empfindsamkeit zu verstecken sucht. Akzeptiert er sein empfindsames Wesen, wird er mehr Selbstvertrauen haben. Es macht ihn nicht schwach, sondern lässt ihn eine neue, tiefere Stärke entdecken, die er vorher nicht kannte. Ein Krieger ist nur stark, wenn er seine Verletzbarkeit kennt – nur dann kann er voll-bewusst handeln. Ansonsten kostet ihn das Bemühen, seine Stärke zu beweisen, viel Energie und schwächt ihn.

Beim Sex ist ein Mann, der seine Unsicherheit verbergen und seine Leistungsfähigkeit beweisen will, meist ein schlechter Liebhaber –

> »Der gängige Ausdruck für den sexuellen Höhepunkt – Kommen – ist eine interessante Wortwahl. Wer ist es denn, der da ankommt? Ganz klar: Es ist die Göttlichkeit im Mann, die da hervorkommt.«
>
> Aus: *Männer auf der Suche* von Steve Biddulph

könnt ihr euch stundenlang lieben, ohne dass der Mann ans Ejakulieren denkt – so reich und beglückend wird eure Liebe sein! Aber selbst wenn du ejakulierst, habt ihr so viel Energie ausgetauscht, dass du nichts verlierst. Du wirst dich erfüllter und befriedigter fühlen.

DIE PHYSIOLOGIE DER EJAKULATION

Sobald der Mann erregt wird, laufen Impulse über den Sakralbereich zum Lingam. Die Blutgefäße im Lingam erweitern sich und die Schwellkörper im Schaft füllen sich mit Blut (siehe Seite 31). Durch den Anstieg des Innendrucks wird das Lingam steif und richtet sich auf. Schreitet die sexuelle Erregung fort, was durch direkte Stimulierung am Schaft und an der Eichel des Lingam oder im Genitalbereich gefördert wird, steigt die Intensität des Druckes und erreicht ein Plateau. Die Hoden schwellen um die Hälfte ihrer normalen Größe an. Atemfrequenz, Herzfrequenz und Blutdruck nehmen zu. Diese starken Körperempfindungen werden begleitet von Wellen der Lust, die ein Gefühl trunkener Erwartung hervorrufen, als hielte man sich am Rande eines Abgrundes fest und müsse jeden Moment mit einer Explosion jenseits jeglicher mentalen Kontrolle rechnen.

Dann kommt ein Punkt, an dem es kein Zurück mehr gibt: Nervenimpulse vom Rückenmark auf Höhe des ersten und zweiten Lendenwirbels gelangen zu den Muskeln an der Basis des Lingam, wodurch Spasmen ausgelöst werden, die wiederum Kontraktionen in den Samenleitern (siehe Seite 31) hervorrufen. Durch die Kontraktionen werden Spermien in die Harnröhre ausgestoßen. Gleichzeitig wird durch Kontraktionen in der Prostatadrüse und den Samenbläschen Prostata- und Samenflüssigkeit ausgestoßen, die sich mit den Spermien

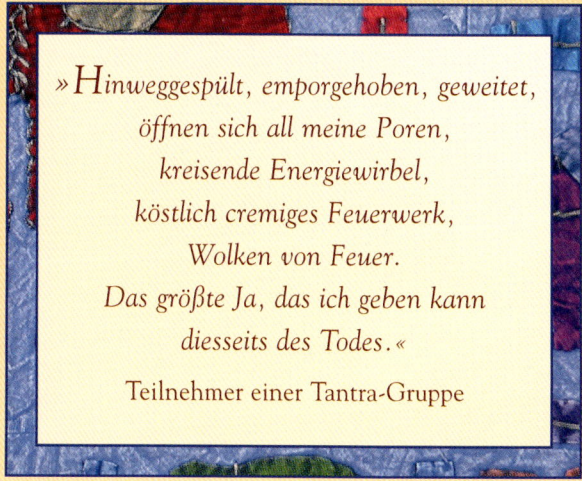

»Hinweggespült, emporgehoben, geweitet, öffnen sich all meine Poren, kreisende Energiewirbel, köstlich cremiges Feuerwerk, Wolken von Feuer. Das größte Ja, das ich geben kann diesseits des Todes.«

Teilnehmer einer Tantra-Gruppe

vermischt. Dieses Gemisch bildet den Samen, eine reichhaltige, leicht klebrige, weiße Flüssigkeit. Rhythmische Kontraktionen, ausgehend vom ersten und zweiten Kreuzbeinwirbel, aktivieren die Muskeln an der Basis des Lingam und bewirken, dass das Ejakulat in drei bis sieben Sprühstößen in Abständen von 0,8 Sekunden aus der Harnröhre ausgestoßen wird.

Dieser Ejakulationsvorgang wird allgemein als Orgasmus bezeichnet. Er wird durch einen automatischen, unwillkürlichen, also nicht mental herzustellenden Reflex gesteuert; allerdings kann der Orgasmusreflex willentlich gehemmt werden (siehe 6. Kapitel). Dies ist begleitet von lustvollen Empfindungen intensiver Freude, einem Gefühl von totalem Loslassen und einem Aufblitzen der Ewigkeit. Der Orgasmus kann deshalb als Sprungbrett zu tiefen spirituellen Seinszuständen dienen.

FREISETZUNG EMOTIONALER ENERGIE

Wie die Lebensenergie im Körper funktioniert, hängt eng mit unserer Sexualität zusammen. Die Lebenskraft, von den Chinesen Chi oder Qi, den Japanern Ki und den Indern traditionell Prana genannt, durchdringt uns überall;

sie ist allgegenwärtig. Bei einem gesunden Kind versorgt sich der vitale Organismus mit ausreichend Lebenskraft für das optimale Funktionieren. Im Unterschied zu den meisten Erwachsenen fließt die Energie beim Kind noch völlig frei. Ihm steht so viel Energie zur Verfügung, dass es den Erwachsenen oft zu viel wird. Wird das Kind gehindert, seine Lebenskraft auf natürliche Weise auszudrücken, etwa wenn es in der Schule oder in ähnlichen Situationen lange Zeit stillsitzen muss oder ständig von Erwachsenen gegängelt wird (»Lass das! Reiß dich zusammen!«), dann lernt es, das Sprudeln seiner Lebenskraft zu unterdrücken. Es »sitzt« auf seiner Energie, die sich im Bereich von Leber und Gallenblase sammelt und ständig nach Betätigung sucht. Das Kind wird »hyperaktiv«.

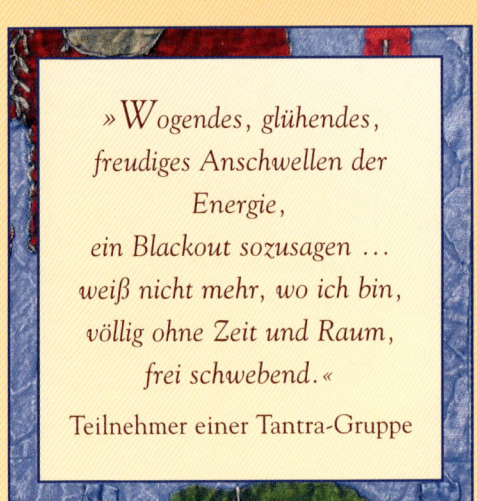

> »*Wogendes, glühendes, freudiges Anschwellen der Energie, ein Blackout sozusagen … weiß nicht mehr, wo ich bin, völlig ohne Zeit und Raum, frei schwebend.*«
> Teilnehmer einer Tantra-Gruppe

Wenn das Kind, wie es in unserer angeblich »zivilisierten« Welt häufig der Fall ist, ständig daran gehindert wird, seine Energie spontan auszudrücken, dann sucht die angesammelte Energie verzweifelt nach einem Ventil. Sie kann in einem plötzlichen Wutanfall oder einem Schreikrampf hervorbrechen. Leider ist das genauso wenig akzeptabel, also muss das Kind seine Energie noch mehr verdrängen. Traurigkeit ist dann die nächste Stufe auf der Skala von Ausdrucksmöglichkeiten. Wird die Traurigkeit aber ebenfalls nicht zugelassen (»Sei nicht traurig! Hör auf zu weinen!«), muss die Energie noch mehr unterdrückt werden und wird zur Depression. Diese findet in der Regel Akzeptanz. Nimmt die Depression überhand, wird sie medikamentös behandelt, um die Symptome abzuschwächen. Das trägt nicht zum

Auffinden und Heilen der Ursache bei und ist eine schlechte Lösung. Ein solches Kind ist dann oft gelangweilt und desinteressiert an allem, was das Leben zu bieten hat. Ihm ist die Begeisterung, seine natürliche Fähigkeit zum Staunen, verloren gegangen.

Die Unfähigkeit, seine Energie auf natürliche Weise auszudrücken, ist mehr oder weniger unser aller Los. Beim Erwachsenen sind die in der Kindheit erlernten Muster immer noch vorhanden: Die Menschen sitzen auf ihrer Energie. Die Lebenskraft sucht aber ständig weiter nach natürlichen Ausdrucksformen. Sie muss in Bewegung bleiben; es ist ihre Natur zu kreisen, doch darf die Energie selten spontan ausgedrückt werden. Darum findet man überall so viel Wut, Ärger, Reizbarkeit, Stress und Depression. Viele Menschen können kaum ein paar Minuten still dasitzen, weil ihre unterdrückte Energie sie ganz zappelig macht.

Ein einfacher Weg, den Männer finden, um die unangenehme, angestaute Gefühlsenergie loszuwerden, ist die Ejakulation. Je mehr der Mann seine emotionalen Energien unterdrückt, desto mehr stagniert seine Lebenskraft und desto häufiger wird er ejakulieren, um Druck abzulassen, den er auf natürliche Weise nicht mehr zu verarbeiten weiß.

Wir tun gut daran, uns daran zu erinnern, dass wir für solche Muster nichts können. Sie gehen auf unsere emotionale Konditionierung in der Kindheit zurück. Die Gewohnheit, Sex zur emotionalen Entladung zu benutzen, lässt sich auf verschiedene Weise transformieren: Primärtherapie und andere Therapieformen, die mit emotionaler Freisetzung arbeiten, Bioenergetik, Hypnotherapie nach Milton Erikson, Farblichttherapie und Tantra sind hilfreich, um diese Gewohnheit zu verändern.

Wenn du mit den in diesem Buch vorgestellten Methoden experimentierst, wird es dich enorm unterstützen, einen gesunden und für dich erfüllenden sexuellen Ausdruck zu finden.

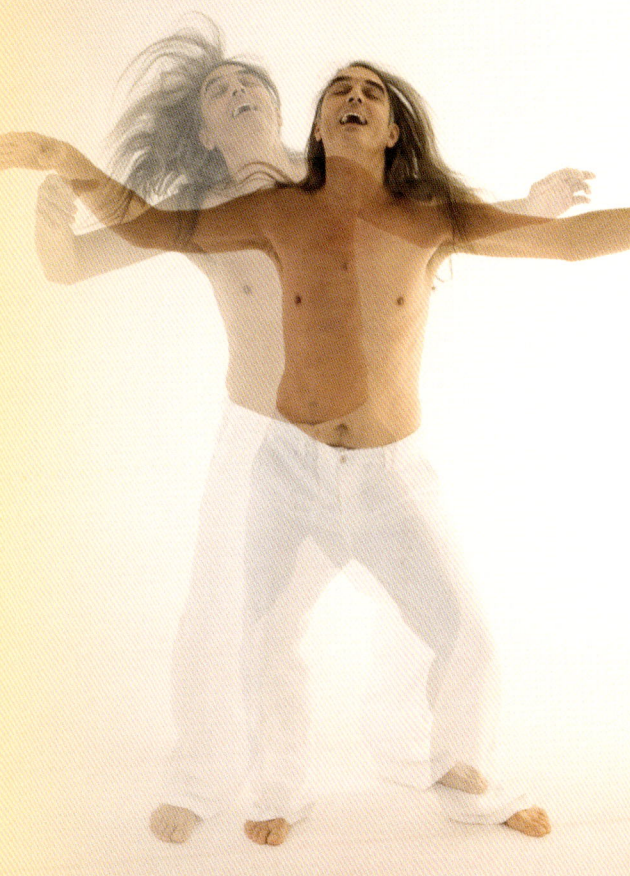

DEN ALLTAG ORGASMISCH LEBEN – FÜR MÄNNER UND FRAUEN

- Hole dir Papier und Stift, schließe die Augen und schreibe darüber, was du im Moment eines Orgasmus erlebst. Nimm dazu als Rechtshänder die linke Hand, als Linkshänder die rechte. Bringe deinen »Bewusstseinsstrom« zu Papier. Zensiere nichts, sondern schreibe einfach spontan alles nieder, so wie es heraus will.
- Lies, was du geschrieben hast, und suche Schlüsselwörter darin, die im Alltag umsetzbar sein könnten, beispielsweise Zustände von Loslassen, Liebe, Seligkeit, Grenzenlosigkeit, Präsentsein in der Gegenwart, Einssein mit dem Universum – all dies sind hoch gepriesene spirituelle Zustände. Setze diese Qualitäten in deinen Beziehungen, beim Teetrinken oder Essen oder Fitnesstraining oder bei der Arbeit um, und du wirst dein eigenes Leben ebenso wie das deiner Mitmenschen transformieren. Die spirituellen Lehren sämtlicher Mystiker aller Zeiten sind als Blaupause in deinem orgasmischen Potenzial angelegt. Lerne vom Körper und wende es im Leben an.

»Wir beide werden zum Kosmos, wie ein gewaltiger Nachthimmel über der Sahara, so dunkel, mit Sternen so hell, werden zum Universum.«
Teilnehmer einer Tantra-Gruppe

Die vier Äußerungen männlicher Sexenergie

1 Der natürliche Zyklus der Ejakulation

Der Körper produziert Sperma und belebt es mit einem großen Quantum Vitalenergie aus seinen inneren Reserven. Bei jedem Erguss geht diese Vitalenergie für immer verloren. Im Tantra ist bekannt, dass beim Mann von Geburt an eine bestimmte Anzahl von Ejakulationen vorprogrammiert ist. Wenn er die Ejakulation zur bloßen emotionalen Spannungsabfuhr oder als Schlafmittel einsetzt, beraubt er sich seiner eigenen Ressourcen.

Praktiziert er dies über längere Zeiträume, so kann es seinen Körper schwächen und seine Lebensspanne verkürzen. Er tut also klug daran, seinen natürlichen Zyklus für lustvolles Ejakulieren herauszufinden, anstatt die Lebensenergie zu verschwenden, indem er die Ejakulation dafür benutzt, Dampf abzulassen.

Wenn ein Paar den Tantra-Lehren folgt, wird sein Liebesleben in vielfacher Hinsicht bereichert. Ihre Energien beginnen miteinander zu verschmelzen und sich gegenseitig aufzuladen. Diese Erfahrung ist so befriedigend, dass der genitale Orgasmus immer weniger im Vordergrund steht. So kann der Körper des Mannes zu einem natürlicheren Ejakulationszyklus finden. Die Häufigkeit und das körperliche Bedürfnis zu ejakulieren sind individuell sehr verschieden und außerdem von Alter, Gesundheitszustand und der genetischen Veranlagung abhängig.

Der Mann kann die Energie, die er durch frühere Ejakulationen verloren hat, zurückgewinnen und wieder auffüllen. Durch Praktizieren des Liebesaktes ohne Ejakulation, bei dem Mann und Frau ein tiefes Einswerden erleben und ihre unteren drei Chakras verschmelzen (siehe Seite 52-53), kann dieser Verlust an Vitalenergie ausgeglichen und rückgängig gemacht werden.

2 Öffnen des Kanals, Umlenken der Energie

Die Vitalenergie kann sich im Körper aufwärts oder abwärts bewegen. Die Abwärtsbewegung ist am häufigsten – sie folgt einfach dem von der Natur beabsichtigten Programm. Beim Sex wird die Energie aktiviert und sammelt sich im Beckenbereich. Der Energieaufbau kommt zum Höhepunkt und wird durch die Ejakulation des Samens nach unten und außen abgeführt.

Energie folgt immer der Absicht. Die Abwärtsbewegung folgt der biologischen Absicht der Natur zur Fortpflanzung und Erhaltung der Art. Auch die Aufwärtsbewegung der Energie wird durch eine Absicht bewirkt, aber diesmal ist es die bewusste Entscheidung des Menschen, sich in andere Dimensionen des Seins ausdehnen zu wollen. Die Aufwärtsbewegung ist eine andere Ausdrucksform der sexuellen Energie, die uns neue Möglichkeiten und Erfahrungen eröffnet. Die Übung »Erweiterung der Orgasmusfähigkeit« auf Seite 52 ist hilfreich, um die orgasmische Energie umzulenken und auszuweiten. Wenn du ohne Sexpartner damit experimentieren willst, ist die Übung »Liebe dich selbst als Mann« (siehe Seite 46-47) dazu geeignet.

3 Bewahrung des Samens

Tantra kann dich lehren, den Samen zu bewahren. Dadurch kann sich die körperliche Energie weiter verstärken und ausdehnen, was sämtliche Körperfunktionen unterstützt und zu mehr Gesundheit und Vitalität beiträgt. Die Erhöhung der Energie bewirkt auch eine Erweckung und Schärfung der Sinne, was neue Arten von Vergnügen und Befriedigung als Belohnung bringt. Schließlich wird diese Praxis das neue Fenster zum Ganzkörperorgasmus öffnen.

Das Bewahren des Samens beziehungsweise Zurückhalten der Ejakulation soll angeblich große Willenskraft und Kontrolle verlangen. Viele

Männer machen sich Sorgen um ihre sexuelle Leistungsfähigkeit und hoffen, dass sie durch Beckengymnastik lernen können, ein besserer Liebhaber zu werden. In Wirklichkeit stellt sich aber die Kunst, ein lang durchhaltender »Meister der Liebe« zu werden, durch Liebe, Entspanntheit, erhöhte Empfindsamkeit am ganzen Körper, sinnliche Bewegungen, Atem, Laute und emotionale Durchlässigkeit ein, die alle zur Ganzkörperekstase beitragen.

Das gelegentliche Zurückhalten der Ejakulation ist eine sinnvolle Praxis, mit der du frei experimentieren kannst. Beabsichtigst du aber, eine tantrische Methode anzuwenden, bei der du nicht mehr als drei Mal hintereinander ejakulierst, muss dein Körper bei guter Gesundheit sein. Ist der Körper überlastet, dann scheidet er ein Übermaß an Toxinen über den Samen aus. Wenn du nicht ejakulierst, werden diese Giftstoffe vom Körper reabsorbiert. Im alten Indien und China benutzte man Ayurveda, Yoga, Qigong, Akupunktur und Kräuter, um den Körper zu entgiften. Bevor du daran gehst, die Bewahrung des Samens zu praktizieren, solltest du eine dreimonatige Entgiftungskur des ganzen Organismus mit Kräutern, Pflanzen und Extrakten durchführen (siehe Quellen, Seite 188).

Die Prostata spielt bei der Bewahrung des Samens eine wichtige Rolle, weil sich die nicht ejakulierte Energie dort sammelt. Diese Praxis kann daher eine gewisse Spannung in der Prostata hervorrufen, was zu einem dumpfen Schmerz im ganzen Genitalbereich führen kann. Die meisten Männer kennen diesen Druck, wenn sie beim Sex nicht gekommen sind. Er verschwindet aber in der Regel nach drei- bis viermaligem Sex ohne Ejakulation. Sollte er nach dem vierten oder fünften Mal noch auftreten, ist es ratsam, zu ejakulieren und mit der Zurückhaltung des Samens aufzuhören.

Es gibt tantrische Methoden zum Trainieren der Beckenbodenmuskulatur, die den Tonus des ganzen Genitalsystems beeinflussen und die Prostata ent-

spannen. Manche Lehren führen dies zum Extrem und zeigen Wege auf, wie das lebensspendende Elixier des Samens durch systematische Kontraktion in diesem Bereich »recycelt« werden kann. Der Körper wird aber von Natur aus ohnehin den Samen, der nicht ejakuliert wurde, reabsorbieren.

In der Praxis der Samenbewahrung gibt es zwei Ansätze: Der eine arbeitet mit Spannung und Kontraktion, erzeugt aber viel Druck, um die orgasmische Entladung zu verhindern. Der zweite arbeitet mit Loslassen und Entspannung, so dass die zur Ejakulation führende Spannung gar nicht erst auftritt, sondern die machtvolle orgasmische Energie aufsteigen und Ekstase im ganzen Körper auslösen kann. Ich bin ganz und gar für den entspannten Ansatz, denn Spannung ist immer kontraproduktiv für die Ekstase.

4 Der Mann wird orgasmisch

Orgasmisch zu werden ist das höchste Potenzial der sexuellen Energie. In diesem Zustand wird die sexuelle Energie zu ihrem Ursprung im Gehirn zurückgeführt und der ganze Körper von einer Ekstase erfüllt, die über die normale Erfahrung des Orgasmus weit hinausgeht. Es kommt zur Wiedervereinigung mit dem Ganzen, zu einem Schweben im All jenseits von Zeit und Denken.

Bisweilen gelangt ein Paar während des Liebesakts spontan in diesen Zustand. Wenn Liebende davon überrascht werden, kann es vorkommen, dass sie jahrelang oder ein Leben lang darauf warten und hoffen, dass es wieder geschieht.

Dass es bei manchen Menschen spontan geschieht, zeigt, dass es ein natürlicher und für jeden erreichbarer Zustand ist. Die alten Tantra-Meister entwickelten Methoden, um diese erhabene Vereinigung jedem zugänglich zu machen, der es lernen will. Die in diesem Buch vorgestellten Übungen wenden einige dieser Methoden an, wie beispielsweise Atemübungen, Meditation und Berührung, die Öffnung der fünf Sinne und die Praxis des tantrischen Sexaktes.

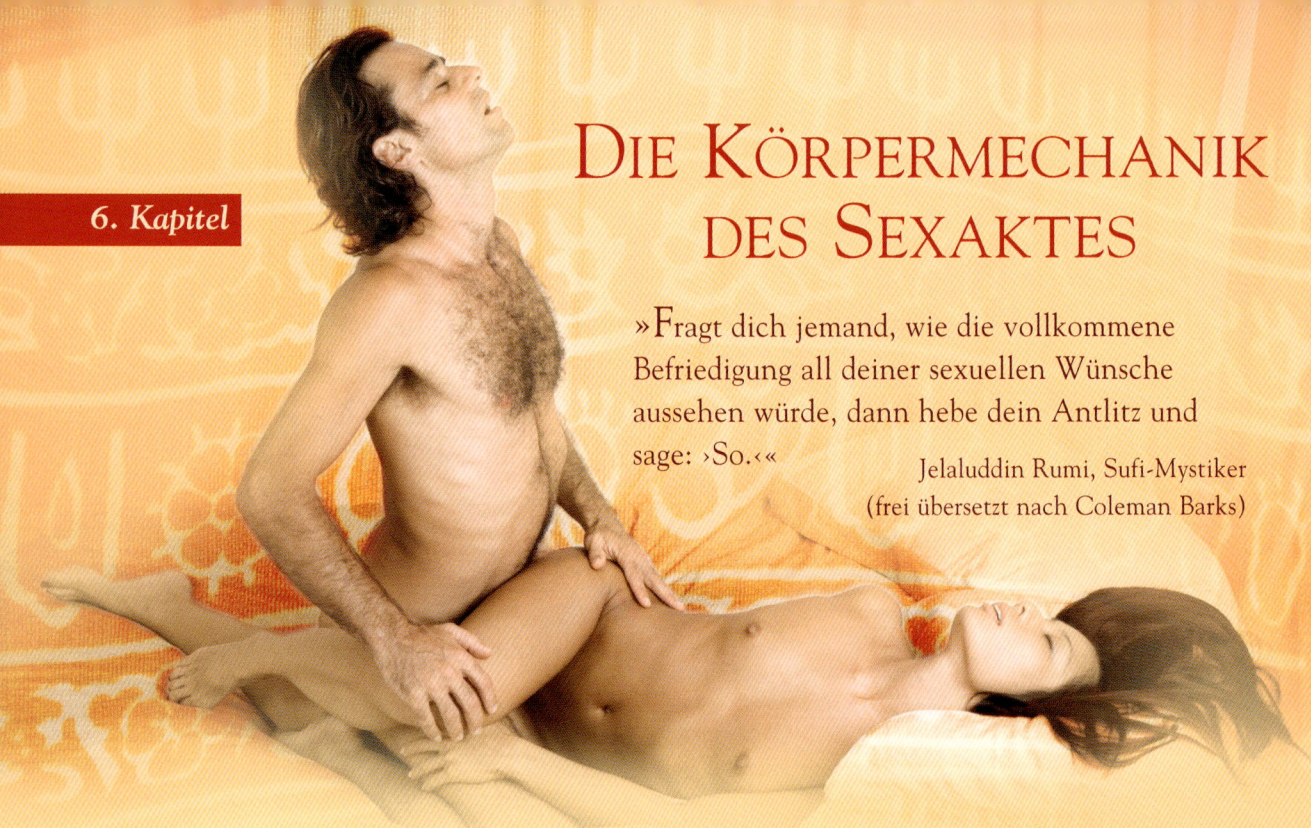

DIE KÖRPERMECHANIK DES SEXAKTES

»Fragt dich jemand, wie die vollkommene Befriedigung all deiner sexuellen Wünsche aussehen würde, dann hebe dein Antlitz und sage: ›So.‹«

Jelaluddin Rumi, Sufi-Mystiker
(frei übersetzt nach Coleman Barks)

Sex ist die machtvollste Kraft auf Erden: die Kraft, die das Leben in seiner ganzen Formenvielfalt hervorbringt. Da wir dem Sexakt unser Leben verdanken, verdient er unsere ehrfurchtsvolle Achtsamkeit.

Als Menschen müssen wir uns fragen: »Was ist Sex? Wie erleben wir ihn am besten? Was können wir daraus für unsere höchste Entwicklung lernen?« Wenn wir keine Vorbilder haben, die uns Antworten auf diese Fragen vorleben, ist es schwierig, unseren eigenen Weg zu finden. Aber von diesen Antworten hängen das menschliche Glück und eine harmonische Gesellschaft ab. Dennoch kehren wir das Thema unter den Teppich oder pervertieren es oder tun so, als wüssten wir schon alles, während wir innerlich völlig verwirrt bleiben.

LERNEN ÜBER SEX

Die Art und Weise, wie wir über Sex lernen, liefert allzu oft einen traurigen Kommentar dazu, wie unsere Gesellschaft mit Sex umgeht. Meine Erfahrungen aus der Arbeit mit Tantra-Gruppen und Heilungssessions und die Erkenntnis, wie viel Leiden durch falsche Informationen über Sex verursacht wird, haben mich dazu bewogen, dieses Buch zu schreiben. Viele Menschen, die ein scheinbar normales Leben führen, sind tief verzweifelt – nur weil ihnen ein paar ganz einfache Hinweise zum Verständnis der Sexualität fehlen. Sie können nichts dafür. Unsere Erziehung findet zu einem Großteil durch Lernen an Beispielen statt. Die Menschen wachsen in Kleinfamilien auf, in denen möglicherweise gar nicht über Sex gesprochen wird, die Eltern viel streiten, Zuneigung selten gezeigt, aber Gewalttätigkeit umso häufiger vorgelebt wird. Sex ist etwas, das heimlich, schamhaft verborgen stattfindet. Das Kind hört vielleicht unterdrückte sexuelle

Geräusche, die es häufig so interpretiert, dass seine Mutter gequält wird.

Vergleichen wir einmal unsere menschliche Erfahrung mit den Bonobos, einer Schimpansenart, die als Tiere uns Menschen in ihrem Sexualverhalten am ähnlichsten sind. In einer Bonobo-Herde gibt es keinen Anführer und keine Hierarchie; Gewalt und Kriege kommen nicht vor. Wie die Menschen sind die Bonobos in der Lage, jederzeit sexuell erregt zu werden. Eine ganze Herde wird oft vor dem Fressen sexuell erregt, und dann genießen sie sozusagen als »Vorspeise« eine Paarungsorgie. In der Partnerwahl gibt es weder Vorlieben noch Hierarchien. Alt und jung tun sich einfach und natürlich zusammen. Die erwachsenen Männchen und Weibchen schreien gern beim Orgasmus und haben Sex in verschiedenen Positionen. Vor der Pubertät imitieren die Jungen diese Aktivitäten im Spiel. Ich will damit nicht sagen, dass wir Menschen uns wie Bonobos verhalten sollen. Doch eines lässt ihr Beispiel erkennen: Wird Sex auf natürliche, spielerische Weise gelernt und gefeiert, trägt dies zu einer gewaltfreien Gesellschaft bei.

DER KÖRPERLICHE AKT

Im Sex ziehen die Gegensätze sich an. Mann und Frau sind Gegensätze und gleichzeitig Ergänzungen, was ihren Körper, die Psyche und die feinstofflichen Energiesysteme angeht. Das männliche Lingam ist ein positiver Pol mit nach außen gerichteter oder Yang-Energie. Wird der Mann sexuell erregt, signalisiert ihm sein Lingam durch Steifwerden, dass er zur sexuellen Lust bereit ist. Das Lingam kann auch vor Lebensenergie pulsieren und eine milchige Flüssigkeit abgeben. Dies geht einher mit dem Verlangen, in die Frau einzudringen.

Die weibliche Yoni ist der empfängliche Pol, mit einer nach innen gerichteten oder

Die Art und Weise, wie wir von der Sexualität erfahren, liefert allzu oft einen traurigen Kommentar dazu, wie unsere Gesellschaft mit Sex umgeht.

Ein paar gängige Beispiele:

»Ich bin von den Kindern
auf dem Schulhof über
Sex aufgeklärt worden.«

»Wir haben es im Biounterricht
durchgenommen, aber ich habe all
diese Abbildungen mit den
lateinischen Namen nicht verstanden.
Kein Wort vom realen
menschlichen Kontakt!«

»Ich habe in der Sonntagsschule
zum ersten Mal davon gehört,
als die Nonne uns sagte,
wir würden dafür in die
Hölle kommen.«

»Meine Mutter hat mich
beim Autofahren aufgeklärt.
Sie war dabei so angespannt,
dass mir ganz schlecht wurde
und ich es kaum erwarten konnte,
endlich aus dem Auto zu steigen.«

»Ich habe mit einem Freund
Pornofilme angeschaut,
die er heimlich seinem Vater
geklaut hatte.«

»Ich bin auf einem Bauernhof groß
geworden und habe gesehen,
wie die Tiere es machen.«

Yin-Energie. Wird die Frau sexuell erregt, können ihre Brüste anschwellen und die Brustwarzen fest werden. Ihre Vagina wird durch eine Art innerer Erektion größer und länger, bis sie groß genug ist, um das Lingam des Partners gut zu umschließen. Ihre Klitoris kann anschwellen und sichtbar werden. Die Vagina kann reichlich Flüssigkeit absondern. Die Frau mag einen starken Drang nach Berührung ihrer Klitoris und vaginalem Eindringen verspüren. Die Erregungsphase vor dem Orgasmus dauert bei der Frau in der Regel länger als beim Mann. Um voll erregt zu werden, benötigt sie eine Stimulation ihrer positiven Energiepole: Bauch, Brüste und Drittes Auge (siehe 8. Kapitel). Erst wenn diese Zentren erwacht sind, können sich auch die empfangenden, negativen Pole, einschließlich ihrer Yoni, öffnen. Mann und Frau sollten also lernen, wie sie im Vorspiel diesen naturgegebenen Unterschied ausgleichen können (siehe 15. Kapitel).

Beim Näherkommen in der Erregungsphase können beide möglicherweise eine Art elektrischen Strom zwischen sich spüren, der sie vor Verlangen ganz trunken macht.

Die Lust kann auf verschiedenste Weise weiter gesteigert werden: durch Küssen der Lippen und des ganzen Körpers, Verschmelzen der Zungen, Streicheln am ganzen Körper, Saugen an den Brustwarzen, wechselseitiges Küssen, Liebkosen und Schnuppern an den Genitalien sowie durch penetrierenden Sex. Um das Eindringen des Penis in die Vagina möglich zu machen, müssen beide ihr Becken zusammenbringen. Das Zusammenkommen der beiden entgegengesetzten und ergänzenden Gegenpole kann ein solches Gefühl von Wohlbefinden und Genährtwerden erzeugen, dass das Paar am liebsten ewig in diesem Zustand bleiben würde. Weil aber die Natur nach Fortpflanzung drängt, veranlasst sie das Paar zu Bewegungen, die ein Maximum an genitaler Lust hervorrufen, was schließlich in die genitale Entladung beim Orgasmus mündet. Ein in den Liebeskünsten unterwiesenes Paar weiß, wie es den Fortpflanzungsdrang der Natur überlisten und die Lust stundenlang aufrechterhalten kann, ohne dass es unbedingt eine genitale Entladung ansteuert. Hingegen wird ein untrainiertes Paar eher kurze Zeit hitzig herumfummeln, um dann rasch zum Eindringen überzugehen, das innerhalb weniger Minuten zum Höhepunkt eines der beiden oder beider Partner führt.

Beim Orgasmus ejakuliert der Mann. Sein Same enthält die Schwingung seines mentalen und emotionalen Zustands. Die Frauen sind dafür empfindsam: Wenn die Yoni den Samen empfängt, ist es, als würde die Frau die Essenz des Mannes trinken. Ist die männliche Essenz mit negativer Emotion aufgeladen, kann es für die Frau abstoßend sein; ist sie aber mit Liebe aufgeladen, wird die Frau sich fühlen, als hätte sie segensreiche Nahrung zuinnerst empfangen.

Nach der Ejakulation wird das männliche Lingam weich und schlaff. Der Mann erlebt möglicherweise einen plötzlichen Energieabfall und möchte schlafen oder ausruhen. Die Natur investiert viel Energie in das Weiterbestehen der Art, und dafür spendet der Mann bei jedem Samenerguss etwas von seiner Lebenskraft. Ein kluger Mann wird also nicht jedes Mal ejakulieren, sondern lernen wollen, das Entzücken der Liebe zu genießen, während er die Freisetzung von Sperma für seltene Anlässe aufhebt.

DAS SELBSTBILD

Das Selbstbild spielt in der Sexualität eine wichtige Rolle. Viele Männer machen sich Sorgen über die Größe ihres Penis, während die Frauen sich das Hirn zermartern, ob sie zu dick

SEXUELLE FUNKTIONSSTÖRUNGEN BEIM MANN

Es gibt drei grundlegende Funktionsstörungen:

1) Impotenz oder erektile Dysfunktion (Unfähigkeit, eine Erektion zu haben)

2) vorzeitiger Samenerguss

3) Ejakulationsunfähigkeit oder verzögerter Samenerguss

Dem Tantra zufolge werden alle diese Probleme durch stagnierenden Energiefluss in einem oder mehreren Körperbereichen verursacht. Die folgenden Verfahren fördern das freie Strömen der Energie:

- Entwickle eine entspannte Empfindsamkeit am ganzen Körper, etwa durch die Streichelmeditation (siehe Seite 156).

- Befreie dich von psychischen Altlasten und Konditionierungen durch freies Zirkulieren deines Atems und deiner Gefühle (siehe Seiten 175-177). Weitere hilfreiche Verfahren sind: Psychotherapie mit Freisetzung von Gefühlen (Emotional Release), Akupunktur und Traditionelle Chinesische Medizin (TCM), Atemtherapie (Bioenergetik, Rebirthing), Craniosakral- und Farblichttherapie, Körperarbeit.

- Bei vorzeitigem Samenerguss könntest du lernen, dir Zeit zu nehmen für spielerische Sinnlichkeit. Lerne, die Selbstbefriedigung zur Meditation zu machen (siehe 4. Kapitel). Sexualtherapeutische Sitzungen können hilfreich sein.

- Erektionsprobleme können durch viele Faktoren verursacht sein, wie schlechter Gesundheitszustand, Operation an der Prostata oder zu viel Biertrinken (Hopfen in größeren Mengen kann zu Impotenz führen). Manche Medikamente beeinträchtigen die Erektion; frage deinen Arzt oder Heilpraktiker.

- In den meisten Fällen hilfreich: die Befreiung von emotionalen Blockaden, ausgewogene Ernährung und regelmäßig Gymnastik oder Sport. Auch Naturheilkräuter können wirksam sein, um diese drei Störungen zu beheben.

- Das Wichtigste ist aber, dass du kein Geheimnis daraus machst und nicht im Stillen leidest. Suche dir qualifizierte Hilfe, dann wird in den meisten Fällen eine dramatische Verbesserung eintreten.

SEXUELLE FUNKTIONSSTÖRUNGEN BEI DER FRAU

Es gibt vier grundlegende Funktionsstörungen:

1) die Unfähigkeit, zum Orgasmus zu kommen (auch bei Selbstbefriedigung), »Frigidität«

2) fehlende körperliche Erregung

3) Orgasmusunfähigkeit beim Sex mit einem Mann

4) die Unfähigkeit, eine Penetration zu ertragen, da selbst das Einführen eines Fingers Schmerz verursacht; Yoni-Kontraktion, auch »Vaginismus«

Viele Frauen glauben, eine sexuelle Störung zu haben, obwohl ihnen nichts fehlt. Vielleicht haben sie zu hohe Erwartungen, wie sie als Frau beim Sex sein sollten, was von unrealistischer Literatur und falschen Theorien über vaginalen und klitoralen Orgasmus (siehe Seite 49) herrühren kann. Eine Funktionsstörung liegt nicht vor, wenn die Frau bei der Selbstbefriedigung zum Orgasmus kommt. Dann stehen ihr sämtliche sexuellen Genüsse offen, und ihre weibliche Natur darf erblühen.

- Völlige Unfähigkeit zum Orgasmus rührt gewöhnlich von psychischen Verletzungen oder sexuellem Missbrauch. Eine Psychotherapie für emotionale Befreiung, Hypnose und ganzheitliches Heilen mit Farblicht- und Craniosakraltherapie können hier dramatische Besserung bringen.

- Mangelnde Erregung kann an schlechter Gesundheit, oralen Verhütungsmitteln oder altersbedingten Veränderungen liegen. Positive Ergebnisse werden mit Naturheilkräutern erzielt (siehe Quellenangaben, Seite 188).

- Beim Vaginismus hilft eine Sexualtherapie mit dem Partner. Zuerst sollten Ganzkörpersensibilität und Entspannung gefördert werden, etwa mit der Streichelmeditation (siehe Seite 156). Unterstützt von einem Sextherapeuten wird in kleinen Schritten das behutsame Einführen zuerst des kleinen, dann eines größeren Fingers und schließlich des Lingams geübt, was einige Wochen dauern kann und Liebe und Geduld erfordert.

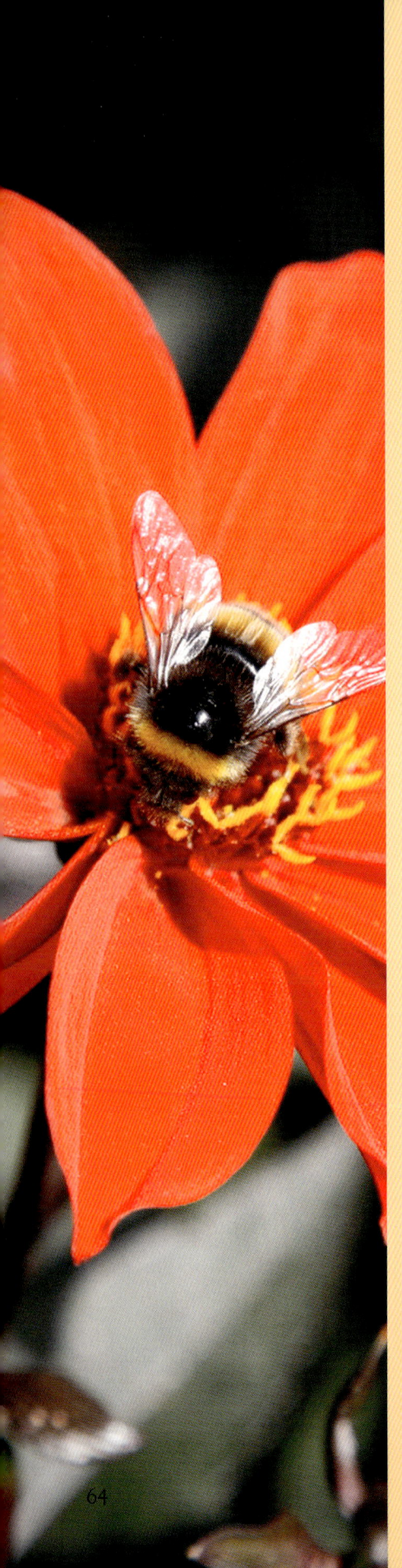

oder zu dünn sind, wie ihre Yoni aussieht und welche Form und Größe ihr Busen hat.

Von der Schulzeit an vergleichen die Jungs untereinander die Größe ihrer Geschlechtsorgane. Die Männer waren schon immer auf die Länge ihres Schwanzes fixiert. Bereits im Kama Sutra des Vatsyayana, einem indischen Text aus dem 4. Jahrhundert, werden Methoden der Penisverlängerung beschrieben.

Für jedes Lingam, gleich wie groß, gibt es eine passende Yoni. Wenn die Energie des Mannes lebendig und durchlässig ist und er mit seiner sexuellen Äußerung locker umgeht, werden die Frauen normalerweise mit der Größe zufrieden sein. Nicht die Größe deines Penis, sondern wie offen, entspannt und fließend du im ganzen Körper und mit den Gefühlen bist, macht dich zu einem guten Liebhaber.

Wenn eine Frau die Größe und Form ihrer Brüste mit anderen Frauen vergleicht, meint sie vielleicht, dass sie mit größeren Brüsten glücklicher wäre. Viele Frauen lassen sich heute Brustimplantate einsetzen, die aber schädlich für die Gesundheit sein können und die natürliche Sensibilität der Brüste zunichte machen. Brustgröße und Empfindsamkeit der Frau können durch tantrische Meditationen und regelmäßige Brustmassage enorm gesteigert werden (siehe 9. Kapitel). Tipps und Übungen zur Selbstliebe des Körpers findest du im 1. Kapitel.

DAS GÖTTLICHE WESEN DES SEX

Der Sexakt ist zentral für alle Aspekte der Natur. Immer wenn eine Biene den Nektar von einer Blüte sammelt, ist das ein sexueller Akt. Damit sichert die Biene nicht nur ihr eigenes Überleben, sondern auch das Überleben der Pflanze, da sie den Pollen zwischen den männlichen und weiblichen Pflanzen oder Pflanzenteilen verteilt. Versetze dich einmal in eine Biene, wie sie gerade den Nektar einer Blüte trinkt. Schließe die Augen und stelle dir vor, du wärest diese Biene. Fühle, was sie fühlt: diese Ekstase, diesen Orgasmus!

Auch die Verbindung zwischen Himmel und Erde ist ein sexueller Tanz. Die männliche Energie der Sonne dringt in die atmosphärische Hülle der Erde ein, die mit ihrer weiblichen Energie die Bedingungen schafft, die das Leben begünstigen. In jedem Teil der Schöpfung finden wir den Sexakt und erkennen darin die Gegenwart des Göttlichen. Die Symmetrie und Harmonie der Natur erwecken in uns Gefühle von Staunen und Ehrfurcht, und gleichzeitig können wir sehen, wie das Göttliche

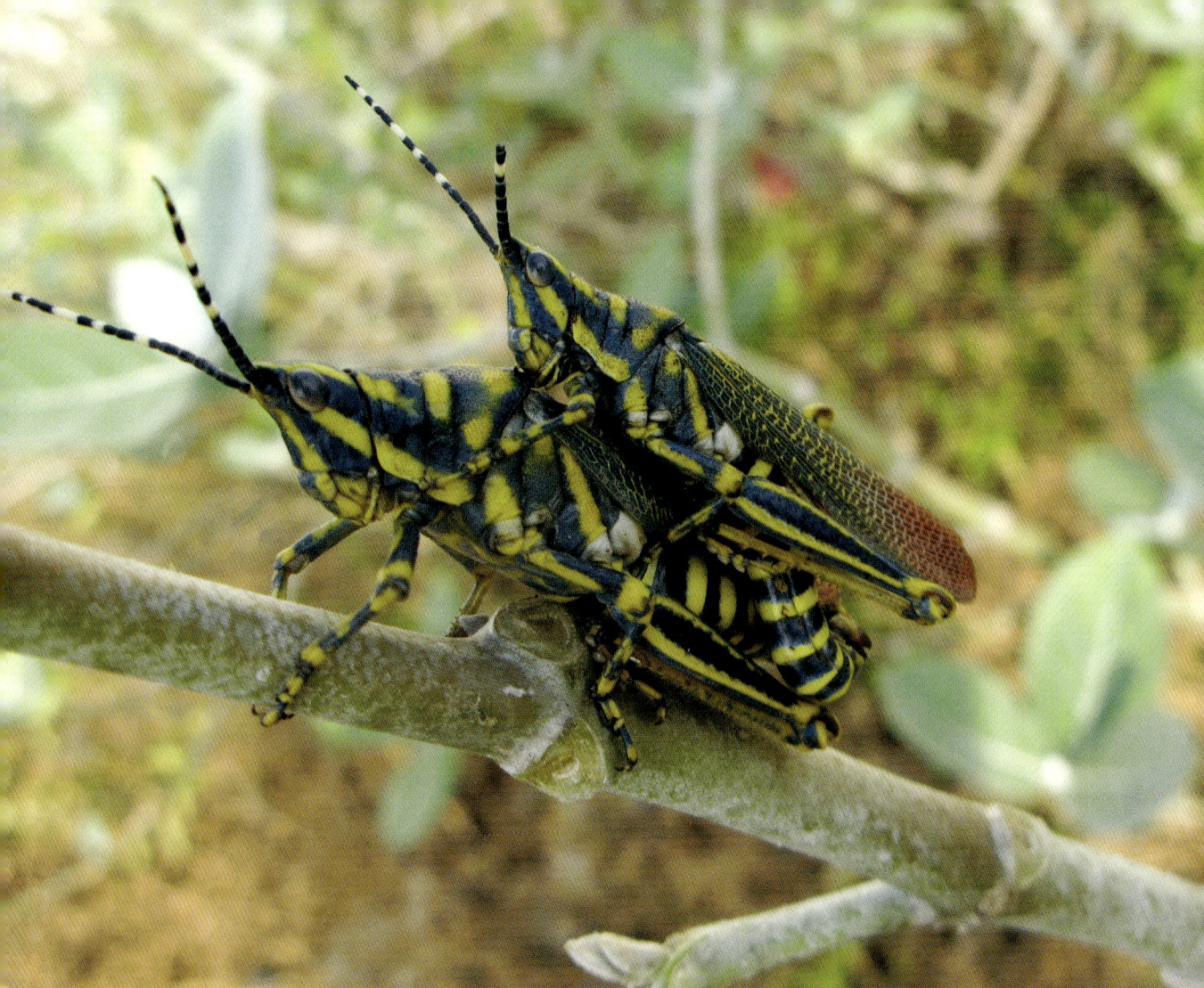

durch den Sexakt allem Seienden Leben ein-
haucht, durch das Zusammenkommen der
Gegenpole von Yin und Yang. Darum haben
viele Kulturen des Altertums den Sexakt
hoch verehrt und ihn zu einem wichtigen Teil
ihrer rituellen Praxis gemacht. Durch intelli-
gentes Studium der Sexualität gelangen wir
schließlich zum Verständnis und zur Akzeptanz
des Göttlichen.

Durch den Sex kannst du, wenn du es
zulässt, zu einer tiefen Kommunion mit deiner
Seele und mit der Seele des ganzen Planeten
kommen. In ihm verbirgt sich das Geheimnis
des Schöpfungsprinzips, das, wenn es richtig
verstanden wird, die Genialität, Sensibilität
und Liebe zum Wohle aller Lebewesen freisetzt.

Sieh den Balztanz der Vögel, das Wunder
des Pfauenrades, von der Natur erschaffen, um
das Weibchen zu betören und zu hypnotisieren,
damit es in den Sexakt einwilligt. Beobachte
die Katzen, wie sie durch das Gras stolzieren,
wie die Mieze sich kokett auf den Rücken legt,
um den Kater anzulocken, und mit welchem
Übermut sie dann aufspringt und wegläuft,
wenn er sich ihr nähert. Sieh den Hengst, so
stark und stolz, wie er sich auf die Hinterbeine
stellt und sein Werben um die Mähre beginnt.
Und beobachte, wie er zum fügsamsten aller
Verehrer wird, an ihrem Hals knabbert, ihre
Flanke beschnuppert und ihre Lippen küsst,
bevor er sie schließlich besteigt.

7. Kapitel

EMPFÄNGNIS, VERHÜTUNG UND SAFER SEX

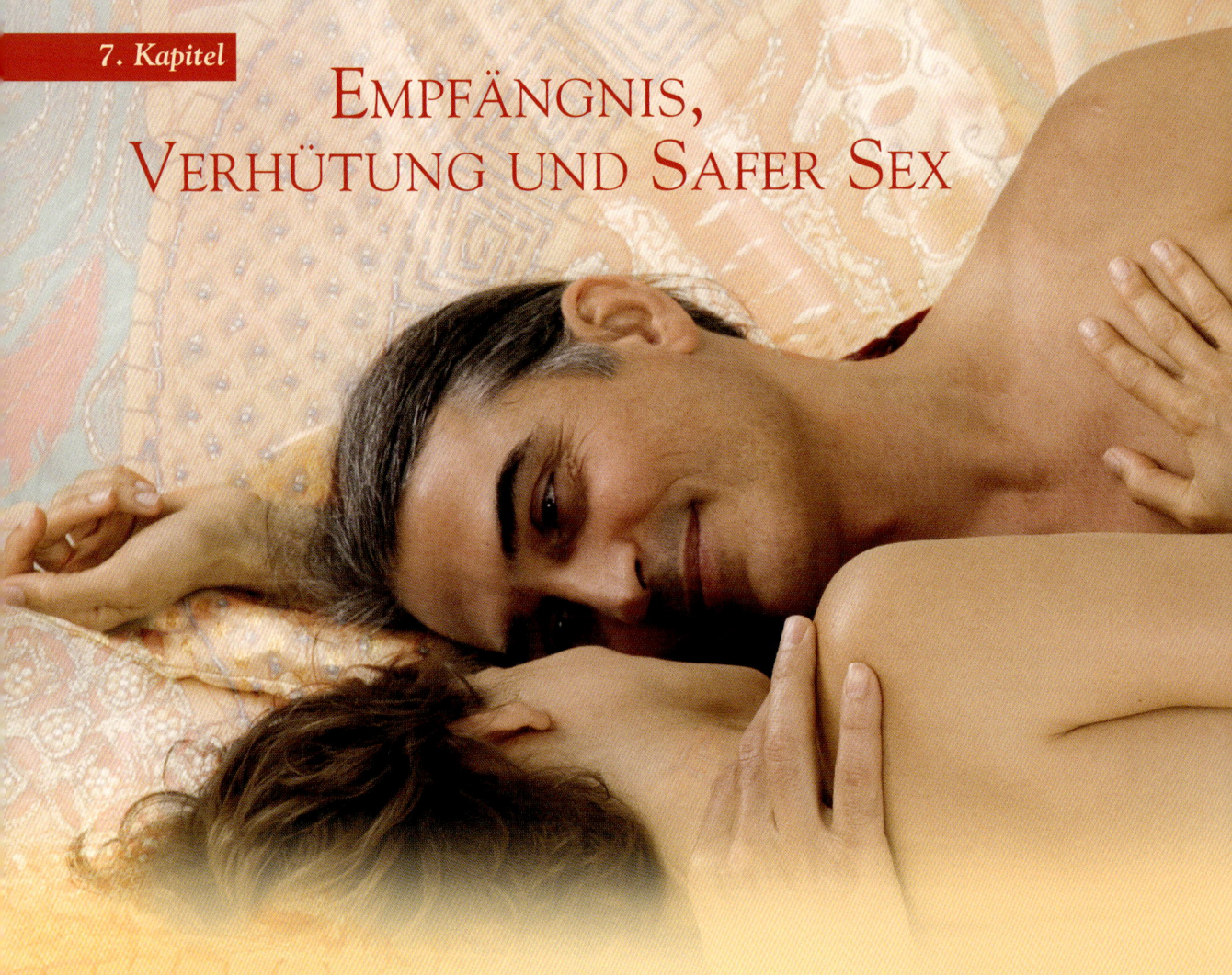

»Mache die Liebe
zur Priorität deines Lebens,
und alles, was du tust, gerät zum Wohle.
Liebe lässt das Universum kreisen,
könnten wir es nur erkennen:
Die Intelligenz der Liebe
ist ebenso erhaben wie subtil.«

Jelaluddin Rumi, Sufi-Mystiker,
(frei übersetzt nach Camille und Kabir Helminski)

EMPFÄNGNIS

Jahrhunderte der Tantra-Forschung haben gezeigt, dass bei der Entstehung eines Kindes der Bewusstseinszustand des Paares, die astrologischen Konstellationen zum Zeitpunkt der Empfängnis und die körperlichen Eigenschaften des Paares eine wichtige Rolle spielen. Im Zellgedächtnis ist gespeichert, was unsere Eltern gedacht und gefühlt haben, als sie uns zeugten, und diese erste Prägung bildet das Fundament für unsere spätere Wahrnehmung der Welt. Der Akt der Empfängnis wird daher im Tantra mit großer Ehrfurcht und Bewusstheit behandelt.

DER MECHANISMUS DER EMPFÄNGNIS

Bei der Ejakulation wandern die 300 bis 500 Millionen Samenzellen, die das Ejakulat enthält, in der Yoni nach oben in Richtung Uterus. Die spasmischen Wellen innerhalb der Yoni unterstützen die Samenzellen auf dieser Reise. Ist die Frau in ihrer fruchtbaren Phase (siehe Seite 89), tritt aus dem Muttermund ein schlüpfriger Schleim aus, der den Spermien das Erreichen der Gebärmutter erleichtert. Durch die schubweisen Wellenbewegungen der Gebärmutterwand treiben die Spermien auf ihrer Suche nach einer befruchtbaren Eizelle weiter, bis hinauf in die Eileiter. Weniger als ein Prozent der Spermien vollendet diese lange Reise. Bei der Befruchtung dringt in der Regel nur eine Samenzelle in die Eizelle ein.

Die Befruchtung, wenn Ei- und Samenzelle verschmelzen, kann bis zu 24 Stunden nach der Ejakulation stattfinden. Sobald die Eizelle befruchtet ist, wandert sie in die Gebärmutter und nistet sich in der Scheimhaut ein, womit die neunmonatige Austragungszeit beginnt.

DIE TANTRISCHE SICHTWEISE

Im Augenblick der Empfängnis wird ein neues Leben eingeladen, ins Dasein zu treten – ein vielverheißender Moment. Wenn ihr in diese Situation das Licht von Bewusstheit und Liebe einfließen lasst, ladet ihr eine Seele zu euch ein, die mit diesen Qualitäten in Resonanz steht. Zwei Dimensionen sind es, welche die Seele in einen physischen Körper ziehen: Die eine ist die eigene Entwicklung dieser Seele, oder ihre karmische Blaupause. Karma bedeutet im Grunde, dass man genau das erntet, was man gesät hat. Stirbt ein Mensch mit unerledigten seelischen Problemen, wird das unvollendet Gebliebene nach Vollendung drängen, indem es die Seele in eine weitere Runde von Geburt und Tod zurückwirft. Die karmische Resonanz zwischen den Eltern und der Seele, die zu ihnen kommt, verleiht dem neuen Leben Gestalt. Und zweitens wird die Seele von jenen genetischen Strukturen angezogen, die ihrer karmischen Aufgabe am besten entsprechen.

In den alten Tantra-Kulturen wussten die Menschen sehr wohl, dass die Art der Seele, die auf die Welt kommt, von der Bewusstseinsebene des Paares im Augenblick der Empfängnis abhängt. Man konsultierte Astrologen über den günstigsten Zeitpunkt für die Empfängnis. Die ursprüngliche indische Astrologie nimmt den Zeitpunkt der Empfängnis und nicht der Geburt als Bezugspunkt für die Erstellung des Horoskops. Auch war es üblich, dass das Paar einen Guru aufsuchte, um sich über das Ambiente und den geeigneten Liebesstil beraten zu lassen, der eine Seele von hohem Potenzial anziehen würde. Den tantrischen Schriften zufolge würde die Frau genau solch ein Wesen, wie sie es sich beim Liebesakt in der Fantasie vorstellte, als Kind bekommen. Man dachte auch, dass die von der Frau vor der Empfängnis verzehrte Nahrung einen Einfluss auf die Art der angezogenen Seele habe. Nach der Empfängnis und in der Schwangerschaftszeit legte man der Frau nahe, einen Zustand erhabener, liebender Ruhe zu bewahren, um das zarte neue Leben nicht zu traumatisieren.

Die Entscheidung, neues Leben hervorzubringen und zu ernähren, ist eine tiefgreifende Verpflichtung, die nicht sorglos getroffen werden darf. Bevor man diesen Weg beschreitet, sollte man sich entsprechend vorbereiten und unterrichten. Wenn wir mit der Empfängnis ehrfürchtiger und bewusster umgehen, können wir Einfluss darauf nehmen, dass die feineren körperlichen und spirituellen Qualitäten sich in der Menschheit durchsetzen.

EMPFÄNGNISVERHÜTUNG

Um sexuelle Freiheit genießen und eine intelligente Entscheidung darüber treffen zu können, wann es passend ist, ein Kind zu bekommen, ist es wichtig, über die verschiedenen Möglichkeiten der Empfängnisverhütung Bescheid zu wissen. Jede Verhütungsmethode hat ihre Vor- und Nachteile. Hier werden einige der gängigsten Methoden beschrieben.

METHODE	VORTEILE	NACHTEILE
Rhythmus- und Symptothermalmethode Zur Bestimmung ihrer fruchtbaren Tage notiert die Frau regelmäßig ihre Basaltemperatur und achtet auf weitere Hinweise, wie Veränderungen des Vaginalschleims. An den fruchtbaren Tagen kann sie penetrierenden Sex vermeiden oder eine Barrieremethode anwenden (siehe unten).	Mit ihrem Körper und seinen Rhythmen im Einklang zu sein ist eine große Befreiung für die Frau. Die fruchtbare Phase, in der eine Eizelle aus den Eierstöcken freigesetzt wird (Ovulation), findet im monatlichen Regelzyklus über eine Dauer von 3 bis 5 Tagen statt. In dieser Zeit ist die Eizelle nur 24 h nach dem Eisprung befruchtungsfähig. Um also ganz sicher zu gehen, sollte man 2 bis 3 Tage vor und nach diesem 24-h-Zeitraum achtsam sein.	Die fruchtbare Phase ist genau dann, wenn die Frau am meisten Lust auf leidenschaftlichen Sex hat; da kann leicht eine Panne passieren, und sie wird schwanger. Diese Methode ist nur für Frauen geeignet, deren Menstruation sehr regelmäßig ist. Manche Frauen ovulieren »nach Bedarf«, so dass auch außerhalb der angeblich »fruchtbaren Phase« ein leidenschaftlicher Liebesakt die Ovulation stimulieren kann.
Kontrazeptivschwamm Scheidenbarriere: Ein mit Spermizid getränkter Polyurethanschwamm wird kurz vor dem penetrierenden Sex in die Vagina eingeführt, um den Muttermund zu verschließen.	In manchen Ländern frei verkäuflich, ebenso wirksam wie das Scheidendiaphragma. Reduziert nachweislich das Ansteckungsrisiko mit Gonorrhöe und Chlamydien.	Es zeigte sich, dass der Schwamm ein erhöhtes Risiko von Vaginalinfektionen durch Candida aufweist. Manche Frauen reagieren allergisch auf das Spermizid. Der Schwamm sollte nach dem Liebesakt mindestens 6 Stunden in der Vagina verbleiben.
Diaphragma (*Scheidenpessar*) Barrieremethode: Eine Gummikuppel mit flexiblem Außenring, kombiniert mit einem Spermizidgel, wird vor dem Koitus auf den Muttermund aufgesetzt. Das Diaphragma kann bis zu 24 Stunden in der Vagina bleiben.	Wenn ein heißes Date auf dich zukommt, kannst du schon vorher das Diaphragma einsetzen. Es bietet Schutz gegen eine ganze Anzahl sexuell übertragener Infektionen.	Das Spermizid schmeckt scheußlich, dadurch verliert das Küssen der Yoni seinen Reiz. Bei tiefer Penetration kann das Diaphragma verrutschen. Manche Frauen reagieren allergisch auf Spermizide. Es sollte noch mindestens 6 Stunden nach dem Koitus in der Vagina bleiben; es muss von einem Arzt exakt angepasst werden.
Portiokappe Barrieremethode: Eine kleine, fingerhutförmige Latex- oder Silikonkappe wird passgenau auf den Muttermund (Portio) aufgesetzt. Sie wird im Allgemeinen mit Spermizid kombiniert, es gibt aber auch eine »Honigkappe« aus einem Honig absorbierenden Material (Honig ist ein natürliches Spermizid).	Kleiner als das Diaphragma und leichter einzuführen. Die Honigkappe ist aus einem speziellen Material und kann in Honig getränkt und vor dem Einführen abgespült werden (keine gewöhnliche Kappe verwenden). Honig macht den oralen Sex besonders süß!	Eine unangenehme Saugwirkung kann auftreten. Die Kappe sollte noch bis zu 6 Stunden nach dem Liebesakt drinbleiben. Sie kann durch tiefe Penetration verrutschen, weshalb ihr Sitz während des Koitus überprüft werden sollte. Manche Frauen sind gegen Spermizide allergisch. Eine Yoni mit Spermizid schmeckt furchtbar.

METHODE	VORTEILE	NACHTEILE
Kondom für Männer (Präservativ) Barrieremethode: Hülle aus unporösem Latex oder Polyurethan, mit Spermizid behandelt. Wird passgenau vor dem Eindringen über das erigierte Lingam gestülpt. Der ejakulierte Same findet in der Kondomspitze Platz.	Der Mann kann somit Verantwortung für die Empfängnisverhütung übernehmen. Kondome in allen Ausführungen sind frei verkäuflich. Verhindert die Übertragung von sexuell übermittelten Krankheiten, einschließlich AIDS. Da das Kondom unmittelbar vor dem Koitus übergestülpt wird, ist es eine gute Methode bei spontan stattfindendem Sex.	Viele Männer beklagen, dass das Kondom einen Großteil der lustvollen Empfindungen wegnimmt. Manche Männer können beim Überziehen die Erektion nicht aufrechterhalten. Bei tiefen und kraftvollen Stoßbewegungen kann das Kondom zerreißen. Das Lingam muss ziemlich bald nach der Ejakulation aus der Yoni zurückgezogen werden, damit sich das Kondom nicht ablöst und so doch Sperma in die Yoni gelangt. Manche Frauen reagieren allergisch auf Latex und bestimmte Spermizide.
Kondom für Frauen (Femidom) Weicher Polyurethanschlauch zur Auskleidung der Yoni und Abdeckung der äußeren Umgebungszone.	Kann zu jedem Zeitpunkt vor dem Sex eingelegt werden. Es schützt beide Partner vor sexuell übertragenen Infektionen. Eine gute Lösung, wenn der Mann mit Kondomen Probleme hat.	Kann verrutschen. Man muss achtgeben, dass das Lingam richtig eingeführt wird und nicht zwischen Yoni und Kondom landet. Kann bei aktivem Sex unangenehme Geräusche machen.
Intrauterinpessar (IUP, Spirale) Kleine Vorrichtung aus Kunststoff, Kupfer oder rostfreiem Stahl, die vom Arzt in die Gebärmutter eingesetzt wird und die Einnistung einer befruchteten Eizelle verhindert. Wird mittels einer kleinen Plastikschnur, die aus dem Muttermund in die Vagina hineinragt, entfernt.	Nach dem Einsetzen kann die Spirale 3 bis 10 Jahre drinbleiben. Sie kann aber jederzeit (vom Arzt) wieder herausgenommen werden.	Es kann ziehende Empfindungen im Uterus geben; dadurch entsteht Spannung an diesem wichtigen positiven Pol der Frau, was die Frau daran hindern kann, sich beim Sex zu öffnen. Beim Liebemachen kann der Kontakt zwischen Lingam und Plastikschnur krampfartige Empfindungen bei der Frau auslösen. Muss vom Arzt eingesetzt werden. Kann stärkere Menstruationsblutungen verursachen und das Risiko entzündlicher Beckenerkrankungen erhöhen.
Intrauterinsystem (IUS, Hormonspirale) Kleine Kunststoffvorrichtung, die das Hormon Progesteron freisetzt. Wird wie die Spirale (IUP) in die Gebärmutter eingesetzt. Bewirkt Verdickung des Zervixschleims, so dass die Spermien nicht zur Eizelle gelangen können. Kann auch die Einnistung der befruchteten Eizelle verhindern oder den Eisprung hemmen.	Nach dem Einsetzen kann es fünf Jahre an Ort und Stelle verbleiben. Es kann aber jederzeit (vom Arzt) wieder entfernt werden. Zumeist macht es die Menstruation leichter.	Häufig sind regelmäßige Blutungen während der ersten drei Monate, eventuell auch länger. Als Nebenwirkungen treten Kopfschmerzen, Akne und empfindliche Brüste auf. Es kann die Menstruation verlängern und unregelmäßiger machen und das Entzündungsrisiko im Becken erhöhen.

METHODE	VORTEILE	NACHTEILE
Antibabypille *(Kombinationspille)* Synthetische Hormonverbindung aus Progesteron und Östrogen, die den Eisprung unterdrückt, indem sie dem Körper eine Schwangerschaft vortäuscht. Wird täglich regelmäßig im 28-Tage-Rhythmus eingenommen, beginnend am 1. Tag der Menstruation. Vom 27. bis zum 5. Tag des nächsten Zyklus werden keine oder hormonfreie Tabletten eingenommen, um eine Blutung zu ermöglichen.	Mehr als 99%-ige Wirksamkeit der Schwangerschaftsverhütung bei vorschriftsgemäßer Einnahme. Reduziert in vielen Fällen die Regelblutungen und Periodenschmerzen.	Häufig berichtete Nebenwirkungen sind Aufgeschwemmtheit, Gewichtszunahme, Besenreißer, Krampfadern, Übelkeit, Kopfschmerzen, Gesichtsbehaarung, Durchbruchblutungen zwischen den Zyklen und Absenkung der Libido. Bei manchen Frauen erhöhtes Risiko von Thrombosen, Brust- und Gebärmutterhalskrebs. Wird vom Arzt verschrieben und braucht regelmäßige Check-ups. Verminderte Wirksamkeit bei Magenverstimmung oder Einnahme zusätzlicher Medikamente wie Antibiotika sowie bei verspäteter Einnahme um mehr als 12 Stunden.
Progesteron-Pille *(Minipille)* Das Hormon Progesteron verdickt den Schleim am Muttermund und verhindert so das Zusammentreffen von Samen- und Eizelle, aber auch die Einnistung einer befruchteten Eizelle in der Gebärmutter. Ovulationshemmende Wirkung bei einigen Frauen.	Weniger Nebenwirkungen werden berichtet als mit der Kombipille; bei vorschriftsgemäßer Einnahme 99%-ige Wirksamkeit.	Muss täglich immer zeitgleich eingenommen werden, um wirksam zu sein. Verminderte Wirkung durch Erbrechen, Durchfall und bestimmte Medikamente, nicht aber durch Antibiotika. Unregelmäßige Perioden und gelegentliche Schmierblutungen können auftreten. Mögliche Nebenwirkungen sind Brustziehen und erhöhtes Risiko von Eierstockzysten.
Dreimonatsspritze Hormoninjektion mit Depotwirkung in die Pobacke oder den Armmuskel alle 2 bis 3 Monate zur langsamen Freisetzung von Progesteron im Körper. Verhindert den Eisprung und verdickt den Zervixschleim, so dass die Spermien nicht zur Eizelle gelangen können.	Nahezu 100% wirksam. Ermöglicht sorglosen Sex, da man sich nicht um die tägliche Pilleneinnahme oder die Anwendung einer Barrieremethode zu kümmern braucht.	Man kann es sich nicht mehr anders überlegen, wenn man die Spritze bekommen hat. Unter Umständen ist man bis zu 2 Jahre nach einer Injektion nicht empfängnisfähig. Mögliche Nebenwirkungen sind Gewichtszunahme, Libidoverlust, Scheidentrockenheit, Risiko von Gefäßerkrankungen und Osteoporose. Die meisten Frauen hören entweder zu menstruieren auf oder haben unregelmäßige Schmierblutungen. Manche Frauen berichten von anhaltenden und starken Blutungen.
Hormonimplantat *(Verhütungsstäbchen)* Ein kleines Kunststoffröhrchen wird unter örtlicher Betäubung unter die Haut des Oberarms platziert. Es setzt Progesteron im Körper frei, das die Ovulation hemmt und den Zervixschleim verdickt, wodurch die Spermien nicht zur Eizelle gelangen können.	Wirkt bis zu 3 Jahre, kann aber jederzeit (vom Arzt) entfernt werden, wonach sich die Fruchtbarkeit sofort wieder normalisieren soll.	Das Implantat kann örtliche Schmerzen, Schwellungen und Infektionen am Arm verursachen. Die Menstruation kann viel stärker oder unregelmäßig sein oder ganz aufhören. Andere mögliche Nebenwirkungen sind Kopfschmerzen, Akne, empfindliche Brüste, Übelkeit, Stimmungsschwankungen, Gewichtszunahme oder -verlust und ein erhöhtes Risiko von Eierstockzysten.

METHODE	VORTEILE	NACHTEILE	
Coitus interruptus (»Rückzieher«) Wird allgemein angewandt, wenn keine andere Verhütungsmethode verfügbar ist. Kurz vor der Ejakulation zieht der Mann sein Lingam aus der Yoni zurück.	Vermindert das Risiko einer Schwangerschaft.	Dem Mann gelingt es vielleicht nicht, sich rechtzeitig vor der Ejakulation zurückzuziehen. Ein wenig Sperma kann vorweg aus der Harnröhre austreten. Die Nervosität erzeugt bei beiden Partnern eine Spannung, die den Genuss hemmt.	
Sterilisation der Frau Durch einen chirurgischen Eingriff unter Vollnarkose wird ein kleiner Schnitt am Bauch gemacht, über den die Eileiter abgebunden und durchtrennt werden. Der Heilungsprozess kann bis zu zehn Tage dauern. Diese Operation ist komplizierter als die Sterilisation beim Mann.	Dauerhafte Empfängnisverhütung ohne bekannte langfristige Nebenwirkungen.	Manche Frauen erleben Spannungen oder Schmerzen in diesem Bereich. Ganz selten können sich die Eileiter wieder verbinden, so dass die Frau wieder fruchtbar wird. Falls die Frau ihre Meinung ändert und doch schwanger werden möchte, lässt sich diese Operation nicht unbedingt mit Erfolg rückgängig machen.	**DAUERHAFTE METHODEN**
Sterilisation des Mannes (Vasektomie) Einfacher Eingriff unter örtlicher Betäubung. Ein Einschnitt beiderseits des Scrotums (Hodensacks) wird vorgenommen, und die Samenleiter werden durchtrennt. Der Einschnitt verheilt innerhalb weniger Tage.	Dauerhafte Empfängnisverhütung ohne erkennbare Nebenwirkungen. Beim Orgasmus ejakuliert der Mann die Samenflüssigkeit, doch die Spermien werden vom Körper reabsorbiert. Für einen Mann, der keine Kinder mehr zeugen will, ist es bei weitem die beste Verhütungsmethode.	Falls der Mann später seine Meinung ändert und doch ein Kind zeugen will, lässt sich dieser Eingriff möglicherweise nicht mehr rückgängig machen. Selten verbinden sich die Samenleiter wieder, so dass der Mann erneut fruchtbar wird.	
Die Pille danach Enthält synthetische Hormone, die den Eisprung verhindern oder verzögern oder das Einnisten einer befruchteten Eizelle in der Gebärmutter hemmen. In manchen Ländern frei verkäuflich, in anderen muss man zum Arzt.	Kann bis zu 72 Stunden nach dem Sexakt eingenommen werden, ist aber in den ersten 24 Stunden am wirksamsten.	Nebenwirkungen können Übelkeit, Erbrechen, Kopfschmerzen, Schwindelgefühle und Bauchschmerzen einschließen. Die Pille danach kann zu unregelmäßigen Blutungen vor der nächsten Monatsperiode führen. Sie empfiehlt sich nicht zur häufigen Anwendung, weil sie den Menstruationszyklus durcheinanderbringt.	**NOTFALL-METHODEN**
Notfallspirale (IUP) Das Einfügen eines Intrauterinpessars bis zu 5 Tage nach ungeschütztem Sex verhindert die Befruchtung beziehungsweise die Einnistung einer befruchteten Eizelle in der Gebärmutter.	Wirksamste Maßnahme im Notfall. Soll die Spirale nicht als ständige Verhütungsmethode dienen, kann sie wieder entfernt werden, wenn sichergestellt ist, dass keine Schwangerschaft vorliegt.	Für die Intrauterinspirale (IUP, siehe Seite 69) braucht man eine medizinische Fachkraft oder einen Arzt sowie eine Nachuntersuchung, um den richtigen Sitz zu überprüfen oder die Spirale wieder entfernen zu lassen.	

SAFER SEX

Safer Sex (»sicherer« oder »geschützter Sex«) bedeutet, Sex so zu praktizieren, dass keiner der Partner riskiert, sich mit einer der mehr als zwei Dutzend sexuell übertragbaren Infektionen anzustecken.

Vor der Entdeckung von Penicillin führten Syphilis und Gonorrhöe zu körperlichem und geistigem Verfall bis zum Tod. Das ist sicher mit ein Grund für die zahlreichen Tabus, die im sexuellen Bereich immer noch vorherrschen. Diese Krankheiten gibt es nach wie vor, doch können sie heute wirksam mit Antibiotika behandelt werden. Andere sexuell übertragene Krankheiten wie AIDS, das durch eine HIV-Infektion hervorgerufen wird, gelten bisher als unheilbar. Herpes ist zwar nicht tödlich, kann aber äußerst schmerzhaft sein, und eine infizierte Schwangere riskiert, bei der Geburt ihr Kind damit zu infizieren, weshalb sie mit einer Kaiserschnittgeburt rechnen muss.

Liebende auf der ganzen Welt müssen sich der Tatsache stellen, dass es ohne Benutzung von Kondomen keine Sicherheit beim Sex gibt, sofern nicht beide Partner auf sexuell übertragbare Infektionen, einschließlich AIDS, negativ getestet sind. Viele geschlechtlich übertragene Infektionen kann man auch übertragen, ohne selbst Symptome zu zeigen. Idealerweise sollten deshalb beide Partner Verantwortung für das Praktizieren von Safer Sex übernehmen. Bei einer monogamen Beziehung ist es sinnvoll, wenn beide sich testen lassen, ehe sie Sex ohne Kondome praktizieren. Wichtig ist die ehrliche Kommunikation zwischen den Partnern, speziell dann, wenn einer von ihnen zusätzlich mit einem neuen Sexualpartner zusammen ist.

Falls ihr mehrere Partner habt, solltet ihr jedes Mal ein Kondom verwenden. Medizinische Tests funktionieren nicht auf einer täglichen oder wöchentlichen Basis. Wenn sich jemand mit HIV infiziert hat, kann es sein, dass es sich erst Monate später im Test zeigt.

Vielen Männern widerstrebt es sehr, Kondome zu benutzen, doch bringt es gar nichts, sie deswegen zu kritisieren. Eine Frau sollte lernen, konsequent und kreativ damit umzugehen und ihre Qualitäten von Liebe, Verständnis und Mitgefühl einzusetzen, um auch das Verwenden von Kondomen locker und spielerisch zu gestalten.

»Liebe macht Sex zu etwas Besonderem. Alles, was mit Liebe getan wird, wird göttlich – sogar das Überstülpen eines Kondoms.«

Intimhygiene

Einfaches Waschen des Genitalbereichs direkt nach dem Sex kann weder eine Schwangerschaft noch die Ansteckung mit einer ernsthaften Krankheit verhindern, aber es kann Candida und urogenitale Infektionen vermeiden helfen.

Gib 2 Teelöffel biologischen Apfelessig in ein Gefäß mit warmem Wasser und verwende es zum Waschen wie folgt:

- Die Frau sollte die Yoni von innen und außen mit den Fingern gründlich waschen. Das geht am besten, wenn man sich mit gespreizten Knien in der Dusche hinhockt. Anschließend mit klarem Wasser abspülen. Das Waschen mit den Fingern ist sanft und schadet weder der natürlichen Flora der Yoni noch ihrer Fähigkeit, sich selbst zu befeuchten und zu reinigen.

- Der Mann sollte das Lingam sorgfältig mit dem Essigwasser waschen und die Vorhaut der Eichel dabei zurückziehen.

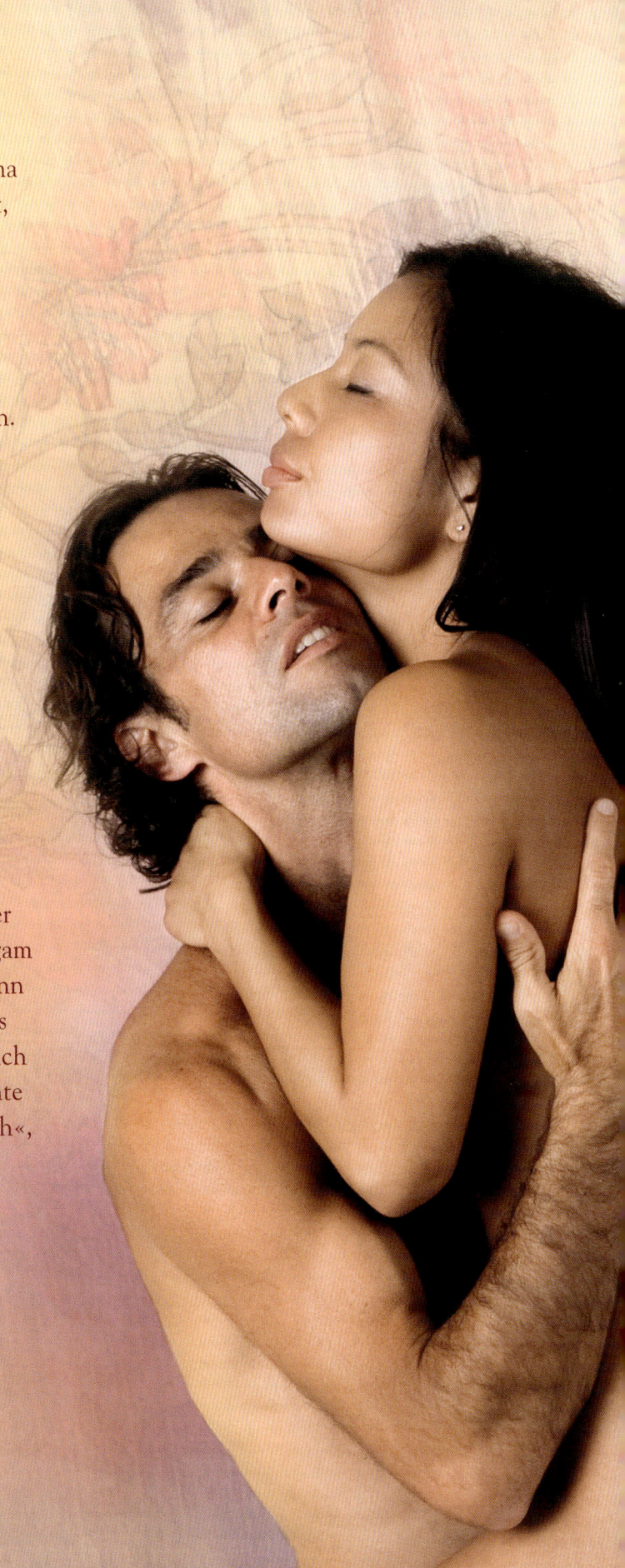

»Ich lebte einmal in einer Gemeinschaft von rund 5.000 Menschen, die den freien sexuellen Ausdruck pflegten. Als das Thema AIDS aufkam, wurden wir alle aufgefordert, Kondome zu benutzen und uns regelmäßig alle drei Monate auf sexuell übertragbare Infektionen zu testen. So wurden wir mit der Zeit sehr kreativ im Gebrauch von Kondomen, denn wir legten großen Wert darauf, trotzdem wunderbaren Sex zu haben. In dieser Zeit hatte ich mehrere Liebhaber, da ich verschiedene Facetten meiner Sexualität erforschen wollte. Wenn ein Geliebter mich besuchen kam, nahmen wir beispielsweise erst gemeinsam ein Bad oder massierten uns. Dann legte ich Musik auf und brachte ein Teetablett herein, dekoriert mit Blumen und einer Auswahl von Kondomen. Wenn wir uns liebten, war es klar, dass ich, sobald der Moment für das Eindringen gekommen war, das Kondom auspackte und mit geschickten Fingern über das erigierte Lingam meines Geliebten streifte. Nach der Ejakulation, wenn ich fühlte, dass das Lingam kleiner zu werden begann, zog sich der Mann zurück, und einer von uns beiden nahm das Kondom ab. Dann ging ich ins Bad, um mich zu waschen (siehe Seite 72). Danach brachte ich meinem Geliebten ein »Liebeshandtuch«, wie ich es nannte, einen weichen, mit dampfend heißem Wasser benetzten Frotteelappen, mit dem ich ihm liebevoll sein Lingam wusch. Mit einem zweiten, flauschigen Lappen trocknete ich es ab. Die ganze Prozedur war so wohltuend, dass sich keiner meiner Liebhaber wegen des Kondoms je unzufrieden zeigte.«

Sarita

Teil 3

ENERGIEZYKLEN

Feinstoffliche Energie, eine Destillation kosmischer Kräfte, ist eine geheimnisvolle, viele Aspekte unseres Lebens lenkende Macht. Wer sich der Erforschung ihrer Wirkung innerhalb des Chakrasystems und auf die Dynamik zwischen Mann und Frau widmet, gelangt zur Einheit mit dem Partner, sexuell ebenso wie spirituell. Das Chakrasystem enthält verschlüsselte Hinweise, wie aus den beiden Partnern wahre Seelengefährten werden können. Achtsame Berührung und Massage der Chakras erweitern unser Repertoire für die Meisterschaft in der Liebeskunst.

Der Mond hat einen außerordentlich starken Einfluss auf unsere Körper, unsere Gefühle und sexuellen Zyklen. Unsere Körperuhr ist auf kosmische Rhythmen eingestellt. Je mehr du dich auf die hormonellen Zyklen und ihre Weisheit ein-

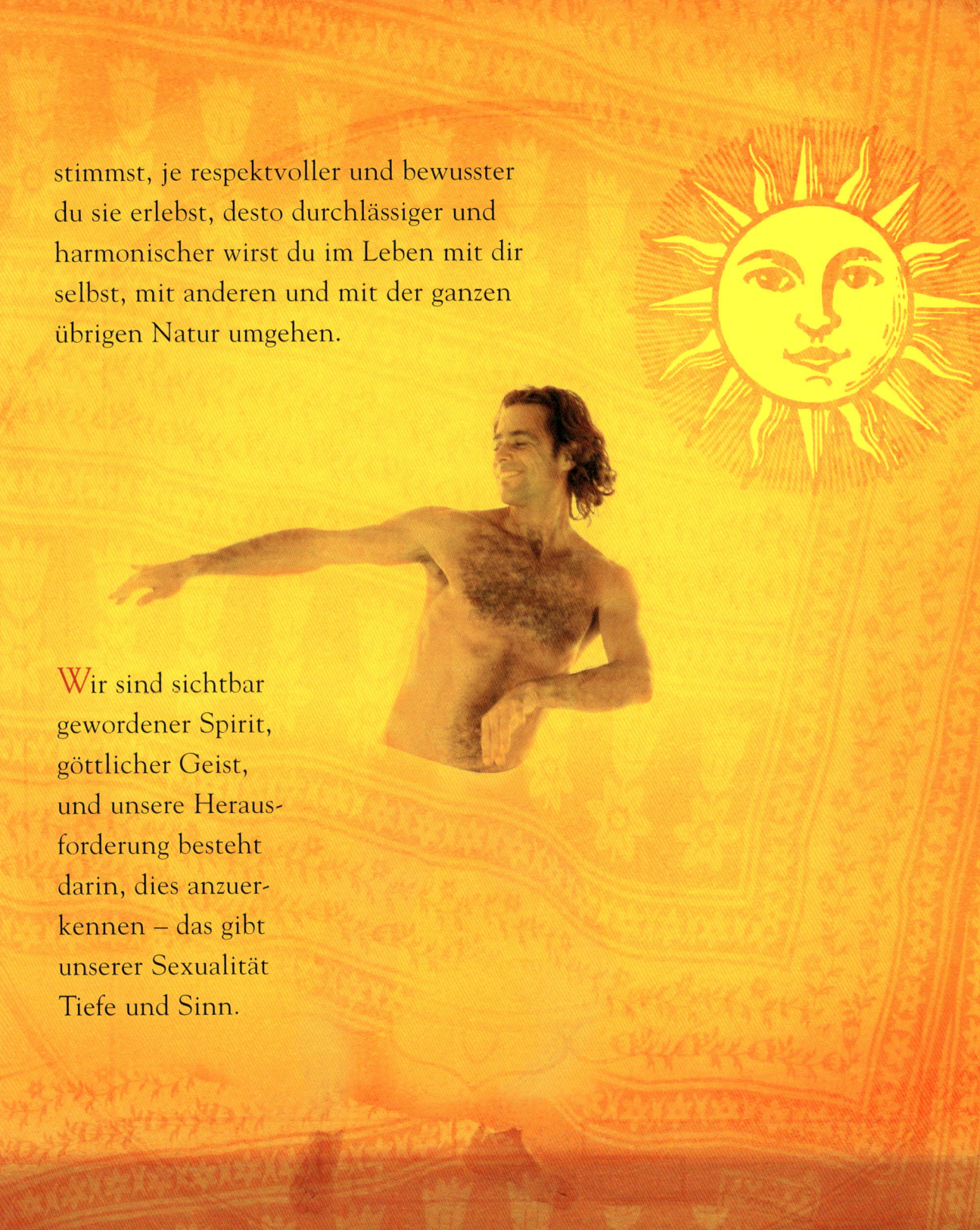

stimmst, je respektvoller und bewusster
du sie erlebst, desto durchlässiger und
harmonischer wirst du im Leben mit dir
selbst, mit anderen und mit der ganzen
übrigen Natur umgehen.

Wir sind sichtbar
gewordener Spirit,
göttlicher Geist,
und unsere Heraus-
forderung besteht
darin, dies anzuer-
kennen – das gibt
unserer Sexualität
Tiefe und Sinn.

8. Kapitel

DAS CHAKRASYSTEM

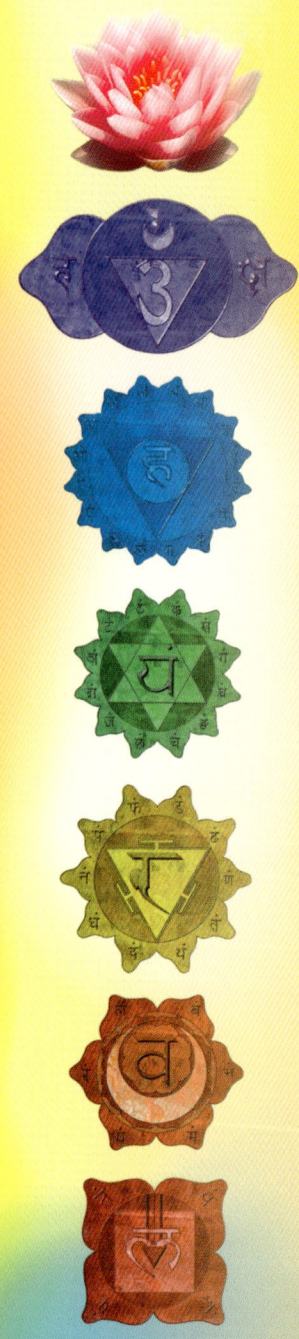

»Wenn der Mann und die Frau in mir
sich in Liebe vereinigen,
kommt die strahlende Schönheit,
balanciert auf dem zweiblättrigen Lotus,
in mir zur Blüte.«

*Gesang der indischen Baul-Mystiker
(frei übersetzt nach D. Battacharya)*

Tantra unterstützt die Öffnung der Chakras im Rahmen eines fließenden vertikalen Systems, das Himmel und Erde in unserem Sein miteinander verbindet. Wenn Mann und Frau diese Einheit in allen sechs polar entgegengesetzten und doch komplementären Energiezentren (siehe Seite 78-79) zusammen erleben können und sich für den vertikalen Energiefluss öffnen, verschmelzen sie im Erleben von Körper, Gefühl, Verstand, Seele und Bewusstsein zu einem einzigen dynamischen Ganzen. Wenn sie im Einklang mit ihrer inneren Ganzheit pulsieren, ist es ganz natürlich und einfach, auch im Einklang miteinander zu pulsieren. Solcherart ist die Vereinigung von Seelengefährten. Diese Erfahrung kann jedes Paar machen, das bereit ist, Liebe und Meditation in tantrischer Praxis miteinander zu verbinden. Dadurch wird das sexuelle Erleben auf das ganze Sein ausgedehnt. Der Sexakt wird zu einem wahrhaft sinnlichen und spirituellen Erwachen auf allen Ebenen.

Das Sanskritwort Chakra bedeutet »Rad« oder »Strudel«. Nach der mystischen Tradition des Ostens hat jeder Mensch sieben Chakras – Energiezentren, die sich wie Räder drehen und die Lebenskraft aufnehmen. Die Chakras sind entlang des Zentralkanals angeordnet, der in der Körpermitte senkrecht vom Steißbein nach oben bis zum Scheitel verläuft.

Die sieben Chakras enthalten das Geheimnis, wie man ein erwachtes Bewusstsein und spirituelle Befreiung erlangen kann. Der Wahrheitssucher bewegt sich auf seinem inneren Weg aufsteigend durch das Chakrasystem, wobei stagnierende Energie gereinigt und jedes Zentrum für sein feineres Potenzial geöffnet wird. Sobald dies in allen sieben Chakras verwirklicht wurde, verbinden sich die sieben verschiedenen Energiefrequenzen der Chakras, ähnlich wie die sieben

Farben des Spektrums zu weißem Licht verschmelzen. Dieses Einswerden der Chakra-Energien führt zu einem Bewusstseinszustand, der »Erleuchtung« oder Mahamudra genannt wird. Der Mensch tritt nicht mehr durch ein fragmentiertes Energiesystem mit der Welt in Beziehung, sondern erlebt alles im Gefühl des Einsseins mit Allem, Was Ist.

DIE ENERGIE DER CHAKRAS

Nach der Theorie der Quantenphysik gibt es die Dimension einer Energie, die sich schneller als mit Lichtgeschwindigkeit fortbewegt und keine Frequenz aufweist. Formlos und dennoch potenziell alle Formen enthaltend, ist sie als »Nullpunkt-Energie« bekannt. Sie wird von dieser Dimension durch einen Prozess der Verdichtung auf unsere Welt von Materie und Form heruntertransformiert. Mit der Nullpunkt-Energie verbunden ist die reine Energie der Lebenskraft (Tachyon-Energie), welche die Schnittstelle zur Materie bildet, indem sie das subtile organisierende Energiefeld (Orbit), das jedes Materieteilchen umgibt, durchströmt. Ein von Tachyon-Energie durchströmtes Materieteilchen vermag sich in seine potenzielle Form hinein auszudehnen. Auf diese Weise formt und interagiert die kosmische Energie ohne Unterlass mit der gesamten materiellen Welt. Anders gesehen ist die Nullpunkt-Energie der Spirit (Geist), die Tachyon-Energie der Überträger des Geistes und das alle Lebensformen umgebende und organisierende feinstoffliche Energiefeld die »Seele« der Materie.

Jedes Chakra hat eine bestimmte Energiefrequenz und steht in Bezug zu Körperorganen, die mit dieser Frequenz resonieren (siehe Seite 78-79). Die Organe absorbieren und destillieren die Energie und strahlen sie als eine bestimmte Qualität aus. Je nach Bewusstsein des Einzelnen ist das Ausgestrahlte entweder im Einklang mit seinem höchsten Potenzial oder aber mit Energien, die durch die Alchemie des Lebens noch zu reinigen sind. Stagnation in einem Chakra hat immer mit unvollständigen Lebenserfahrungen zu tun. Der Ausdruck stagniert auf die eine oder andere Weise, was Blockaden im Energiefluss herbeiführt.

Es gibt viele Wege, den Fluss im Chakrasystem wieder zu öffnen, etwa Atemsitzungen, Chakra-Massage, Kristallheilung, der Einsatz von tachyonisierten Produkten (siehe Quellen, Seite 188), Tantra-Meditation sowie therapeutische Bilder und der Dialog.

POSITIVE UND REZEPTIVE POLE

Jedes der ersten sechs Chakras hat entweder eine Yin- oder Yang-Polung – es ist entweder rezeptiv (Yin) oder positiv (Yang). Das männliche und das weibliche Chakrasystem weisen einander entgegengesetzte Polaritäten auf, mit Ausnahme des siebten Chakras, das über die Dualität hinausgeht. Die Chakrasysteme von Mann und Frau sind jeweils auf den Seiten 78-79 beschrieben. Rezeptive Yin-Chakras sind mit den Negativpolen eines Magneten vergleichbar, während aktiv sendende Yang-Chakras den Positivpolen entsprechen. Die einander jeweils gegenüberliegenden Pole von Mann und Frau ziehen sich gegenseitig an, außer im siebten Chakra, wo die positive und die rezeptive Qualität eins geworden sind. Diese einfachen Zusammenhänge zu verstehen, könnte die Mann-Frau-Beziehungen revolutionieren.

Ist die Ausgewogenheit an den Polen gestört, können Beziehungsprobleme auftreten, sei es sexueller Art oder in alltäglichen Fragen. Es ist wichtig zu wissen, dass die Yin-Chakras sich automatisch öffnen, wenn zuvor die Yang-Chakras geweckt und geöffnet wurden. Eine Massage der positiven Pole zum Erwecken der Yang-Polaritäten ist auf Seite 86 beschrieben.

CHAKRA-ENERGIEN

1. Chakra (Sexzentrum, Becken)

Bezug zu Niere, Blase, Genitalien, After, Hypophyse und Prostata (beim Mann). Bei freiem Energiefluss in diesem Chakra wird Sex als äußerst lustvoll erlebt.

2. Chakra (Unterbauch)

Bezug zu Dickdarm, Hypothalamus, Gebärmutter und Eierstöcken (bei der Frau). Der Nabel ist die Stelle, über die der Fötus von der Mutter das Leben empfängt. Nach der Geburt bleibt eine energetische Verbindung mit dem Mutterschoß des Universums, mit der Göttlichen Mutter, bestehen. Freier Energiefluss in diesem Chakra bringt Freude und Lachen, stagnierende Energie bringt Traurigkeit und Depression. Ist das Chakra beim Sex offen und im Fluss, fühlt das Paar eine tiefere orgasmische Verbundenheit.

3. Chakra (Sonnengeflecht)

Bezug zu Magen, Milz, Bauchspeicheldrüse, Leber und Gallenblase, Medulla oblongata und limbischem System. Das Chakra verwertet neue Informationen und wandelt Lebenserfahrung in Weisheit um. Ist das Chakra bei beiden Partnern geöffnet und im Fluss, erleben sie Ichlosigkeit und Ganzkörperorgasmus beim Sex.

4. Chakra (Herzzentrum)

Verbindung mit Herz, Dünndarm und Thymusdrüse. Das Herz-Chakra klärt unvollständige Erfahrungen und vermag alles im Schmelztiegel der Liebe zu läutern. Hier lösen sich Konflikte zwischen Liebenden auf. Wenn Liebende die sexuelle Verschmelzung in diesem Chakra erleben, fühlen sie sich wie umhüllt vom Heiligen. Der Herz-

Orgasmus ist eine göttliche Körpererfahrung von einer zeitlos mystischen Qualität.

5. Chakra (Kehlzentrum)

Verbindung zur Schilddrüse. Das Chakra hat Bezug zum Vater sowie dem männlichen Prinzip und zum schöpferischen Ausdruck von Wahrheit und Weisheit. Nicht aufgelöste Themen haben Energiestagnation und Frustration zur Folge. Wenn die Liebenden in diesem Chakra ihre orgasmische Einheit erfahren, verbrennt das kleine Selbst im Feuer der Wahrheit. Der Orgasmus wird als ozeanisch erlebt.

6. Chakra (Drittes Auge, Mittelhirn)

Verbindung mit Epiphyse, Augen, Nase und Ohren. Stagniert hier die Energie, dann lebt man in einer Art spirituellem Schlaf, völlig unbewusst über das enorme Potenzial der Liebe. Liebende, die in diesem Chakra ihr Einssein erleben, erleben sich als Gott und Göttin. Ihr Liebemachen wird achtsam und feinfühlig, jenseits von Zeit und Denken. Der Orgasmus wird in diesem Zentrum als Einheit von Körper und Seele erfahren.

7. Chakra (Scheitel)

Verbindung mit dem Thalamus und Corpus callosum im Gehirn. Die Energie aus diesem Chakra strahlt durch den Zentralkanal abwärts in den ganzen Körper. Hier kommt es zur Unio mystica der inneren männlichen und weiblichen Aspekte in vollkommenem Gleichgewicht und Harmonie. Öffnet sich dieses Chakra beim Sex dem göttlichen Energiefluss, werden die Liebenden zu einem ungeteilten Ganzen, eins mit dem kosmischen Bewusstsein.

MÄNNLICHE POLARITÄTEN

Das 1. Chakra ist ein positiver Pol, was sich schon durch sein körperliches Herausragen zeigt. An dieser Stelle konzentriert sich natürlicherweise die Energie des Mannes, und das Chakra entzündet sein Verlangen nach sexuellem Verkehr. Hier äußert sich das männliche Bedürfnis nach Liebe. Eine liebevolle Berührung wird den im Lingam schlummernden Gott wecken und das Herz des Mannes öffnen.

Das 2. Chakra ist Yin, eine eher rezeptive Energiepolarität.

Das 3. Chakra ist Yang, ein positiver Pol, Sitz der Seele. Strahlt ein Mann die Kraft und Stärke der Liebe aus seinem Sonnengeflecht aus, kann die Frau es in ihrem dritten Chakra aufnehmen, wodurch das tiefe weibliche Verlangen befriedigt wird, von der männlichen Kraft genommen zu werden.

Das 4. Chakra ist Yin, ein rezeptiver Pol.

Das 5. Chakra ist Yang, ein positiver Pol. Hier entspringt der schöpferische Ausdruck von Wahrheit, die aus dem Gleichgewicht der ersten vier Chakras erwächst. Wenn das fünfte Chakra der Frau diese Energie empfängt, schwingt sich ihre Liebe zu spirituellen Höhen auf.

Das 6. Chakra ist wieder Yin, ein rezeptiver Pol.

Das 7. Chakra ist jenseits von Polarität, sowohl Yin als auch Yang. Es ist offen für die höchste Einheit der männlichen und weiblichen Qualitäten.

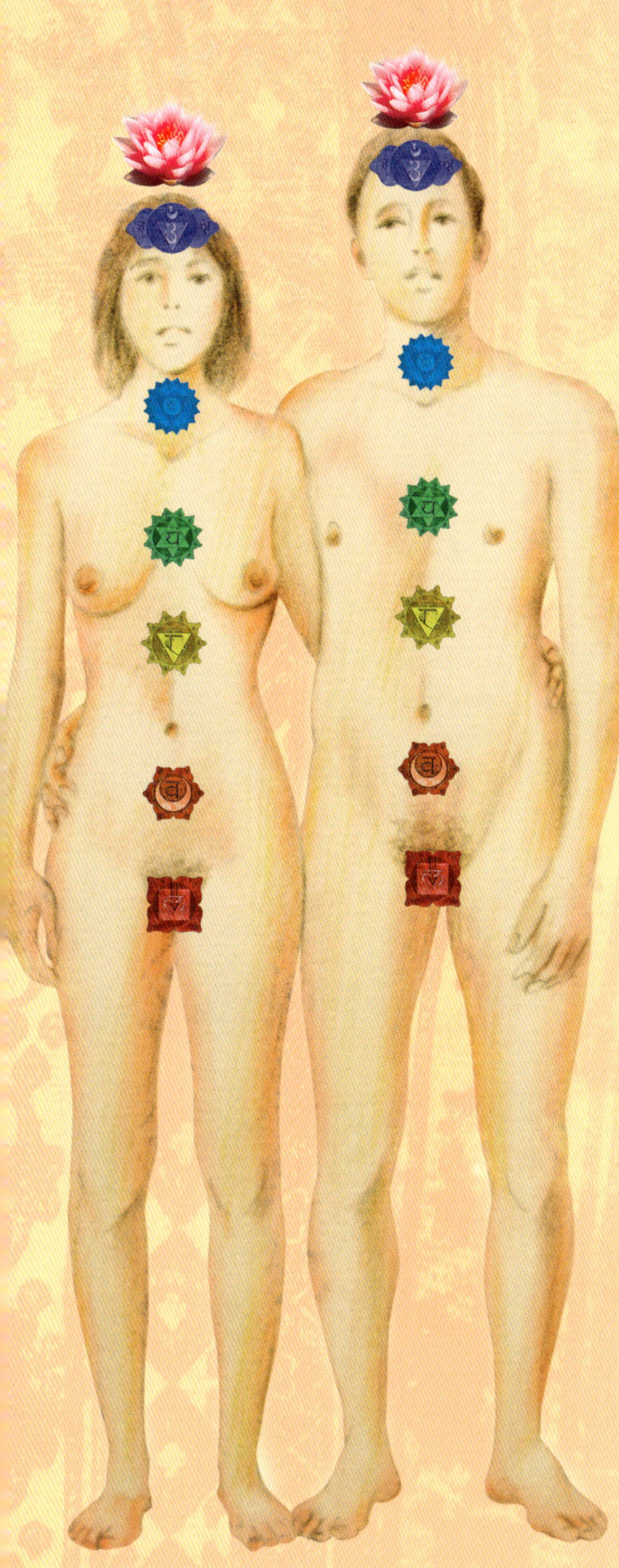

WEIBLICHE POLARITÄTEN

Das 1. Chakra ist ein weiblich-rezeptiver Yin-Pol. Das zeigt sich körperlich allein schon dadurch, dass die Genitalien der Frau überwiegend innen im Körper liegen, um das männlich-aktive Yang-Organ zu empfangen.

Das 2. Chakra ist ein positiver Pol. Hier pulsiert natürlicherweise die sexuelle Energie der Frau, und hier trägt sie ihr Kind aus. Wenn dieses Chakra offen und im Fluss ist, hilft es dem Mann, im zweiten Chakra empfänglich für ihre weibliche Sexualität zu sein, wodurch der Sex ein tieferes Gefühl von Intimität vermittelt. Es hilft auch ihrer Yoni, für das Eindringen des Lingam empfänglich zu werden, und ermöglicht ihr eine reichere orgasmische Erfahrung. Dieses Chakra ist sehr stark mit Emotionen verbunden, so dass die Frau möglicherweise zu lachen oder zu weinen beginnt, wenn dieses Chakra erwacht.

Das 3. Chakra ist ein rezeptiver Yin-Pol.

Das 4. Chakra ist ein positiver Pol. In diesem Chakra ist die Frau machtvoll zentriert. Hier residiert die Göttin, hier fühlt sie sich wahrhaft als Frau. Wenn ihre Brüste mit liebevoller Hingabe massiert werden, erwacht die Göttin in ihr. Die Liebe, die aus diesem Chakra hervorströmt, wird so berauschend sein, dass der Mann sich in sie hinein entspannen und darin göttlichen Frieden finden wird.

Das 5. Chakra ist ein rezeptiver Yin-Pol.

Das 6. Chakra ist ein positiver Pol. Hier ist die Frau in Verbindung mit den Geheimnissen der Existenz. Die Frau gilt im Tantra als die Einweihende, denn sie channelt und überträgt diese spirituelle Qualität auf den Mann. Dann können sie sich zusammen ins siebte Chakra hinein ausweiten. Ihre Seelen verschmelzen zu einer Einheit, zum höchsten Potenzial des Sex.

Das 7. Chakra ist jenseits von Polarität, Yin ebenso wie Yang, offen für die höchste Einheit männlicher und weiblicher Qualitäten.

Eine Stunde Tanzen und Feiern deiner Lebensenergie. Diese aktive Meditation öffnet die Chakras und fördert durch bewusste Aufmerksamkeit auf deine Körperbewegungen die Transformation.

1. Phase: Tanze die jeweiligen Qualitäten der Chakras der Reihe nach jeweils für sieben Minuten (siehe Tabelle rechts mit Beschreibungen der Chakra-Qualitäten).

Beginne beim ersten Chakra, fokussiere dich auf das innere Energiezentrum in deinem Becken und lass die Energie von dort in alle Richtungen ausstrahlen. Ist das Becken mit Energie gefüllt, tanze von dort aus und lass den ganzen Körper die Energie des ersten Chakras ausdrücken.

Nach sieben Minuten lege den Fokus auf das zweite Chakra und lass die Energie sich wieder von dort ausbreiten, während du die Energiequalität dieses Zentrums tanzt. Entdecke dabei, was sie für dich persönlich bedeutet. Ganz eingehüllt von ihr, fühle und sei diese Energie, von Kopf bis Fuß, in deinem Tanz.

Diesen Vorgang wiederhole mit jedem Chakra und ende mit dem Scheitel-Chakra.

2. Phase: Lege dich für 15 Minuten hin, mit geschlossenen Augen, und nimm einfach nur das Atmen, die Gedanken und Gefühle als unbeteiligter Beobachter wahr. Vielleicht kannst du spüren, wie alle sieben Chakras zugleich pulsieren.

Für diese Meditation gibt es spezielle Musik auf CD (siehe die Tantra-CDs auf Seite 189 und 192). Natürlich kannst du auch deine eigene Musik zusammenstellen, sieben Minuten für jedes Chakra, mit einer passenden Energiequalität für jedes Chakra.

CHAKRA-TANZ-MEDITATION

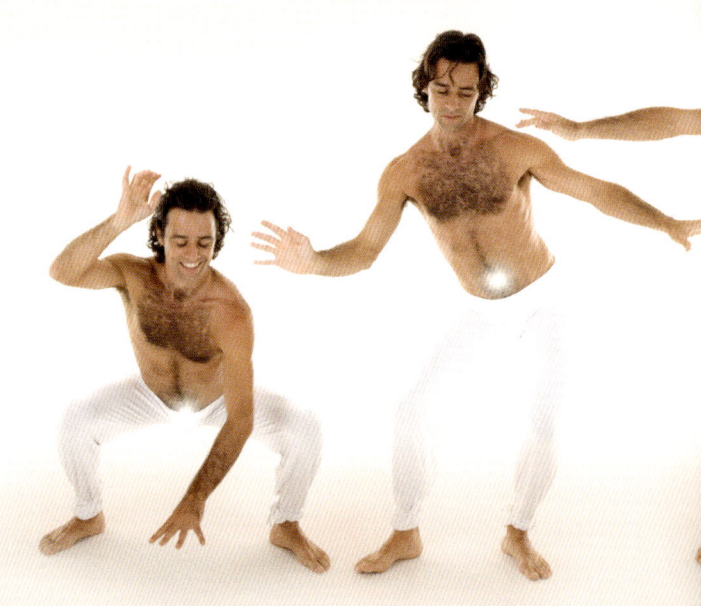

Erstes Chakra: Sex/Sinnlichkeit

Zweites Chakra: Emotionen/Gefühle

Drittes Chakra: Individuelle Wahrheit/ Egolosigkeit

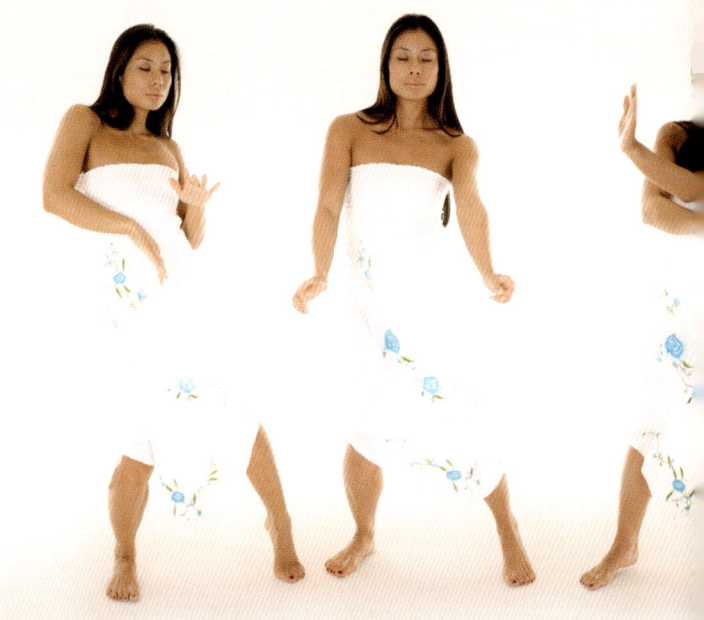

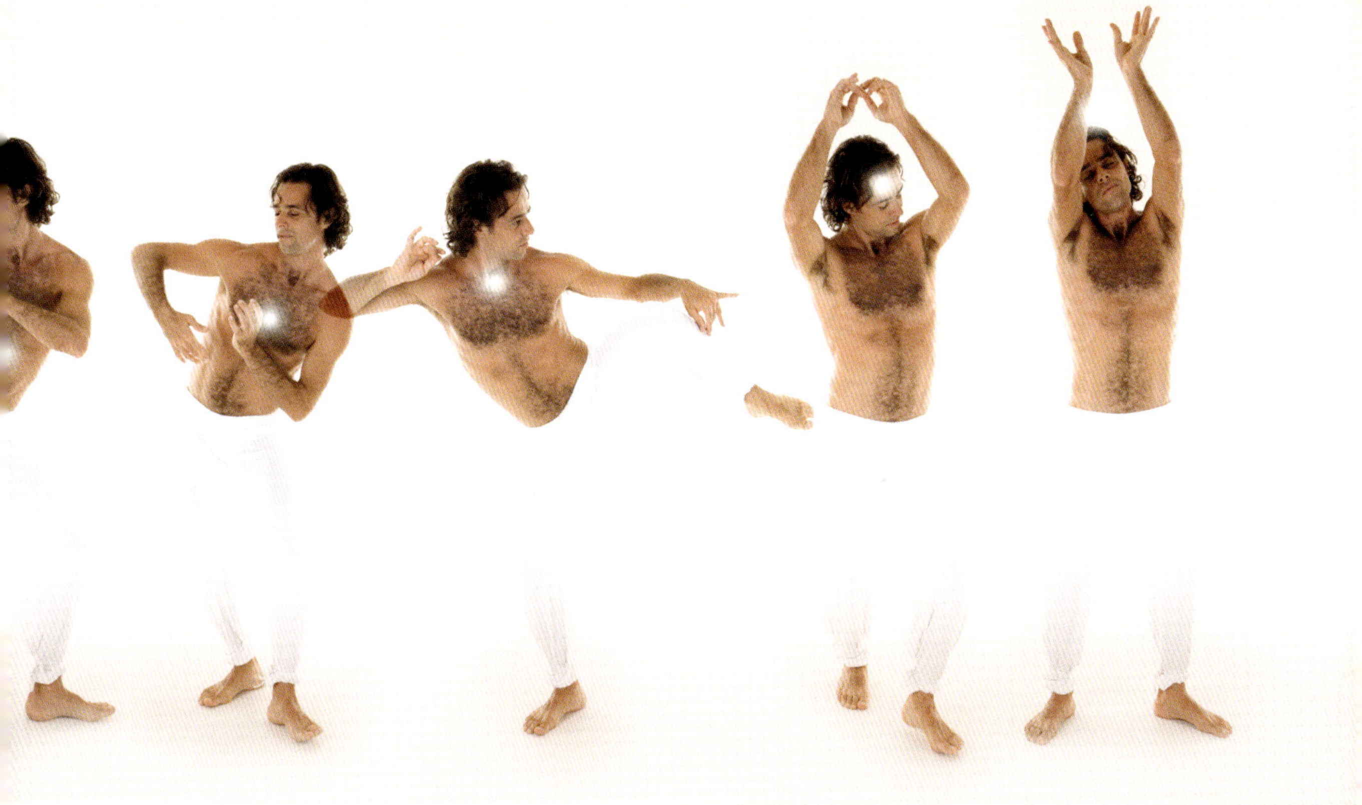

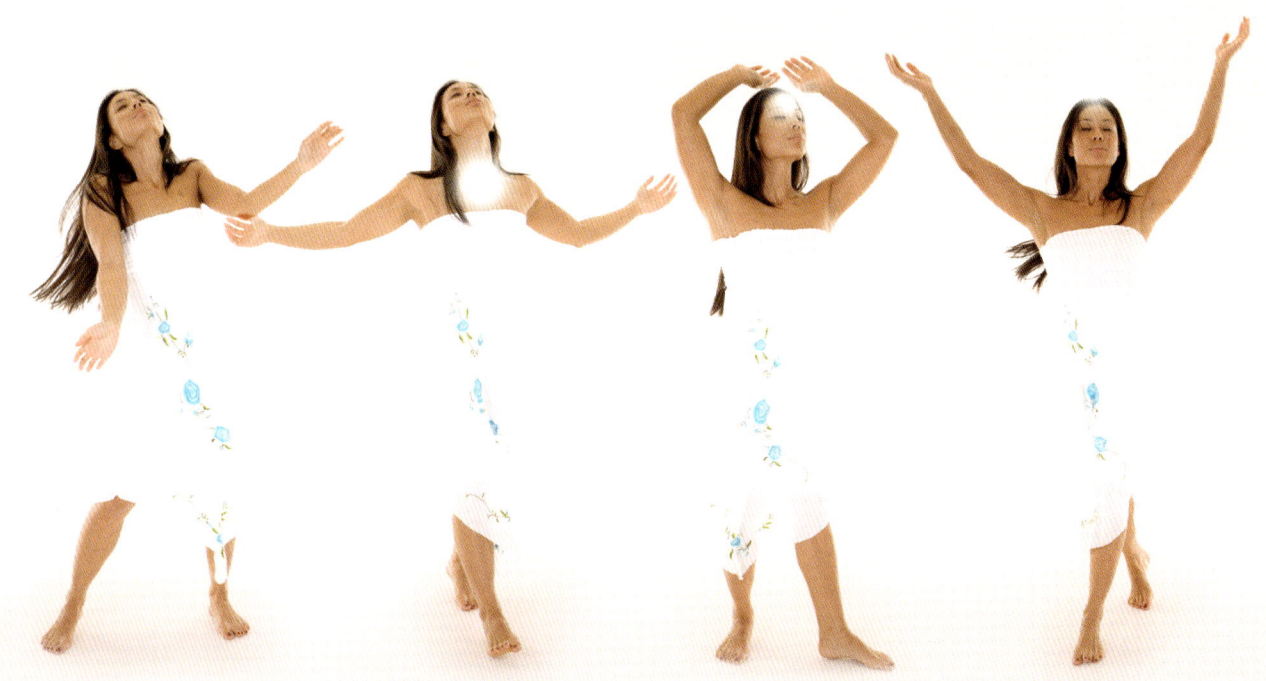

Viertes Chakra:
Liebe/Heiligkeit

Fünftes Chakra:
Kreativität/Ausdruck

Sechstes Chakra:
Übersinnliches
Erwachen/Transzendenz

Siebtes Chakra:
Seligkeit/Einssein

81

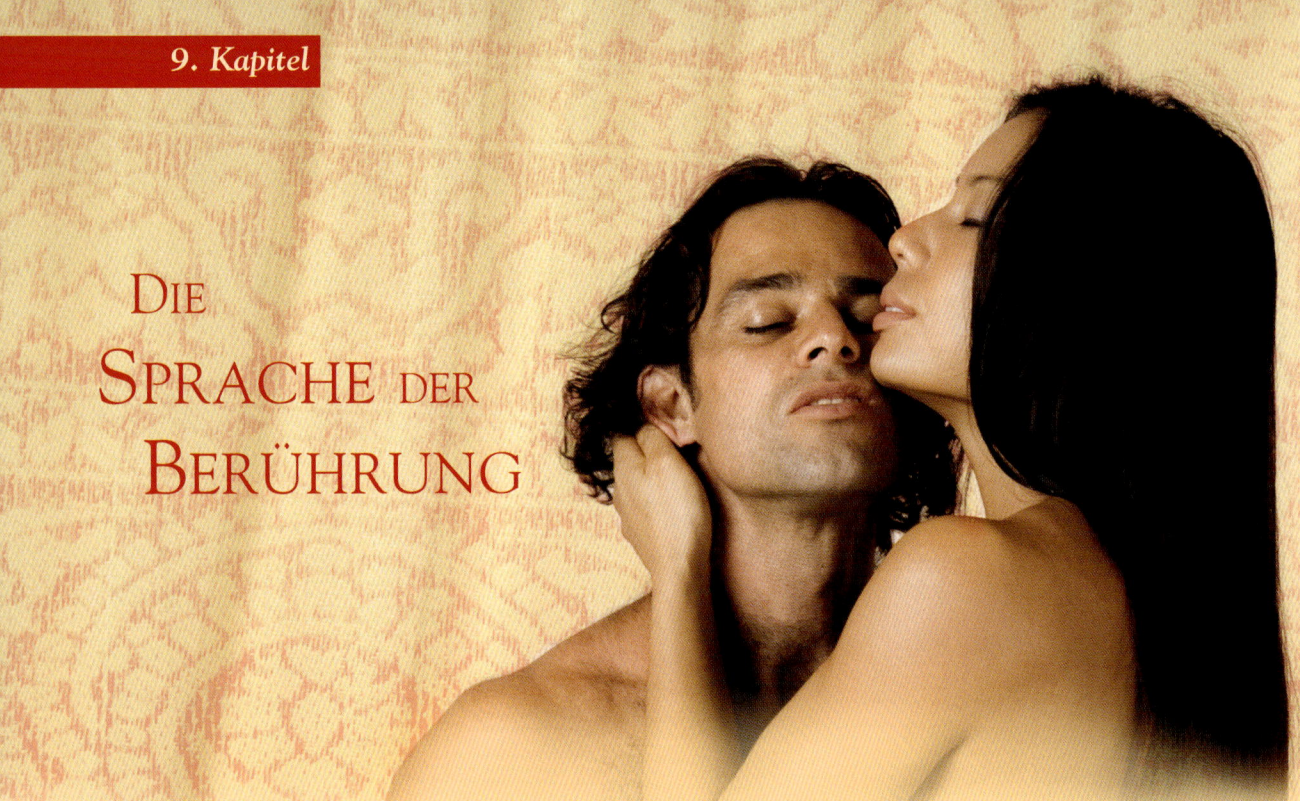

9. Kapitel

Die Sprache der Berührung

Berührung ist im Großteil unserer Welt heute eine vergessene Sprache. Für viele Menschen ist die Vorstellung, berührt zu werden und zu berühren, fast gleichbedeutend mit Sex. Das ist symptomatisch für diese sexuell gestresste, berührungsfeindliche Gesellschaft.

Viele Menschen bekommen oder geben fast nie eine wirklich nährende Berührung. Der Körper wird wie eine Maschine betrachtet, und es herrschen Idealbilder, die von der öffentlichen Meinung und dem aktuellen Modediktat dominiert sind. Immer mehr verlagern wir unsere ganze Energie in den Kopf, als wäre der Verstand der einzige evolutionäre Aspekt des Menschen. Alltagsaktivitäten werden roboterhaft erledigt, ohne bewusstes körperliches Erleben. Erst wenn Schmerzen und Krankheiten auftreten, wird uns unser Leben im Körper bewusst.

Die Menschen haben den Kontakt zur Weisheit ihres Körpers verloren. Zugang zu dieser Weisheit erhalten wir durch Liebe und Staunen über das Wunder des Lebens in dieser körperlichen Form. Unsere Erfahrung von sinnlicher Lust, Ekstase, Seligkeit, Orgasmus, natürlichem Instinkt und Intelligenz, Denken und innerem Wissen, Intuition und Weisheit, Empfindungen, Gefühlen und Emotionen und nicht zuletzt Liebe sind nur einige von den unzähligen Qualitäten, die uns der physische Körper ermöglicht. Sie sind wesentliche Elemente der Sinnhaftigkeit unseres Lebens.

Eine besondere Fähigkeit, die Berührung uns vermittelt, ist Körperbewusstheit. Denke jetzt mal an dein Kreuzbein, das dir momentan wahrscheinlich gar nicht bewusst ist. Durch einfaches Berühren dieser Stelle mit der Hand wird dir dieser Bereich bewusst, so dass du ihn spüren und dort die feinen Empfindungen und Qualitäten wahrnehmen kannst. Je mehr wir im Kopf leben und uns vom Körper abtrennen, desto wichtiger wird die Berührung als wirkungsvollster Weg, uns wieder mit dem Körper zu verbinden. Bewusstheit und Empfindsamkeit im Körper zu entwickeln ist eine Voraussetzung, um Liebe und Ekstase auszuweiten.

>Vergiss nie: Gott hat selbst
keine Lippen, er küsst dich
mit den Lippen eines anderen.

Er hat selbst keine Hände, er
umarmt dich mit den Händen
eines anderen. Er hat selbst
keine Augen, denn alle Augen
sind seine Augen.«

Aus: *I Say Unto You* Bd. 1, von Osho

AUSDRUCKSFORMEN DER BERÜHRUNG

✦ Eine Berührung, die Liebe, Zärtlichkeit, Zuneigung und Fürsorge ausdrückt, ist eine Yin-Form der Berührung, die auf den weiblichen Qualitäten beruht (einerlei, ob sie von einer Frau oder einem Mann ausgeführt wird). Diese Art der Berührung ist heute die am meisten vergessene. Wenn wir einen geliebten Menschen berühren oder liebkosen, sind unsere Hände entspannt. Da die meisten von uns von Kindheit an nicht genug berührt werden, sind wir dafür nicht durchlässig oder fühlen uns unwohl damit. Oft vergehen Tage und Wochen, bis wir merken, wenn überhaupt, wie »berührungshungrig« wir sind.

✦ Sexuelle Berührung wird eingesetzt, um unseren Sexpartner vor und während des Sexakts anzuturnen. Solche Berührungen werden heute am häufigsten ausgetauscht. Äußerst selten berühren sich Menschen aus anderen Gründen. Diese Berührung hat eher eine männliche oder Yang-Qualität. Sie kommuniziert Begehren.

✦ Heilende Berührung verbindet dich wieder mit dem Ganzen. Viele Heilungstraditionen beruhen auf dem Verständnis, dass der physische Körper ein dynamischer Vorgang innerhalb des Energiekontinuums ist (siehe 8. Kapitel), wie uns die neueren Erkenntnisse der Physik heute auch bestätigen. Heilung findet statt, wenn jemand mit der Energie der Quelle wieder verbunden wird und imstande ist, diese zu absorbieren. Der Heiler oder die Heilerin kanalisiert mit seinen oder ihren Händen die Heilkraft auf denjenigen, der sie empfängt.

✦ Bewusste Berührung versetzt den Gebenden wie den Nehmenden in einen Energiekreis, in dem beide Partner in der Erfahrung des Hier-und-Jetzt verschwinden: Es öffnet sich eine Tür zu den großen Geheimnissen des Lebens. Die Körper werden durchlässiger, eher wie flüssige Energien. Liebender und Geliebter verschmelzen miteinander zu einem ungeteilten Ganzen.

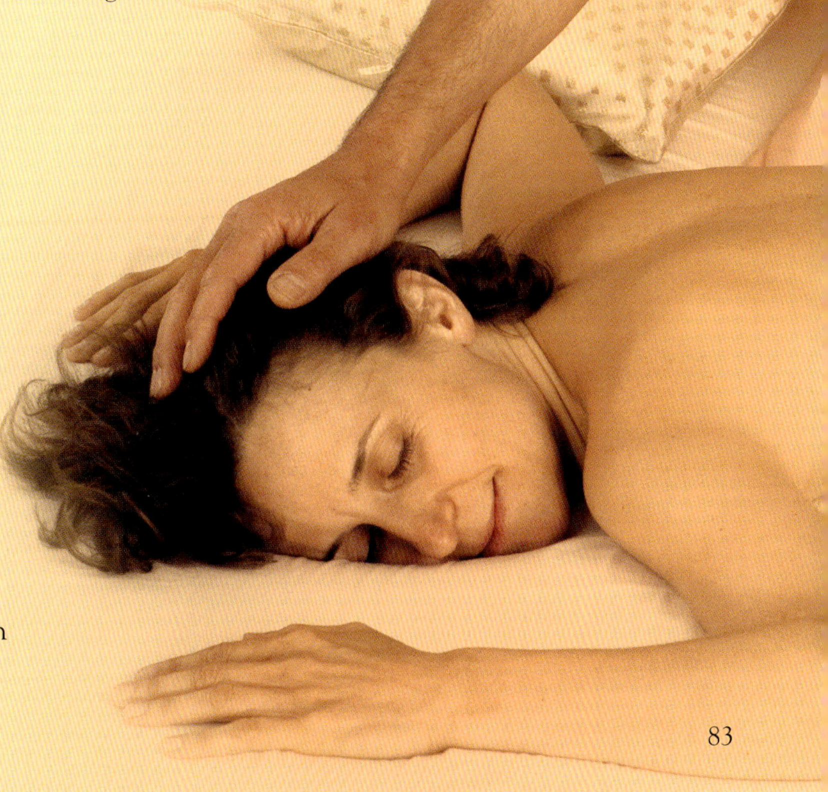

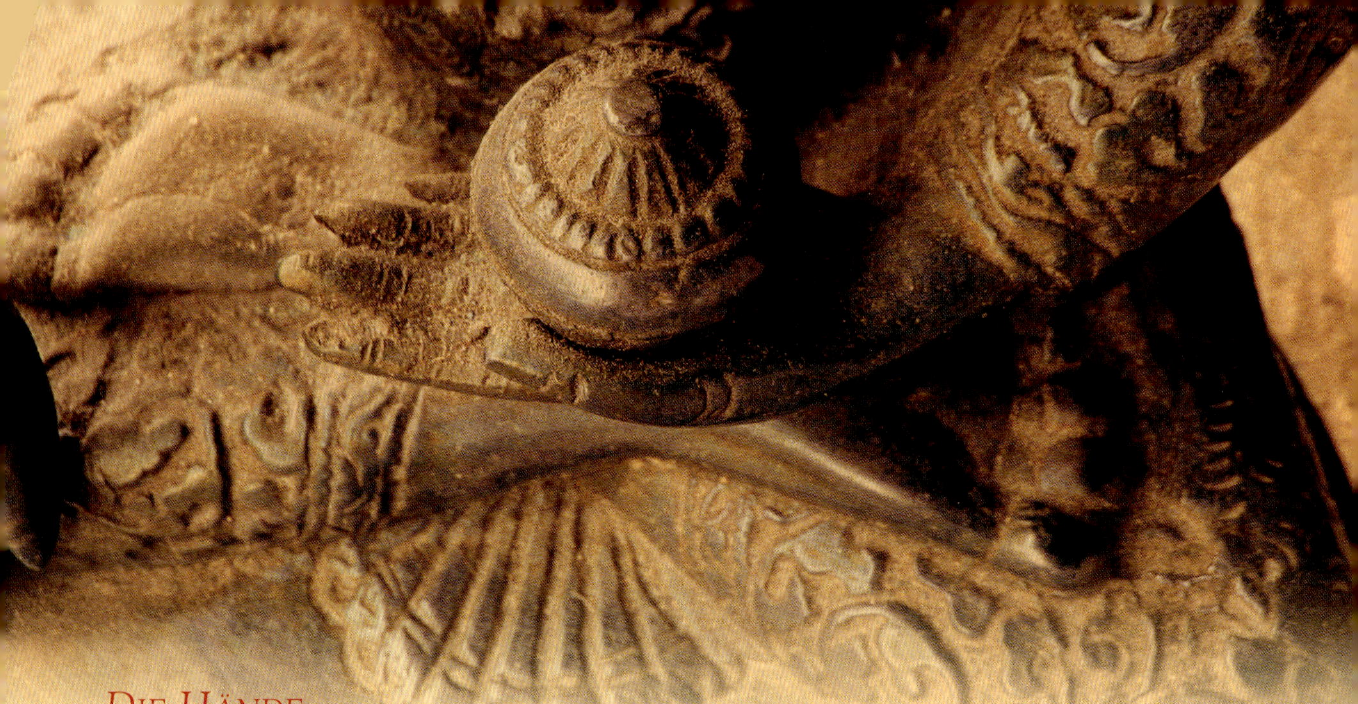

DIE HÄNDE

Die Hände sind wunderbar empfindsame Kommunikationsinstrumente. Eine einfache Berührung kann vieles mitteilen. Das liegt an der direkten Verbindung der Hände mit dem Gehirn; man könnte sagen, sie sind wie Äste unseres Verstandes. Wir sehen das an der Art, wie Menschen ihr Sprechen mit Handbewegungen begleiten, indem sie mit Gesten unterstreichen und verdeutlichen, was sie sagen. Wenn jemand denkt, lässt es sich oft an seinen Handbewegungen ablesen. Berührst du eine andere Person, werden deine Hände die Gedanken oder Wünsche, die du im Sinn hast, mit übertragen, und der Empfänger wird diese auf der körperlichen Ebene interpretieren und die Absicht hinter der Berührung erspüren. Das ist gemeint, wenn wir von der »Sprache der Berührung« sprechen.

Unter Liebenden dient, wenn sie miteinander vertrauter sind, Berührung überwiegend zur sexuellen Erregung. Solche Berührung ist geeignet, die Leidenschaft und das Verlangen nach Vereinigung und Orgasmus

zu kommunizieren. Es ist eine zielorientierte Berührung, die dem Zweck dient, beim Partner bestimmte Reaktionen hervorzurufen. Wenngleich diese Art der Berührung richtig sein mag, um einen Moment von heißem und leidenschaftlichem Sex zu erzeugen, ist sie weniger geeignet, die weiblichen Energiequalitäten zu unterstützen. Die weiblichen Pole bei Mann und Frau werden auf sehr unterschiedliche Weise geweckt (siehe 8. Kapitel), doch hilfreich für beide ist es, wenn Berührung mit entspannten Händen und entspanntem Geist gegeben wird.

Massiere und streichle deinen Partner oder deine Partnerin mit entspannten, liebevollen Händen, ohne Ziel und Absicht, ohne ein gewünschtes Ergebnis erreichen zu wollen.

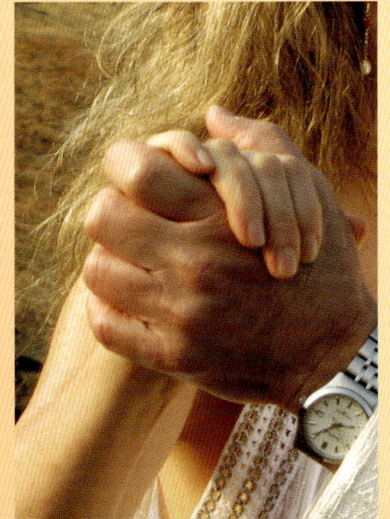

Wenn ihr so vorgeht, wird eure Berührung ein Teilen von überfließender Liebe, Zärtlichkeit, Wertschätzung und Dankbarkeit sein. Um in diese entspannte, zarte, liebevolle Stimmung zu gelangen, ist es hilfreich, den Rahmen einer Massage oder Tantra-Übung zu benutzen.

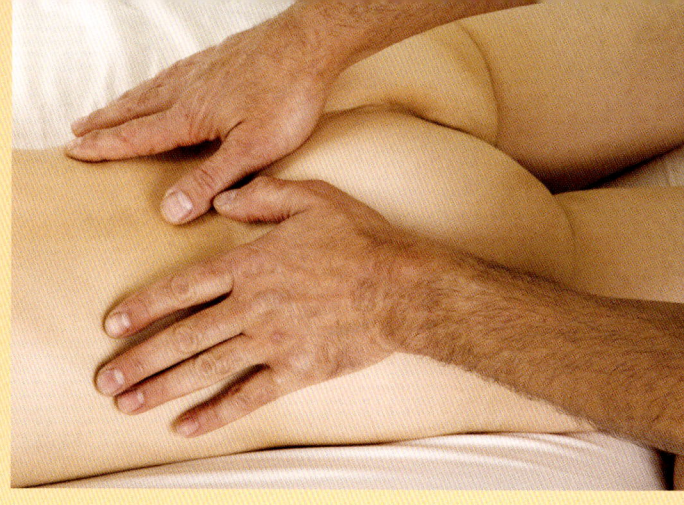

MASSAGE MIT EINEM LIEBESPARTNER

Beim Massageaustausch mit der oder dem Liebsten kommt es nicht so sehr auf Technik an, sondern auf eine liebevolle, bewusste Berührung. Konzentriere dich auf die Berührung, die du schenkst, und sei präsent und heiter. Präsent zu sein bedeutet, dass der Gebende in jedem Moment voll und ganz bei der Sache ist. Denke daran, dass du alles, was in deinem Kopf stattfindet, über die Hände auf deinen Partner überträgst. Achte also beim

Massieren auf deine Gedanken. Sobald dir bewusst wird, dass du in Gedanken oder Stimmungen abschweifst, kehre zu Gefühlen von Liebe und Dankbarkeit zurück.

Das Wichtigste beim Geben der Massage ist, es selbst zu genießen. Wenn du es genießt, wird auch dein Partner es genießen, weil zwischen euch ein Kreis von Geben und Nehmen entsteht. Geben und Nehmen sind einander ergänzende Gegensätze – das eine ist ohne das andere nicht möglich. Wenn du dich nach dem Geben erschöpft fühlst, zeigt es, dass du nicht wirklich gegeben hast. Du hältst etwas zurück und wirst deshalb auch nicht voll empfangen können. Kehre als Gebender immer wieder zu deiner Freude zurück, dann wird der Kreis von gleichzeitigem Geben und Nehmen euch beide in einen Raum von tiefer Intimität führen, die eure Seelen nährt.

Wenn ihr bewusst im Augenblick verweilt, indem ihr wohltuende Berührungen gebt oder empfangt, werdet ihr etwas von der Ewigkeit erfahren. Der gegenwärtige Augenblick ist, wenn er bewusst gelebt wird, jenseits von Zeit und Denken, und er wird so zu einem Tor zur Unendlichkeit. Solche Erfahrungen suchen viele Menschen im Sex. Da euch aber keiner beibringt, wie das zustande kommt, ereignet es sich nur selten. Wer die Kunst bewusster Berührung kultiviert, kann diese labende und belebende Erfahrung öfter haben.

> »Meine Hände bewegen sich spontan und fließend über den Körper der Partnerin. Wir kommen uns langsam näher, werden intimer. Eine tiefe Achtung regt sich in mir für das Vertrauen und die Offenheit meiner Partnerin. Die Berührung weckt unsere Lebendigkeit, jenseits des Denkens, und bringt uns mehr in die Gegenwart, in den Körper. Wir genießen die sinnliche Freude, und Harmonie stellt sich ein. Meine Hände verschmelzen mit dem anderen Körper, mein Herz wird weit. Als ich dann umgekehrt die Berührung meiner Partnerin empfange, vergesse ich schnell die Umgebung. Ihre Zärtlichkeit ist eine Einladung, loszulassen und mich hinzugeben. Ich werde mir des Lebensstromes mit seinen zahllosen Empfindungen in meinem Inneren bewusst. In dieser liebevollen Präsenz fühle ich mich gehalten. Im Geben wie im Nehmen werden wir Teil dieses freudvollen Spiels. Für einen Moment berühren wir das Göttliche in uns.«
>
> Chintan Vacheron

MASSAGE DER POSITIVEN POLE

In dieser Massageübung tauschen die Partner bewusst Berührungen aus, durch die sie sich gegenseitig Liebe und Dankbarkeit vermitteln. Beim Massieren könnt ihr euch nacheinander auf die positiven Energiezentren (siehe Seite 78-79) des Partners konzentrieren und die Energie über den ganzen Körper verteilen. Auf diese Weise fördert ihr die natürliche Resonanz im Chakrasystem des Partners, wodurch der Magnetismus zwischen euch machtvoll unterstützt wird.

Massiert euch gegenseitig. Auf diese Weise könnt ihr erhöhte Empfindsamkeit, Balance und Offenheit in euch erwecken – eine gute Einstimmung für das Liebemachen.

- Beginne mit dem Rücken des Partners und wende die auf Seite 36 beschriebenen Techniken an, um den Kreuzbeinbereich zu wecken und dann die Energie nach oben zu verteilen, indem du auf beiden Seiten entlang der Wirbelsäule aufwärts streichst. Massiere leicht den Hinterkopf. Danach massiere die Rückseite der Beine und die Füße.

- Bitte den Partner, sich umzudrehen und beginne mit der Massage der Beinvorderseite und der Füße. Danach geh zur Innenseite der Oberschenkel und massiere nach oben bis zur Leiste. Setze die Massage nach den für Mann und Frau getrennten Anweisungen fort.

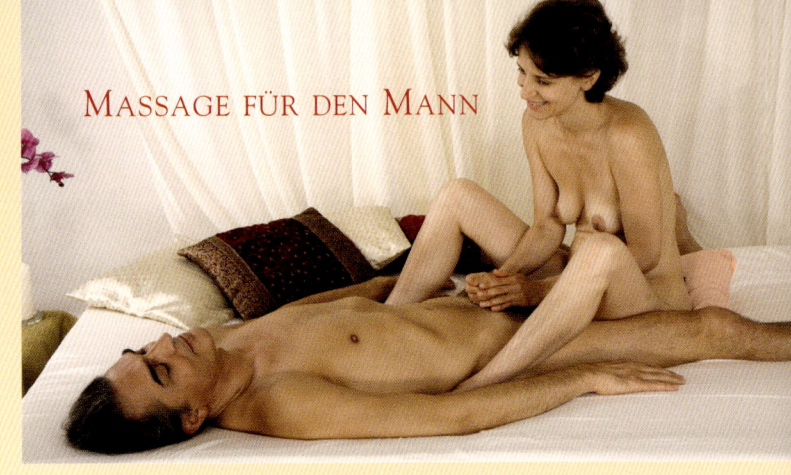

MASSAGE FÜR DEN MANN

- Massiere sanft den Bauch durch sanftes Streichen um den Nabel im Uhrzeigersinn. Danach fokussiere dich auf das Sonnengeflecht (3. Chakra) zwischen Brustkorb und Nabel. Lass abschließend in diesem Bereich deine entspannten Hände einige Momente auf dem Solarplexus ruhen.

- Verbinde die Energie des Solarplexus mit dem übrigen Körper, indem du wieder kreisend um den ganzen Bauch und von dort nach oben streichst, wobei du die Hände nach oben und außen gleiten lässt – über Brust, Schultern, Arme und Hände.

- Massiere Arme und Hände und kehre dann zum Nacken und Hals zurück (5. Chakra). Schließe dies ab, indem du eine Hand im Nacken und die andere leicht auf der Kehle ruhen lässt.

- Massiere den Kopf, einschließlich Gesicht, Kopfhaut und Ohren.

- Massiere um die Genitalien herum, an der Leiste und dort, wo ihr Ansatz am Körper liegt (1. Chakra). Dann fokussiere dich auf den Punkt am Damm zwischen Hoden und After.

- Massiere das Lingam und die Hoden und wiege sie in deinen Händen. Beim Berühren des Lingam denke daran, dass Lingam »Lichtsäule« bedeutet. Die Betonung liegt jetzt nicht darauf, den Partner zu erregen, sondern seinem Lingam Liebe und Wertschätzung auszudrücken und Spannungen zu lösen. Es ist nebensächlich, ob dein Partner eine Erektion hat oder nicht. Erfreue dich einfach am Wunder des männlichen Prinzips, das in diesem Lingam verkörpert ist.

- Um die Massage zu vervollständigen, verbinde die Energie der Genitalien mit dem übrigen Körper, indem du die Beine abwärts streichst und dann die Energie am Körper aufwärts über den Brustbereich, die Schultern und die Arme entlang verteilst. Lass dann deine Handflächen eine Weile ganz leicht auf den Augen ruhen und erlaube deinem Partner, sich in einen zutiefst nährenden, stillen Raum hineinsinken zu lassen. Schließlich nimm die Hände hoch und weg vom Körper. Zum Abschluss könnt ihr euch gegenseitig mit einem Namaste (siehe Seiten 100 und 177) bedanken.

MASSAGE FÜR DIE FRAU

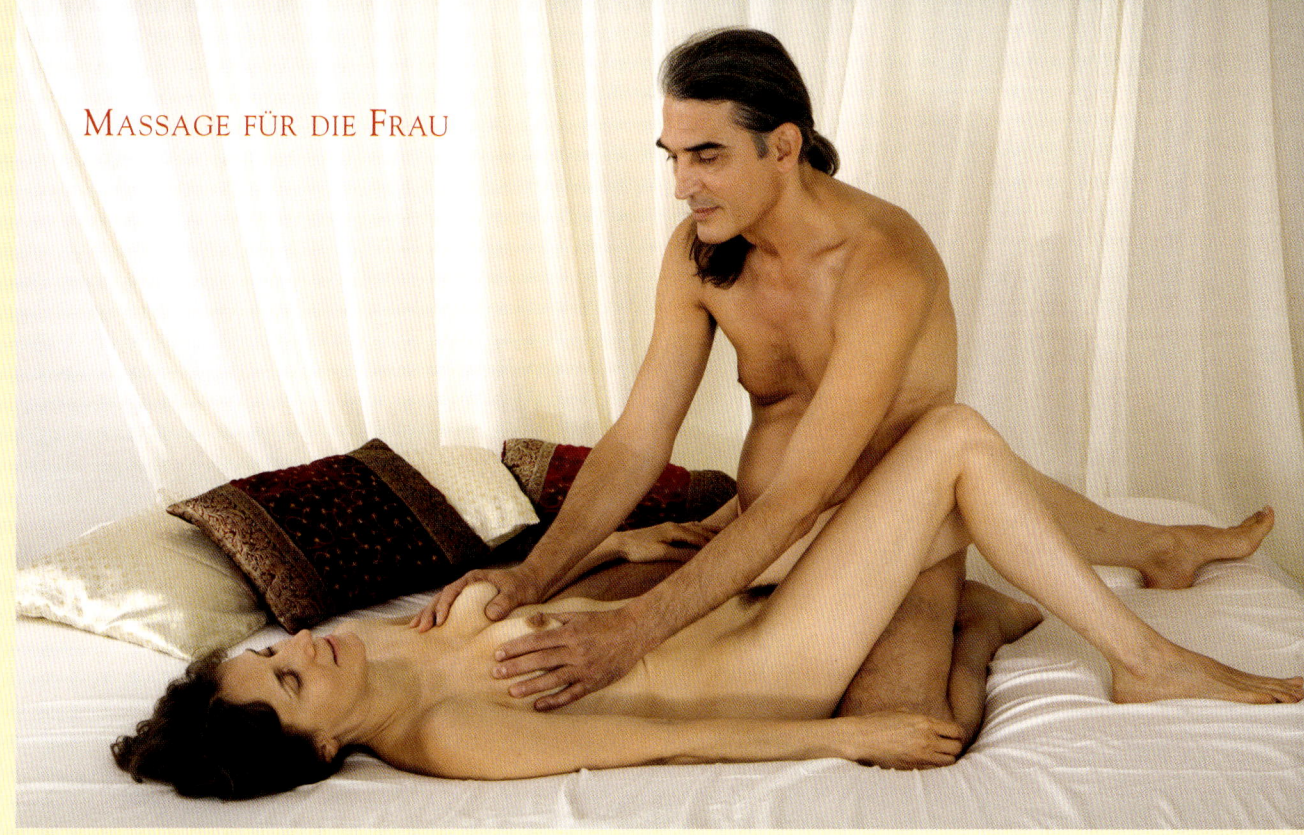

- Massiere leicht und liebevoll den Bauch mit sanften Bewegungen im Uhrzeigersinn um den Nabel herum. Lass dann deine Hände entspannt für ein paar Minuten im Bereich zwischen der Schamhaargrenze und dem Nabel (2. Chakra) ruhen.

- Verbinde die Energie des Bauchs mit dem restlichen Körper, indem du nach oben über den Brustkorb (4. Chakra) und entlang der Arme und Hände nach außen streichst. Massiere die Brüste. (Es könnte hilfreich sein, die Frau zu fragen, wie sie die Brüste am liebsten massiert haben möchte, ehe du die Massage beginnst.) Beim Massieren der Brüste liegt die Betonung nicht darauf, sie zu erregen, sondern die Göttin in ihr zu ehren und aus ihren Brüsten Nahrung und Liebe aufzunehmen. Streiche abschließend die erweckte Energie der Brüste über die Arme und Hände aus.

- Massiere Arme und Hände und geh dann über zu Hals, Kopfhaut und Gesicht. Streiche über Nacken, Kopfhaut, Ohren und zuletzt das Gesicht. Konzentriere dich auf die Stirn und die Stelle zwischen den Augenbrauen (6. Chakra). Streiche mehrmals sanft von der Nasenwurzel nach oben zum Haaransatz, um das Dritte Auge zu öffnen.

- Beginne eine leichte Massage rund um die Yoni und die Leistengegend (1. Chakra), liebkose dann zart die Yoni und das Schamhaar voll Bewunderung und Ehrfurcht, und denke daran, dass die Bedeutung von Yoni »Heiliger Ort« ist. Berühre die Frau sehr liebevoll am Yoni-Eingang und an der Klitoris. Es geht nicht darum, sie zu erregen, sondern sie zu lieben.

- Zum Abschluss der Massage verbinde die Energie der Genitalien mit dem übrigen Körper, indem du die Beine abwärts und danach aufwärts über Brust, Schultern und Arme streichst. Dann lass deine Hände eine Weile entspannt auf dem Bauch ruhen, unterhalb des Nabels. Wenn du spürst, dass die Frau noch tiefer loslässt, kannst du die Hände langsam vom Körper in die Aura hochnehmen, wodurch das 2. Chakra sich weiter ausdehnen kann. Dann hebe die Hände hoch und ganz weg von ihrem Körper. Zum Abschluss könnt ihr euch gegenseitig mit einem Namaste (siehe Seite 100) bedanken.

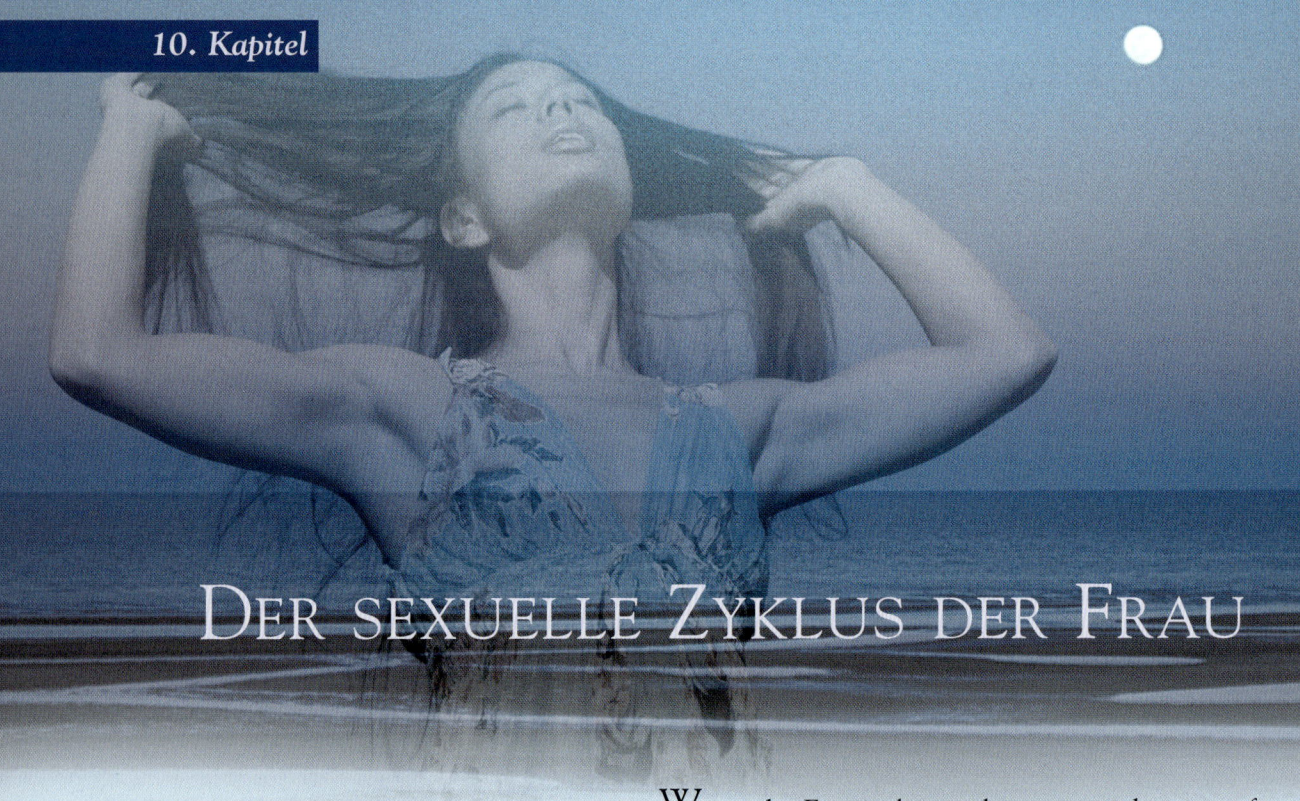

10. Kapitel

DER SEXUELLE ZYKLUS DER FRAU

»Das Meer war die Mutter,
die Mutter war nicht Person,
sie war nichts,
ganz und gar nichts.
Sie war, wenn sie war, dunkel.
Sie war Erinnerung und Potenzial.
Sie war Aluna.«

Aus der Schöpfungsgeschichte der Kogi-Indianer Kolumbiens, übersetzt nach Alan Ereira

Nach alten Tantra-Texten entspricht es dem natürlichen Rhythmus der Frau, zum Vollmond zu ovulieren und zum Neumond zu menstruieren. Mit jeder Mondphase ist ein Aspekt der Göttin verbunden, und insgesamt gibt es 16 Aspekte der Göttin. Wenn ein Mann den tantrischen Weg geht, sollte er auf die Yoni der Frau meditieren und beobachten, wie sich die Göttinzyklen auf ihre Energie auswirken, um auf diese Weise zu lernen, wie man mit der ganzen Schöpfung in Einklang gelangt.

Wenn die Frauen lernen könnten, sich ganz auf ihre natürlichen Zyklen einzustimmen und danach zu leben – was für eine entspannte, freudvolle, liebevolle Welt hätten wir dann! Die Frau ist nämlich die Hüterin der Zeit, der Jahreszeiten, der Rhythmen des Lebens. Ihr Körper ist die Uhr, welche die ganze Welt in Bewegung setzt. Sie bewahrt die Geheimnisse von Geburt und Leben, Liebe und Tod. Aus diesem Grund haben die alten Kulturen das Weibliche respektiert und angebetet.

In unserer Gesellschaft sind die Frauen gerade im Begriff, ihre weibliche Kraft, die in den Mondzyklen liegt, wiederzuerlangen. Altindischen Schriften zufolge befindet sich die Menschheit gegenwärtig am Ende eines langen Zeitraums der Unwissenheit, dem sogenannten Kali-Yuga, und ihm folgt ein neues Zeitalter der Weisheit und Erleuchtung (siehe 27. Kapitel). Weil wir noch im Kali-Yuga gefangen sind, schlagen wir uns mit den überholten Programmen früherer Generationen herum. Ein Beispiel dafür ist, dass viele Frauen mit ihrem Mondzyklus nicht in Kontakt sind und gar nicht wissen, zu welcher Zeit sie ihren Eisprung – und damit den Höhepunkt ihres sexuellen

Wie das Meer ist die Frau empfänglich für das Zu- und Abnehmen des Mondes. Ihr monatlicher Zyklus vollzieht sich in fünf Phasen.

Vom Ende der Menstruation bis zum 10. Tag des Zyklus (wenn man den 1. Tag der Menstruation als Tag 1 rechnet), ist die Frau hormonell und psychisch wie ein junges Mädchen. Sie ist zum Spielen und Flirten aufgelegt, ohne unbedingt den Koitus vollziehen zu wollen. Sie genießt es, gestreichelt, liebkost und geküsst zu werden.

Vom 10. bis zum 18. Tag ist sie in der Phase der jungen Frau. Dies ist ihre fruchtbare Phase, die Zeit ihrer höchsten Empfängnisbereitschaft. In dieser Phase setzt einer ihrer Eierstöcke eine Eizelle frei, die in den Eileiter wandert, um auf die mögliche Befruchtung zu warten. In dieser Zeit ist die Frau bereit, leidenschaftlichen Sex mit vielen Orgasmen zu haben und dabei verschiedene Positionen auszuprobieren. Zum Eisprung produziert sie in der Vagina einen klaren, schlüpfrigen, saftigen Schleim, der den Spermien den Weg zur Eizelle erleichtert, als Gleitmittel beim Sex dient und zur Erregung des Mannes einen aphrodisischen Duft verströmt.

Ab dem 18. Tag bis vier Tage vor der Menstruation befindet sich die Frau in der Phase des mittleren Alters, einer Zeit der Meditation, Selbstkontemplation und Befreiung. Sie fühlt sich jetzt besonders genährt durch tantrische Methoden, welche die Intimität steigern und sie spirituell beflügeln.

Vom vierten Tag vor Menstruationsbeginn bis zum Beginn der Blutungen setzt der prämenstruelle Energieschub ein, ähnlich einem Energieschub vor dem Sterben, wenn die ganze Lebensenergie sich zu einem letzten kreativen Ausbruch sammelt. Diese Kreativität umfasst alles, was die Frau im vergangenen Monat durchlebt hat. Hat sie an ihrem Potenzial vorbeigelebt, kann sie sich psychisch und körperlich ziemlich elend fühlen. Hat sie ihre Energie frei gelebt, wird ein jäher Vitalitätsschub nach Ausdruck drängen, etwa als Frühjahrsputz der Wohnung, leidenschaftliche Liebesattacke auf den Partner oder als künstlerisches Projekt.

Bei Menstruationsbeginn kommt es zu einem plötzlichen Abfall der Hormonspiegel und damit zu einem Energieverlust. Die Uterusschleimhaut, die sich auf die Einnistung neuen Lebens vorbereitet hatte, wird abgestoßen und fließt durch die Yoni nach außen. Dies ist die Phase der De-Kreation, des Sterbens und des Loslassens. In dieser Phase sollte die Frau sich ausruhen und meditieren, sich tief in das Tal hinein entspannen, um von allen Unreinheiten reingespült zu werden, die sie im vergangenen Monat angesammelt hat. Die ersten beiden Tage der Menstruation gehen oft mit Schmerzen im unteren Rücken, Bauchkrämpfen und Schmerzen in den Beinen einher. Das sind eindeutige Signale des Körpers, dass er jetzt Ruhe braucht. Danach ist eine Ganzkörpermassage hilfreich, um Toxine auszuscheiden und Unbehagen zu lindern.

Der Hauptfluss des Blutes dauert etwa drei Tage und lässt dann innerhalb von zwei Tagen allmählich nach, bei einigen Frauen später. Wenn du Binden anstelle von Tampons verwendest, um das Blut aufzunehmen, wirst du mehr von den Blutungsphasen mitbekommen. In alten matriarchalen Kulturen und bei den Stammesvölkern zogen sich die menstruierenden Frauen zu einer gemeinsamen Ruhe- und Entspannungspause zurück. In dieser Zeit erwartete man nicht, dass sie arbeiteten. Die Frauen unserer heutigen Gesellschaft sollten einen Lebensstil entwickeln, der diese Phase des Monats respektiert und würdigt.

Möchte eine Frau in dieser kostbaren Zeit mit ihrem Geliebten zusammen sein und mit ihm Liebe machen, sollte sie es in der Frau-oben-Position tun, damit der Blutstrom von oben auf den Mann herabfließen kann. So kann der Mann am besten die machtvolle Lektion von Tod und Erneuerung aufnehmen, die der Körper und die Seele der Frau in dieser Zeit aussenden. Bei den Baul-Mystikern, einer Gemeinschaft umherziehender tantrischer Adepten in Indien, halten die Männer zur Zeit des Neumonds monatliche Rituale ab, in denen sie die Kraft von den menstruierenden Frauen aufnehmen. Ihrem Verständnis nach ziehen sie während der letzten 12 Stunden der Menstruationsblutungen aus den von der Frau beim Sex übertragenen Kräften großen Nutzen.

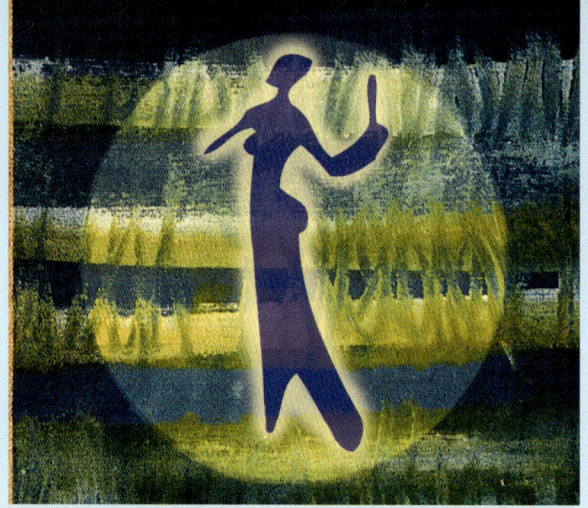

Begehrens – haben oder wann sie Ruhe und nährende Fürsorge brauchen. Viele Frauen haben Sex, nur um ein bisschen zärtliche Berührung zu bekommen. Sie jagen vielleicht aggressiv dem Orgasmus nach, obwohl es der Körper gar nicht will, nur um etwas Spannung abzubauen.

Im weiblichen Körper ist heute vieles durcheinander geraten – sei es durch ungesunde Essgewohnheiten oder Medikamente, die das hormonelle Gleichgewicht stören, wie die Antibabypille. Sie verhindert, dass die Frauen das Wunder ihres Körpers im Verlauf der natürlichen Monatszyklen erleben. Die Pille macht aus dem Zyklus eine synthetische Imitation der Natur.

Auch auf die Menopause hat der ungesunde Lebensstil eine katastrophale Wirkung. Die Wechseljahre werden heutzutage so behandelt, als wären sie eine Krankheit. Statt sich auf diese Zeit der Freiheit und Weisheit zu freuen, fürchten viele Frauen sie als schmerzhafte und entwürdigende Niederlage durch das Alter. In Kulturen, wo die Frauen sich ausgewogen ernähren und ältere Frauen Achtung genießen, ist die Menopause ein angenehmer und natürlicher Übergang zum Vollmond des Lebens. Von Pflichten und Verantwortung befreit, die sie als Jüngere hatten, können die Frauen nun anfangen, spielerisch und gelassen sich ihres Lebens zu erfreuen.

LEBEN NACH DEN MONDRHYTHMEN

Die Frau ist von Natur aus rezeptiv. Sie ist ein Kanal, ein Durchgang für eine Seele, die geboren werden soll. Sie hat die Qualität eines Mediums – offen und empfänglich für das, was sich durch sie manifestieren will. Alles, was sich in unserer menschlichen Welt manifestiert, wird durch Frauen geboren. Solange eine Frau unbewusst ist, kann sie als Medium für die Übel dieser Welt benutzt werden, durch ihre passive Mitwirkung. Wenn sie mit den Gesetzen des Universums in Einklang ist und zur Liebe erwacht, wird sie zum Kanal für die Heilung und Erneuerung dieses Planeten. Kein Mann kann ohne die passive Mitwirkung der Frauen einen Krieg beginnen oder irgendein Übel in die Welt setzen.

Je mehr Frauen ihren Mondzyklus wiedererlangen, mit dem innewohnenden Befolgen der universellen Gesetze, desto schneller können unsere menschlichen Gesellschaften ins Gleichgewicht kommen. Eine Möglichkeit, dies zu unterstützen, wäre die Rückkehr zum Mondkalender, wie er früher von den Mayas verwendet wurde. Diese einfache Veränderung würde das Weibliche in seine Kraft setzen und damit die Gesellschaft verändern.

Wenn Frauen zusammenkommen, wird die weibliche Mondenergie verstärkt. Bei reinen Frauentreffen könnt ihr das Weibliche durch Bauchtanzen, Massage, Baden und Kommunikation über Herzensangelegenheiten feiern. Ihr könnt Gruppen gründen, um mehr über weibliche Sexualität, Empfängnis, Kindesgeburt, Erziehung, Gesundheit, Umwelt, Tantra und das Erwachen der Göttin zu erfahren. Je mehr Frauen an solchen Zusammenkünften teilnehmen, desto mehr werden sich die Energien von Yin und Yang auf der Welt ausgleichen.

WERDE ZU EINER MONDGÖTTIN

- Kaufe dir einen Mondkalender und hänge ihn deutlich sichtbar auf.

- Führe ein Mondtagebuch. Mache dir Notizen über deine Stimmungen und die körperlichen Veränderungen, die du im Laufe des Monats wahrnimmst, zum Beispiel beim Eisprung und vor oder während der Menstruation. Registriere die Schwankungen deiner sexuellen Energie. Wann hast du Lust auf Orgasmus? Wann ist dir mehr nach Kuscheln oder Flirten?

- Bringe deine Entdeckungen in einen Zusammenhang mit den Mondzyklen. Auf diese Weise bekommst du mit der Zeit Einblick in deine Mondrhythmen und was sie für dich bedeuten. Je mehr du auf diese natürlichen Rhythmen achtest, desto entspannter und glücklicher wirst du sein.

- Suche, so oft sich die Gelegenheit ergibt, einen Platz in der Natur auf, wo du dich nachts aufhalten kannst, und stimme dich auf den Mond ein. Tanze nackt im Vollmond oder nimm ein Mondbad, indem du dich entspannst und die Mondenergie in dich aufnimmst.

- Animiere andere Frauen dazu, ein Mondtagebuch zu führen, und tauscht euch bei gemeinsamen Treffen darüber aus.

- Bei Vollmond feiere ein Fest der Mondgöttin.

11. Kapitel

DER SEXUELLE ZYKLUS DES MANNES

»Der Mann ist nicht minder die Seele,
noch mehr, auch er ist an seinem Platz,
auch er umschließt jede Eigenschaft.
Er ist Tatkraft und Macht ...
... die wildesten, stärksten Leidenschaften
... sich selber ist er der Prüfstein für alles
... Grund fühlt er am Ende nur hier.«

Aus: *Ich singe den Leib, den elektrischen*
(1867) von Walt Whitman

Wenn die Männer diesen einen goldenen Schlüssel hochhalten können, wird er die Türen zum Paradies hier auf Erden öffnen. Vereinigt all eure Macht und Stärke, euren Intellekt und eure Kreativität zu einem einzigen Ziel: die weiblichen Lebensqualitäten zu nähren, zu beschützen und ihnen zu dienen – der Liebe, dem Mitgefühl, der Hingabe an das Leben, der Wertschätzung von Kunst, Ästhetik, Schönheit, Gesundheitsbewusstsein, feinster Sensibilität.

Mann und Frau streben beide instinktiv nach einer Ganzheit, in der männliche und weibliche Gegensätze zu komplementärer Einheit verschmelzen. Dieser Instinkt ist die biologische Erinnerung an den gemeinsamen Ursprung des Lebens von Mann und Frau. Die weibliche Eizelle trägt ein X-Chromosom. Manche männlichen Spermien enthalten ein X-Chromosom, andere ein Y-Chromosom. Dringt nun eine Samenzelle mit X-Chromosom in eine Eizelle ein, wird das Kind ein Mädchen (XX), trägt die Samenzelle hingegen das Y-Chromosom, entsteht ein Junge (XY).

   Am Anfang besteht noch kein Unterschied zwischen dem männlichen und dem weiblichen Fötus. Nach sechs bis sieben Wochen

Schwangerschaft wird der Hoden-bestimmende Faktor auf dem männlichen Y-Chromosom aktiv, und der Fötus beginnt männliche Genitalien zu entwickeln. Wird kein Hoden-bestimmender Faktor aktiviert, entwickelt sich der XY-Fötus zu einem Mädchen. Demnach ist also das Weibliche, der X-Bauplan, die Grundlage für menschliches Leben. Als ergänzende Polarität zum Weiblichen ist der männliche Y-Bauplan aufgetaucht. In einem tieferen Sinne sind daher die sexuellen Zyklen des Mannes die Antwort auf das Weibliche und so eng mit ihr verbunden wie der Schlüssel mit dem Schloss.

HORMONELLE ZYKLEN

Die primären Entwicklungs- und Geschlechtsimpulse eines Mannes werden vom Testosteron angefacht. Dieses Hormon ist verantwortlich für die männlichen Qualitäten von Tatkraft, Forscherdrang, Aggressivität, Schöpferkraft, Wettbewerbsstärke, Beschützerinstinkt, dem Bedürfnis nach Hierarchien,

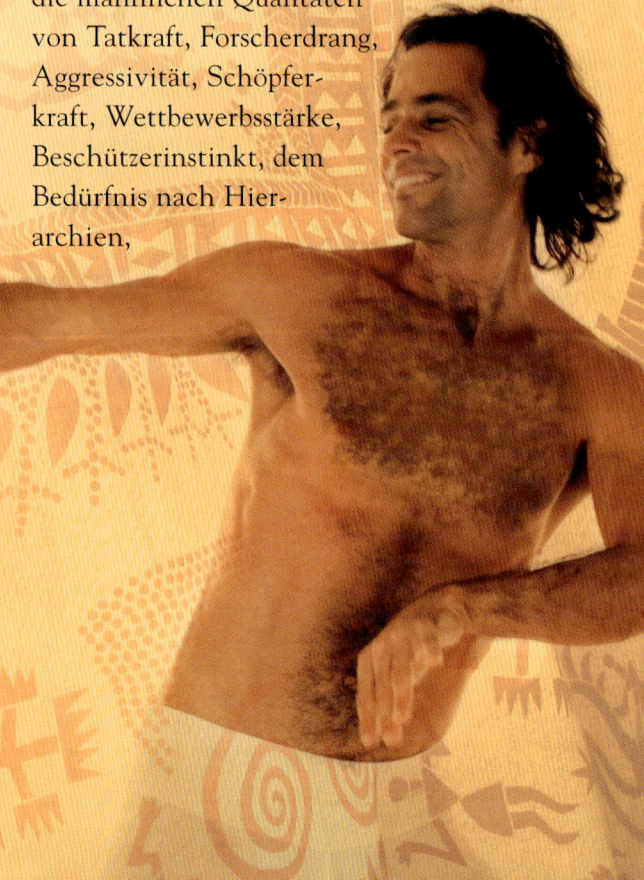

DER MONDZYKLUS DES MANNES

Beim Mann ist der Monatszyklus weniger klar definiert als bei der Frau und beeinflusst nicht seine Fähigkeit, Sperma zu produzieren. Die Natur hat sichergestellt, dass der Mann jederzeit bereit ist, eine Frau zu befruchten. Die Männer berichten aber von einem regelmäßig auftretenden Zyklus, der ihnen allmonatlich ein Energietief, eine emotionale Phase und Zeiten erhöhten sexuellen Interesses beschert. Es würde überraschen, wenn es nicht so wäre, denn jeder Mann trägt einen Schattenanteil seines Selbst in sich, der weiblich ist, genau wie jede Frau einen männlichen Schattenanteil in sich trägt.

Der Monatszyklus des Mannes orientiert sich am Mond. Der Übergang vom Neumond zum aufgehenden Mond entspricht der weiblichen Menstruation. In dieser zweitägigen Phase ist der Mann vielleicht gern allein und mehr nach innen gewandt. Möglicherweise hat er weniger Energie als sonst und möchte sich ein bisschen verhätscheln. In der nächsten Phase, die etwa vier Tage dauert, kann er sich weich, sanft und romantisch fühlen. Dem schließt sich eine 11-tägige Phase an, in der die sexuelle Energie sich aufbaut, bis sie etwa um den Vollmond ihren Höhepunkt erreicht, ähnlich wie bei der Ovulation der Frau. In dieser Zeit kann der Mann kreative Blüten hervorbringen. In der letzten Phase, vom Vollmond bis etwa zwei Tage vor Neumond, hat er das Gefühl, mehr in sich zu ruhen, und kann anderen mit mehr Gleichmut begegnen, weil er weniger vom Fortpflanzungstrieb bedrängt wird. Auch hier kann man die Phasen als die des Kindes, des Jugendlichen, des Erwachsenen und des älteren Mannes sehen oder als Unschuld, Kreativität, Erfüllung und Innenschau, die zu Weisheit, Tod und neuer Geburt führt.

FÜHREN EINES MONATSTAGEBUCHS

Es kann dir wertvolle Erkenntnisse bringen, ein monatliches Tagebuch zu führen, um aufzuzeichnen, wie du dich bei jedem Wechsel des Mondes in Bezug auf deine Sexualität, körperliche Gesundheit, Emotionen und Stimmungen, Gedanken und Fantasien fühlst. Deine Zyklen müssen aber nicht unbedingt mit den oben beschriebenen Mondwandlungsphasen übereinstimmen, da wir in städtischen Lebensräumen meist nicht so auf die Mondzyklen eingestimmt sind.

Da mehr Männer und Frauen damit experimentieren, ihre Zyklen im Auge zu behalten, werden die Beziehungen zwischen Männern und Frauen harmonischer werden. Wenn du das 10. Kapitel über den sexuellen Zyklus der Frau gelesen hast, konntest du sehen, dass Männer und Frauen sehr ähnlich programmiert sind und ähnlichen Bedürfnissen und Antrieben ausgesetzt sind, je nach Mondphase. Ein besseres Verständnis dieser Zyklen wird mehr ausgeglichene Sexualität mit sich bringen.

DER SONNENZYKLUS

Die Sonne korrespondiert mit den feurigen Eigenschaften des Testosterons und beeinflusst ebenfalls Körper und Verhalten der Männer. Alle 11 Jahre nimmt die Anzahl von Sonneneruptionen (Ausbrüchen hochenergetischer Strahlung an der Sonnenoberfläche) stark zu, und während dieser Zeit häufen sich Kriege und Gewalt unter Männern. Man hat festgestellt, dass in solchen Zeiten das Blut des Mannes dünner wird.

Die Sonne hat außerdem einen 90-Jahreszyklus, mit einem Aktivitätsgipfel im Verlauf von 45 Jahren und einem Tal mit verminderter Aktivität in den nächsten 45 Jahren. Während des Anstiegs zum Gipfel sind die Menschen gesünder. Beim Abstieg ins Tal sind Krankheitsepidemien, dramatische Klimaveränderungen und Erdbeben wahrscheinlicher.

»Je mehr ich meine Emotionen fließen lasse, desto mehr spüre ich mein Herz und sehe, wie mir diese Liebe von anderen gespiegelt wird.«

Michael, Teilnehmer einer Tantra-Gruppe

Die Kogi-Indianer Kolumbiens, eine uralte, erst kürzlich entdeckte, verborgene Kultur in der Sierra Nevada, sind der Ansicht, dass man Frauen keine Spiritualität beibringen muss, weil sie bereits die Verkörperung der Essenz des Lebens sind.

Die Kogi nehmen es mit der spirituellen Disziplin, die sie ihren Männern vermitteln, sehr genau, weil sie glauben, dass Männer, die nicht richtig ausgebildet sind, ihren Weg leicht verlieren und dann zwischen verschiedenen Anteilen ihrer selbst hin- und hergerissen in ziemlicher Verwirrung leben.

klaren Strukturen und Grenzen und einem Überschuss an Libido. Das Testosteron ist auch für Körpermerkmale des Mannes wie starker Knochenbau, Größe, Muskelstärke, Behaarung und tiefe Stimme verantwortlich.

In der Pubertät steigen die Testosteronwerte um etwa 800 Prozent, was zu dramatischen körperlichen, emotionalen und geschlechtsspezifischen Veränderungen führt. Der Jüngling fühlt häufig den Drang zu ejakulieren und kann jederzeit eine Erektion bekommen. Physisch erreicht der Mann seinen sexuellen Zenit mit 18 Jahren. Wenn er seinem Impuls folgen und seine Sexualität mit weisen Beschränkungen (wie im Tantra) ausleben kann, wird er hormonelle Gipfelerfahrungen haben und den Sex als Türöffner zu Liebe und kosmischem Bewusstsein erfahren oder erahnen können.

Zwischen 19 und etwa 40 Jahren bleiben die Testosteronwerte ziemlich konstant. So kann der Mann sich in seiner Männlichkeit erproben und sich mental, emotional und sexuell zu dem entwickeln, was sein Wesen ausmacht. Ab 40 nehmen die Testosteronwerte allmählich ab. Er ist dann weniger vom Ehrgeiz getrieben, mehr in Kontakt mit seiner weiblichen Seite und hat

insgesamt mehr Verständnis vom Leben. Solange die schöpferische Kraft des Mannes den weiblichen Qualitäten von Liebe und Mitgefühl dient, nutzt er seine Eigenschaften im Einklang mit den Naturgesetzen. Sobald er jedoch anfängt, über das Weibliche zu herrschen, schneidet er sich von seinen eigenen Wurzeln ab. Damit die männlichen Qualitäten des heranwachsenden jungen Mannes eine positive Richtung nehmen, braucht er klar definierte Grenzen von einer Autorität, die auf Liebe und Mitgefühl beruht.

EMOTIONALE ZUSTÄNDE

Der Mann steht ständig unter dem Druck, sich sexuell zu beweisen, seine Fähigkeiten als Versorger einer Familie zu beweisen, sich als kluger Vater und treuer Ehemann zu beweisen, sich als guter Steuerzahler für sein Land zu beweisen, ja unter Umständen sogar bereit zu sein, für eine Sache zu sterben, die er selbst nicht versteht. Frieden findet er vielleicht nur in den Armen einer liebevollen Frau, die ihn akzeptiert und liebt, so wie er ist. Der Mann hat selten ein Ventil für seine Emotionen, denn in vielen Gesellschaften wird der emotionale Mann als Weichling verachtet. Wenn die Tränen beim Mann (sei es aus Freude oder Traurigkeit) nicht erwünscht sind, kann die gestaute Energie sich letztlich als Wut, Gewalt oder Suchtverhalten Bahn brechen.

Die kulturelle Unterdrückung der männlichen Emotionalität und das mangelnde Wissen über den männlichen Hormonzyklus tragen entscheidend dazu bei, dass so viel Krieg geführt wird. Krieg ist nur möglich, wenn der natürliche Ausdruck der Energie – das natürliche Fließen der Sexualität und der Gefühle – blockiert werden. Alle hier vorgestellten Übungen tragen zu deren Befreiung bei. Nur eine frei fließende, sensible Energie ermöglicht harmonische Beziehungen mit anderen und das Gefühl, in sich selbst zu Hause zu sein.

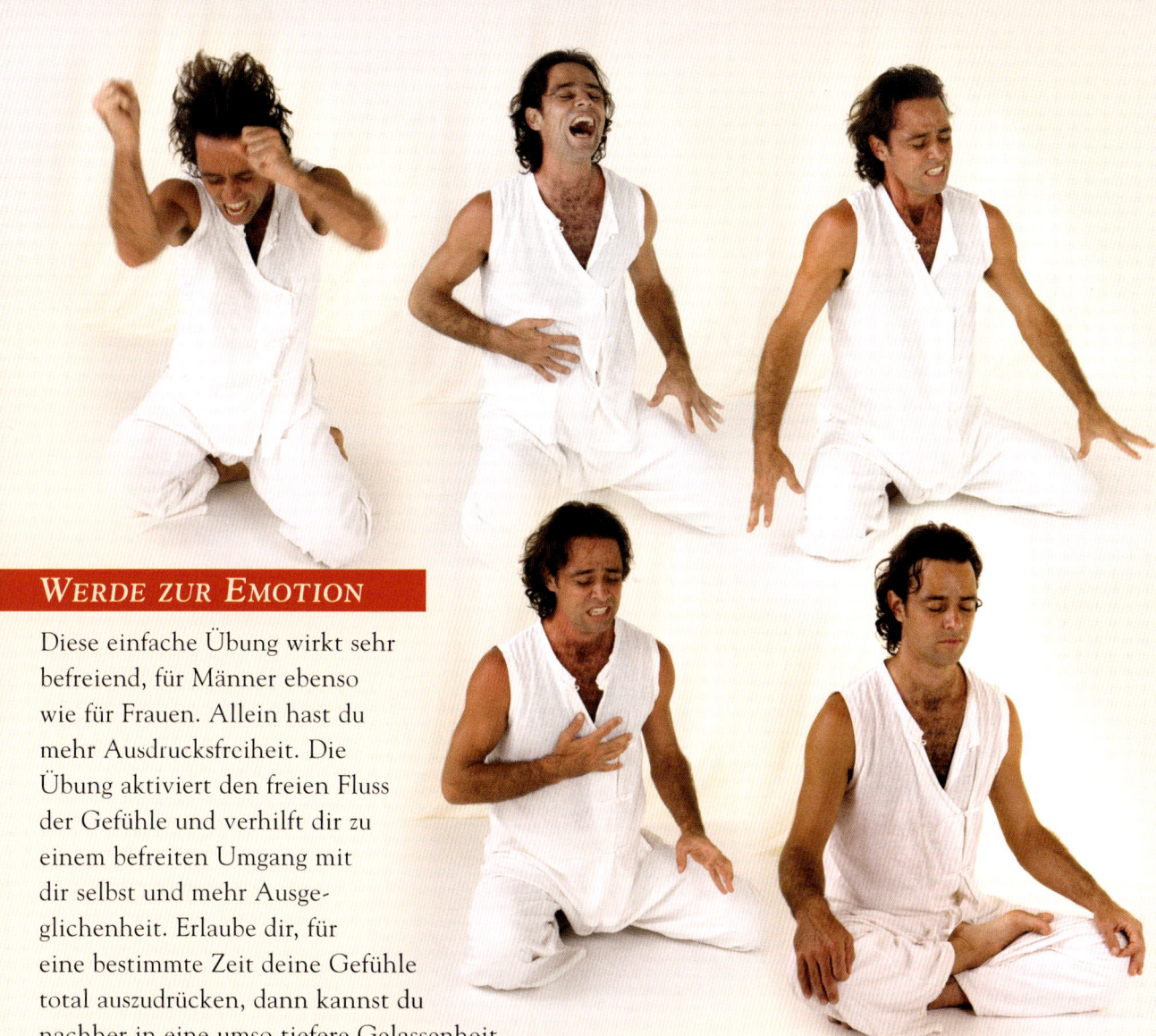

WERDE ZUR EMOTION

Diese einfache Übung wirkt sehr
befreiend, für Männer ebenso
wie für Frauen. Allein hast du
mehr Ausdrucksfreiheit. Die
Übung aktiviert den freien Fluss
der Gefühle und verhilft dir zu
einem befreiten Umgang mit
dir selbst und mehr Ausge-
glichenheit. Erlaube dir, für
eine bestimmte Zeit deine Gefühle
total auszudrücken, dann kannst du
nachher in eine umso tiefere Gelassenheit
eintauchen.

- **1. Phase (30 Minuten):** Du wirst ganz zu
deiner augenblicklichen Stimmung oder
Emotion. Zieh Fratzen und lass den Körper
verschiedene Haltungen einnehmen, um auszudrücken, wie du dich fühlst. Sei total.

Zum Beispiel kannst du rasend vor Wut werden, ein Kissen erwürgen, auf und ab springen,
mit den Augen rollen, Grimassen schneiden
und Laute hervorbringen. Oder sei ganz Traurigkeit und weine, schluchze, rolle dich wie eine
Kugel zusammen und sei ein Häufchen Elend.
Oder werde zum Lachen, schüttle dich vor
Lachen aus dem Bauch, kugle auf dem Boden

herum, strample mit den Beinen in der Luft
und so weiter. Du musst keine Stimmungen
extra erfinden. Nimm einfach, was gerade
da ist, und lass dich hineinfallen, übertreibe
es und agiere vollständig aus, was in jedem
Moment in dir vor sich geht. In diesen
30 Minuten können deine Stimmungen und
Gefühle mehrfach wechseln oder auch nicht.

- **2. Phase (30 Minuten):** Sitze mit geradem
Rücken oder liege mit geschlossenen Augen
und sei still. Werde Zeuge deines Körpers,
deines Verstandes, deiner Emotionen – ein
unbeteiligter Zuschauer im Lebensdrama.

Teil 4

KREATIVES LIEBEN

Beim Eintritt in den Garten der sinnlichen Liebe kann man sich euphorisch, aber manchmal auch sehr verloren fühlen. Der Garten erscheint zuweilen wie ein dichtes Gewirr aus Blättern, Dornen und Blüten, und kaum streckt man seine Hand aus, um an einer Rose zu riechen, wird man von einem Dorn gestochen. Die sexuellen Wünsche und Bedürfnisse von Mann und Frau erscheinen so gegensätzlich, dass sexuelle Beziehungen recht schwierig sein können.

Im kommenden Abschnitt verwandeln wir den Dschungel der sexuellen Liebe in einen Lustgarten. Wir erforschen die Bedeutung von Yin und Yang sowie deren Umsetzung, die den Liebesakt für beide Partner zutiefst erfüllend macht. Das umfasst viele verschiedene Facetten. Wer seinen Blick für den ganzen Regenbogen an Möglichkeiten, den die sexuelle Vereinigung

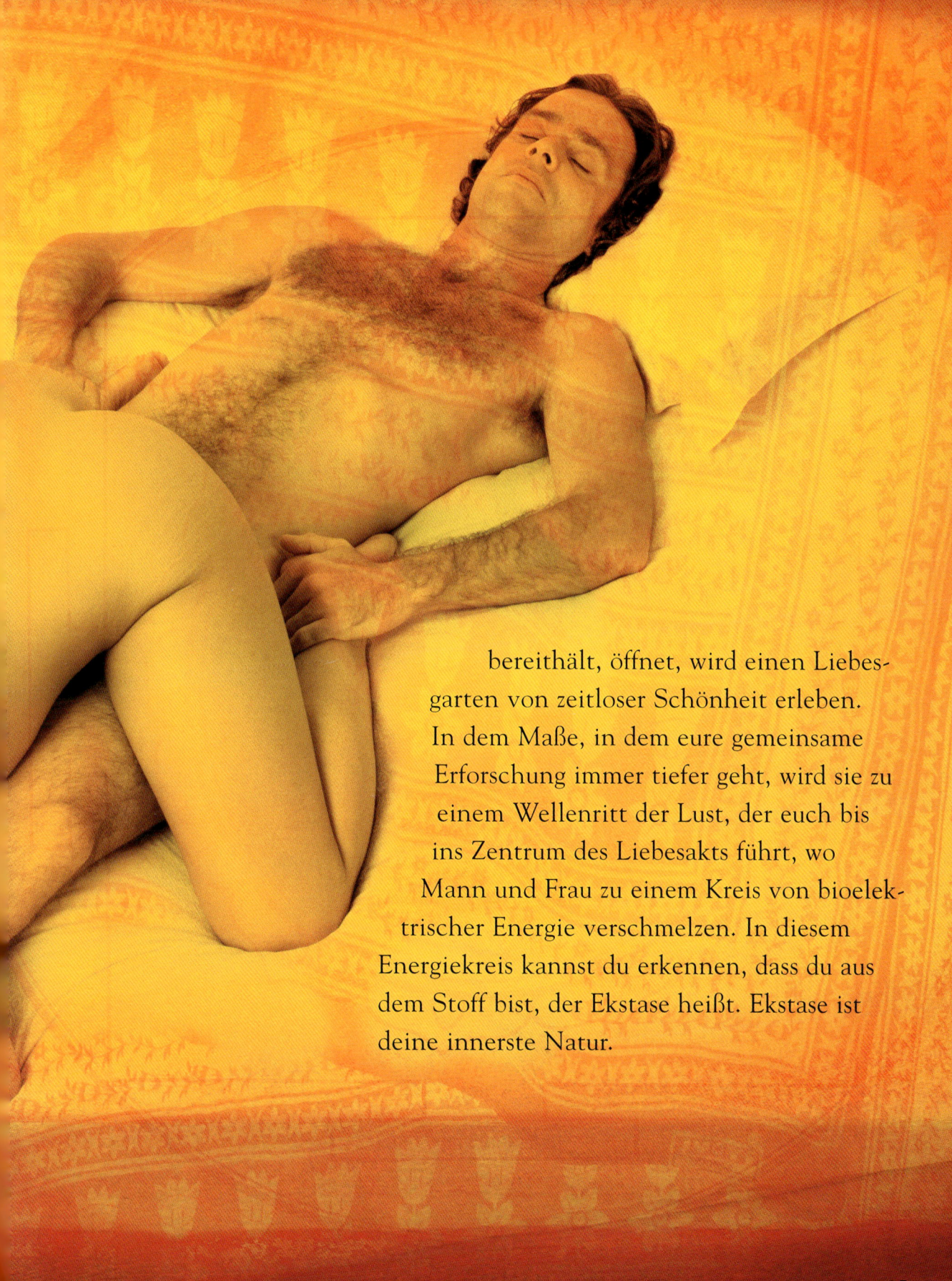

bereithält, öffnet, wird einen Liebes-
garten von zeitloser Schönheit erleben.
In dem Maße, in dem eure gemeinsame
Erforschung immer tiefer geht, wird sie zu
einem Wellenritt der Lust, der euch bis
ins Zentrum des Liebesakts führt, wo
Mann und Frau zu einem Kreis von bioelektrischer Energie verschmelzen. In diesem
Energiekreis kannst du erkennen, dass du aus
dem Stoff bist, der Ekstase heißt. Ekstase ist
deine innerste Natur.

12. Kapitel

DER KREATIVE LIEBESAKT

»Ich werde mit dir Liebe machen,
aber du musst mich so umarmen,
dass meine Ohrringe
meinen Fußschmuck berühren.«

*Aus einem maurischen Gedicht
des 14. Jahrhunderts*

Die Liebenden sind wie besessen davon, sich so viel und so leidenschaftlich wie nur möglich zu lieben. In dieser Flitterwochenzeit erfinden Paare spontan alle möglichen Liebespositionen, während sie von einem Sinnestaumel in den nächsten gleiten. Mit der Zeit entdecken sie gemeinsam diejenigen Positionen, die ihnen die größte Befriedigung in kürzester Zeit zu bieten scheinen. Es beginnt sich eine Routine zu etablieren, die für einen oder beide Partner nicht gerade weltbewegend, aber doch irgendwie befriedigend ist. Solch eine intime Partnerschaft kann Geborgenheit und Nahrung geben, aber es fehlt der Reiz der Neuentdeckungen. Die Hormonwogen glätten sich, Behaglichkeit macht sich breit. Nach rund drei Jahren sehnen sich Körper und Psyche nach der prickelnden Wonne, welche die Berührungen des Partners einst auszulösen vermochten. An diesem Punkt suchen viele die Lösung im Seitensprung.

Vor dem Hintergrund dieses Szenarios kann es ziemlich ernüchternd sein zu erkennen, wie

Eine Beziehung folgt im Allgemeinen einem ausgetretenen Pfad, den wir »sich verlieben« nennen. Am Anfang steht eine sexuelle oder emotionale Anziehung oder beides, die ein starkes Verlangen nach sexueller Vereinigung erweckt, zumeist begleitet von prickelnder Lust und glühenden Fantasien vom Liebesobjekt. Dann kommt der »Honeymoon« – die Flitterwochen, die von einer einzigen Nacht bis zu ein paar Monaten dauern können. Die Flut der Sexualhormone bringt intensivstes Erleben.

sehr man sich im Grunde wie eine Marionette der biologischen Fortpflanzung verhalten hat. In diesem Kontext erscheint die Liebe nicht mehr zu sein als glorifizierte Lust. Vielen Menschen fällt auf, dass ihre Liebesgefühle mit wachsender Geilheit geweckt werden, sich aber ganz schnell wieder verflüchtigen, sobald der genitale Orgasmus stattgefunden hat. Es kann ganz schön deprimierend sein, sich als Sklave der biologischen Urtriebe zu erkennen. Tantra bietet hier einen Weg, liebevolle Intimität zu fördern, die nicht weniger wird, sondern mit der Zeit immer mehr zunimmt und gleichzeitig leidenschaftlichen, genussvollen Sex möglich macht. Ich nenne es das »Aufsteigen in Liebe«.

AUFSTEIGEN IN LIEBE

Wenn ihr in Liebe aufsteigt statt »in Liebe zu fallen«, wie es im Englischen heißt, hört ihr auf, Marionetten am biologischen Faden zu sein. Eure Biologie und Psyche werden in den Dienst des höheren Selbst gestellt, der Seele.

Dies gibt der Seele Raum beim Sex – für das »heilige Spiel der Liebe«. Wenn ihr in Liebe aufsteigt, bezieht ihr eine höhere Weisheit und Intelligenz in den Sexakt ein und hebt ihn damit über den mechanischen, biologischen Ablauf hinaus. Der Liebesakt dient dann nicht ausschließlich der genitalen Entladung, sondern wird zum Spielfeld für euer immenses inneres Potenzial an spirituellen, mentalen, emotionalen und physischen Kräften. Das Liebemachen wird zu einer »heiligen Zeit« des Experimentierens und Erforschens und führt euch weit über die bisher bekannten Grenzen hinaus. Aus den Liebenden werden Pioniere, Sex wird zu einer Expedition ins Unbekannte.

Es gibt den Ausspruch: »Abwechslung ist die Würze des Lebens.« Das stimmt auch hier, und Abwechslung in euer Liebesleben einzuladen, ist ein äußerst kreativer Akt. Ihr werdet nicht nur Pioniere, sondern Künstler sein, die ihren Pfad der Liebe in allen Farbnuancen von Himmel und Erde malen. Wenn ihr mit eurem Partner in Liebe aufsteigt, wird der Liebesakt niemals zu einer langweiligen Routine werden, egal, wie lange ihr schon zusammen seid. Jeder Tag ist frisch und jungfräulich, und immer liegt eine frühlingshafte, freudige Erwartung in der Luft. So wird jede Liebesbegegnung zu einer wundervollen Entdeckungsreise.

TIPPS, UM IN LIEBE AUFZUSTEIGEN

✦ Macht das Nähren eurer Beziehung zu einer Priorität. Verabredet euch für mindestens einstündige Liebessitzungen, um mit dem Partner ungestört den Sex zu erforschen.

✦ Habt den Mut, unbekanntes Terrain zu betreten – neue Positionen und innere Räume, die ihr in eurem intimen Beisammensein noch nicht kennen gelernt habt.

✦ Stellt sicher, dass ihr beide die Berührung, Bewegung und Zärtlichkeit gebt und bekommt, die ihr braucht, um euch vollständig zu fühlen. Gebt Raum für das Liebemachen im Yin und im Yang (siehe 13. Kapitel).

✦ Zeigt eurem Liebespartner auf verschiedene Art eure Wertschätzung: durch Worte, Berührungen, kleine Geschenke, Essen, anerkennende Blicke oder dadurch, dass ihr ihn oder sie fragt, was ihr im Augenblick tun könnt, um tiefer in die Liebe hineinzugehen.

✦ Experimentiert mit tantrischen Praktiken für Liebende als festem Bestandteil eurer gemeinsamen sexuellen Entdeckungsreise.

Ein Ambiente für prickelndes Liebemachen

✦ Mache eine Liste all jener Dinge, die dich anturnen und ein ähnliches Prickeln in dir erzeugen, wie wenn du frisch verliebt bist.

✦ Greife auf deine Erfahrung mit früheren und jetzigen Liebesbeziehungen zurück und erinnere dich, was dich erregt und anturnt. Das können intime Berührungen sein oder die Art, wie dein Lover dich angeschaut hat.

✦ Was für Aktivitäten findest du erotisch und erregend? Vielleicht möchtest du dem Partner beim Ausziehen zuschauen. Oder du fährst darauf ab, am Nacken geküsst zu werden, oder magst den Schweißgeruch nach dem Sport. Oder es macht dich scharf, wenn dir jemand sinnliche Worte ins Ohr flüstert.

✦ Mache ein Date mit deinem Partner. Bei eurem Treffen sollten beide ganz bewusst den Rahmen für eine oder mehrere dieser prickelnden Erfahrungen von dieser Liste schaffen. Vielleicht musst du deinem Partner ausführlich erklären, was dafür nötig ist. Dein Partner schlüpft aber nicht in die Rolle des früheren Liebespartners, sondern unterstützt dich, indem er sich auf eine Art und Weise verhält, die dich anturnt.

✦ Wechselt euch ab mit euren Wünschen, wie das Prickeln hervorgelockt werden könnte. Macht einen Rendezvousplan. Vielleicht bist du an diesem Wochenende an der Reihe und dein Partner am nächsten. Achtet auf Gegenseitigkeit und Ausgewogenheit. Jeder hat die gleiche Anzahl von Vorschlägen.

Meditation für das Aufsteigen in Liebe

✦ Wählt einen Raum, in dem genug Platz ist, sich überall zu bewegen. Dämpft das Licht und legt eine gefühlvolle Musik auf.

✦ Steht euch auf verschiedenen Seiten des Raumes nackt oder leicht bekleidet gegenüber. Schaut euch in die Augen, während ihr langsam aufeinander zugeht. Fühlt die Nuancen und verschiedenen Qualitäten, während ihr euch durch die verschiedenen Hüllen eurer Aura näher kommt. Diese langsame Annäherung kann bis zu 15 Minuten dauern.

✦ Sobald die Bäuche sich leicht berühren, schließt eure Augen. Hebt die Arme hoch und ladet still die kosmische Energie ein, euren Körper zu erfüllen und euch in die Liebesvereinigung zu geleiten, die geschehen will.

✦ Überlasst euch völlig dieser geheimnisvollen Energie. Es bewegt euch eine höhere Kraft, die nicht eurem Wollen entspringt. Lasst alles Tun los und lasst die göttliche Energie übernehmen.

✦ Vertraut dem Fluss, der euch in Wellen zusammenströmen lässt und Körper und Seelen vereinigt. Bleibt im Zustand von Nicht-Wissen. Jeder Moment bringt neue Überraschungen. Diese Art der Liebesvereinigung kann zum Eindringen führen oder auch nicht. Sie kann zum Orgasmus führen oder auch nicht. Überlasst es dem höheren Selbst, was geschehen wird.

✦ Lasst während der ganzen Zeit auch Laute zu, aber redet nicht, weil das die Energie von den zarten, transformierenden Räumen, in die ihr euch hineinbewegt, wegführt.

✦ Wenn sich eure Liebessitzung komplett anfühlt, grüßt euch mit einem Namaste, indem ihr die Handflächen wie im Gebet vor der Brust aneinanderlegt, eurem Partner in die Augen schaut und euch leicht von der Taille aus verbeugt. Namaste: »Ich verneige mich vor dem Göttlichen in dir.«

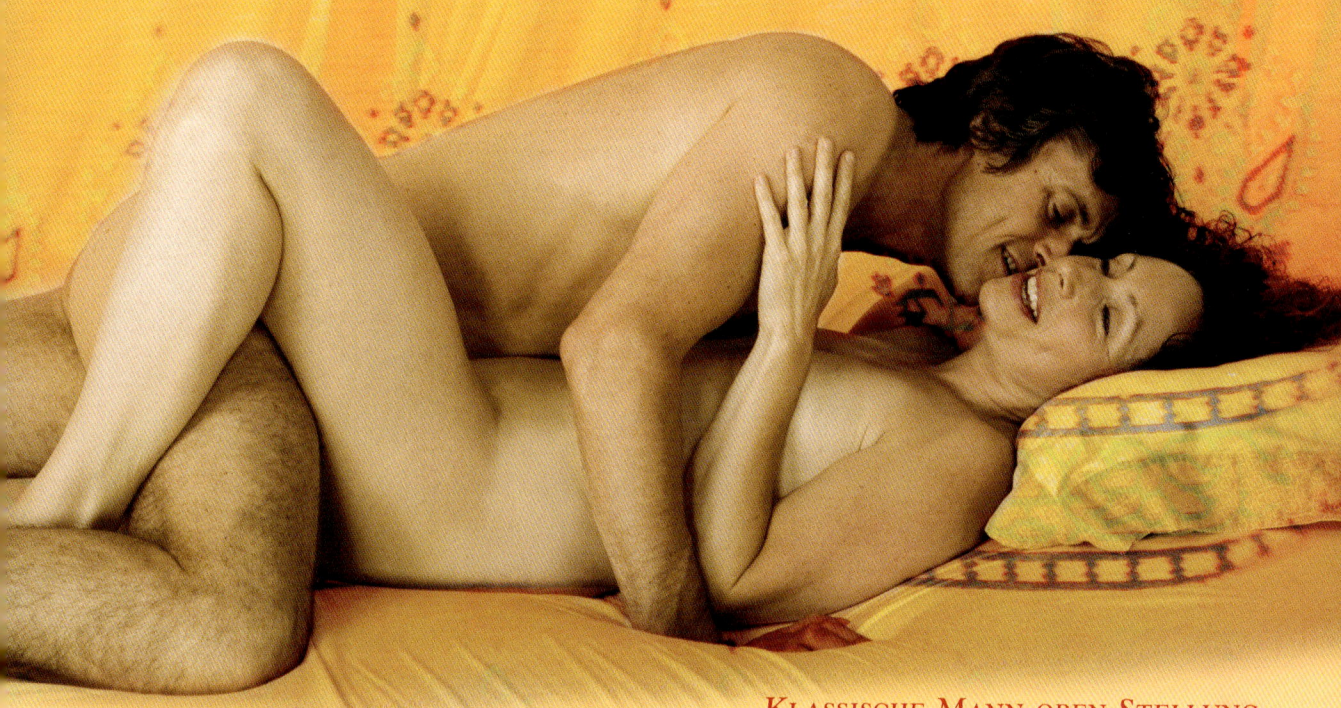

KLASSISCHE MANN-OBEN-STELLUNG

In dieser Stellung kann der Mann sich austoben. Vielleicht entdeckt er, dass er auf diese Weise sehr schnell zum Punkt der Ejakulation kommt, weil die Stellung durch Bewegungen und die Lingam-stimulation eine genitale Entladung geradezu einlädt.

Wenn ihr mit verschiedenen Liebesstellungen spielt, ladet ihr vielfältige Qualitäten ein. Jede Stellung ruft andere Reaktionen hervor. Je expansiver ihr im Ausdruck eurer Liebe seid und je mehr Dimensionen ihr mit einbeziehen könnt, desto pikanter und erfüllender wird das Spiel. Statt eindimensional immer dieselben Verhaltensmuster abzuspulen, werdet ihr multi-dimensional und bekommt Zugang zu neuen und unerwarteten Facetten eures Seins. Die Positionen sind hilfreich, um sich für neue Erfahrungen und Energien beim Liebemachen zu öffnen. Das wird euch herausfordern, mehr von eurem Potenzial zu verwirklichen, nicht nur als Liebende, sondern auch als Individuen.

Die Fotos auf den Seiten 101-105 illustrieren 13 sexuelle Grundpositionen, von denen es auch zahlreiche Varianten gibt. Erlaubt euch, im Fluss eurer Kreativität spontan zu neuen Positionen überzugehen.

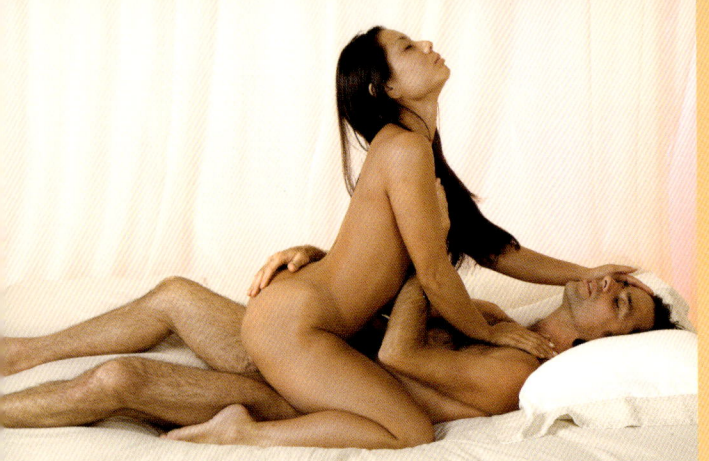

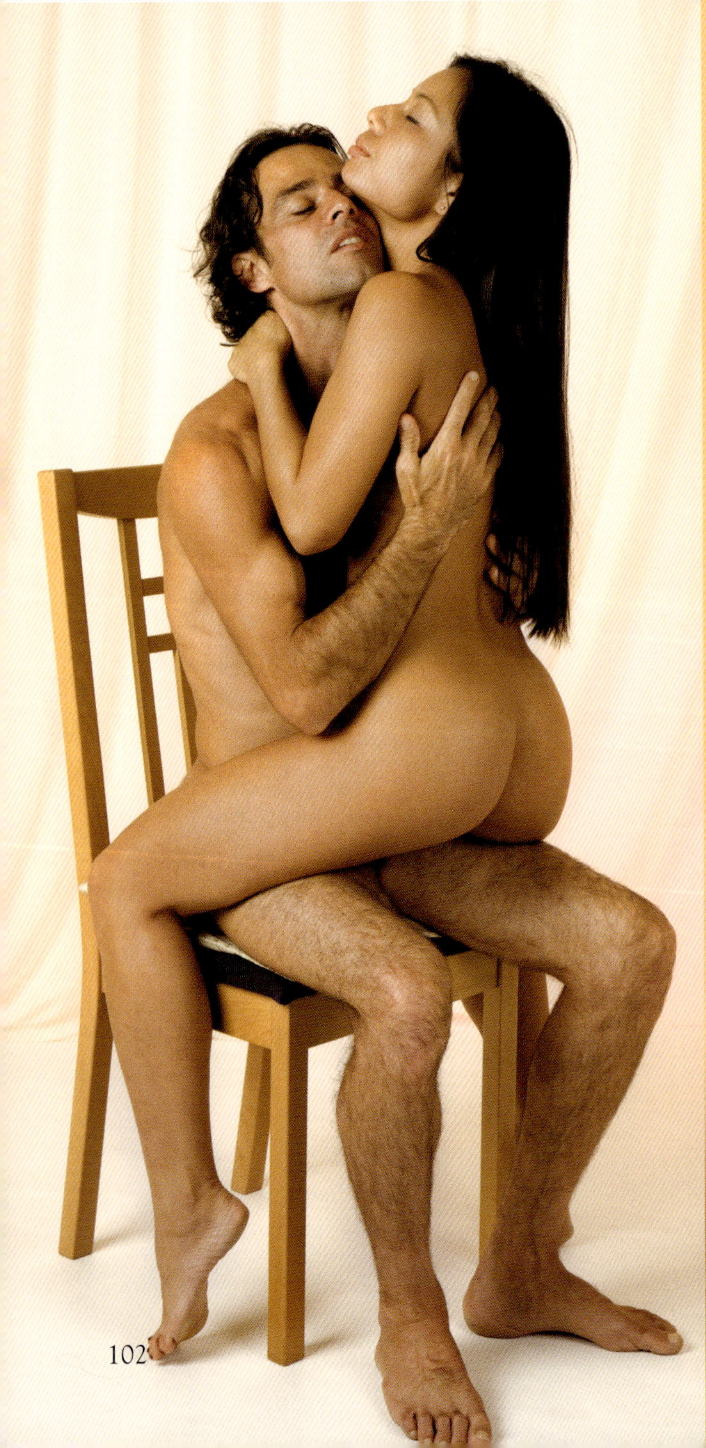

FRAU-OBEN-STELLUNG

In dieser Position kann die Frau sich austoben. Die Stellung eignet sich besonders
gut, die Frau zum Orgasmus zu bringen,
da sie die Klitoris durch ihre eigenen
Körperbewegungen stimulieren kann.

THRON-STELLUNG

In dieser Stellung könnt ihr auf entspannte
Weise König und Königin der Liebe sein,
indem ihr euch gemeinsam auf einen Stuhl
setzt, die Frau oben. Die Position ermöglicht
sehr lustvolle Schaukelbewegungen, tiefes
Eindringen und die Stimulation der Klitoris
durch die Bewegungen der Frau.

LÖWEN-STELLUNG

In dieser Position dringt der Mann von
hinten in die Yoni ein, was ein tiefes
Eindringen ermöglicht und der Frau das
Gefühl gibt, von ihrem Partner total besessen
zu werden. Um die Lust zusätzlich zu steigern,
kann der Mann seine Geliebte hinten in den
Nacken beißen. Für diese Stellung muss die
Frau total bereit und feucht sein, mit voll
erregter Yoni.

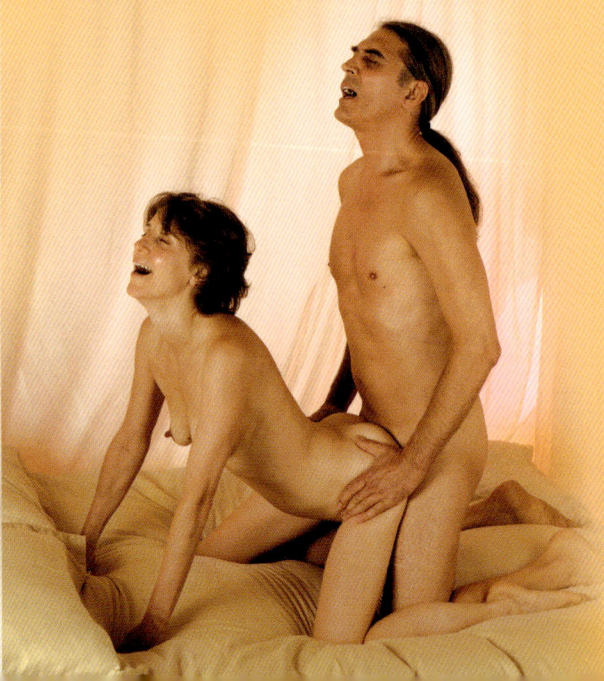

SCHEREN-STELLUNG

Das ist die ideale Stellung für Mann und
Frau, um sich zusammen in den Talorgasmus
hinein zu entspannen (siehe Seite 117).
In dieser Position kann die Frau das Lingam
in ihre Yoni einführen, auch wenn es nicht
erigiert ist. Dieses »Einstöpseln« ermöglicht
es dem Paar, sich in tiefer Intimität zu
begegnen und unterstützt die Frau in der
Entfaltung ihrer Weiblichkeit, weil es eine
Yin-Position ist (siehe Seite 109). Ruht
mindestens 20 Minuten lang in diesem
Zustand, um die volle Wirkung zu erleben.

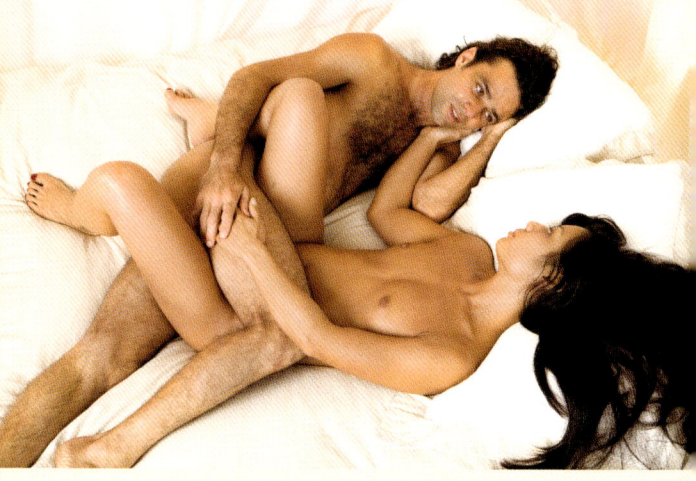

YAB-YUM-STELLUNG

Das ist die klassische Tantra-Position.
Yab-Yum fördert das Verschmelzen aller
sieben Chakras (siehe Seite 78) und koppelt
die sexuelle Energie an das kosmische
Bewusstsein an. Probiert aus, die Stirn
aneinander zu legen und im Einklang zu
atmen, um die Öffnung des Dritten Auges zu
erleichtern.

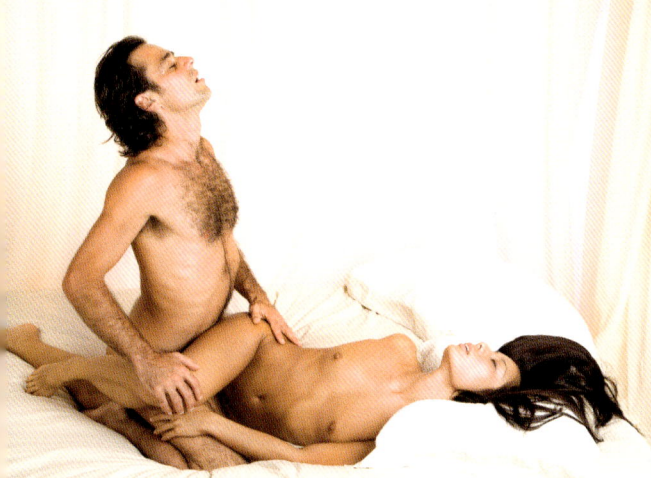

TIEFER HIMMEL

Zu dieser Stellung kann man leicht aus der
Scheren-Stellung übergehen. Sie erlaubt
weiche, tiefe Bewegungen in der Yoni, die
entspannend, nährend und sehr erhebend
sind. Beim Erreichen der Wonnezone
versucht einfach still zu halten und erlebt
den Himmel auf Erden.

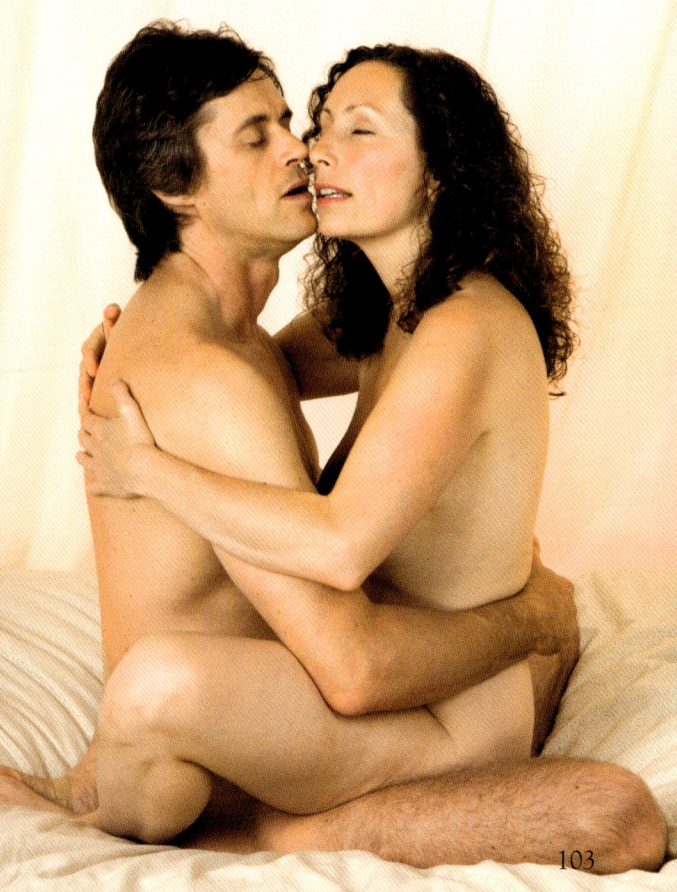

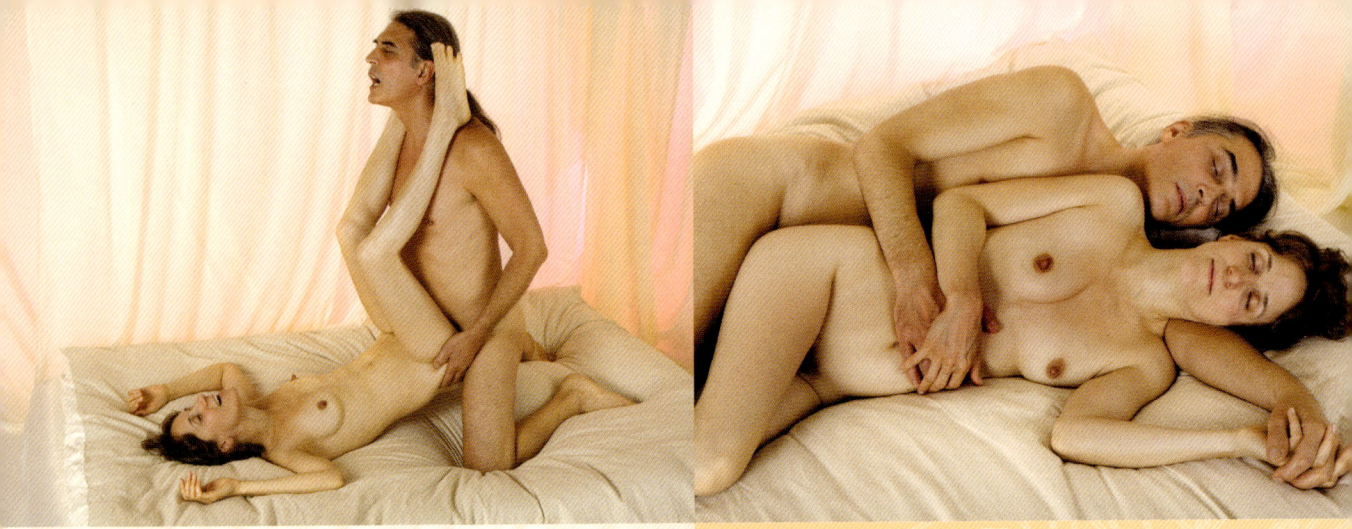

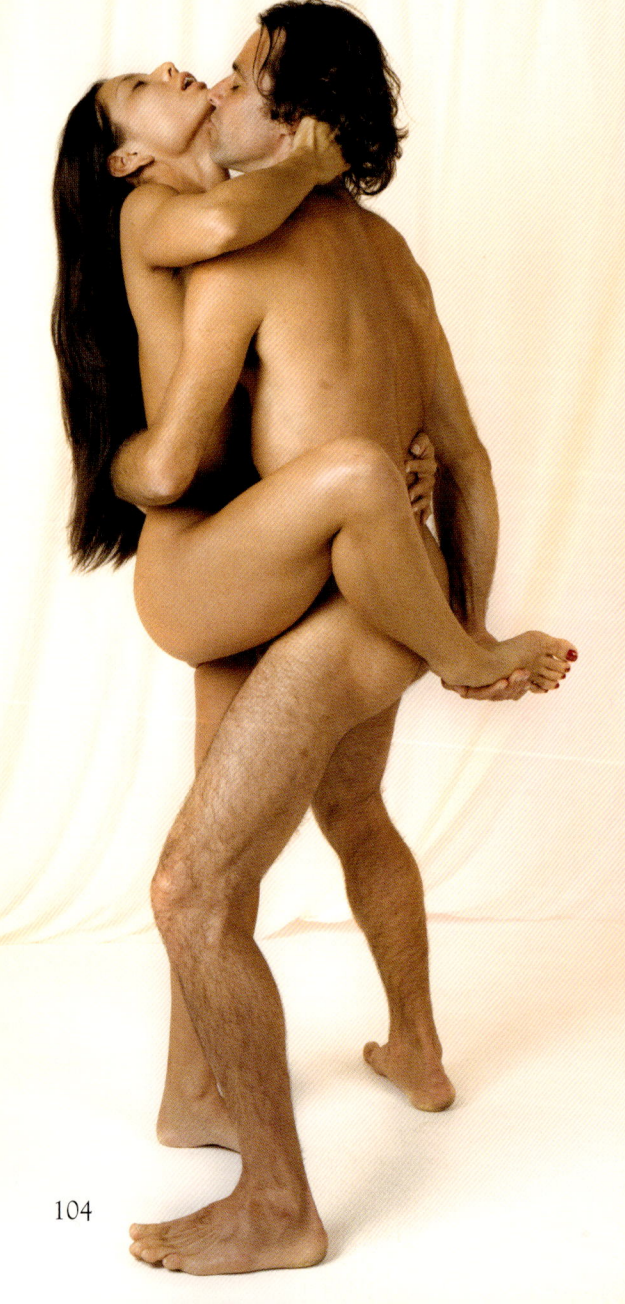

PFLUG-STELLUNG

Diese Yoga-Position ist ideal, wenn der Mann beim Sexakt seinen Samen in die Gebärmutter seiner Erdgöttin pflanzen will. Die Stellung ermöglicht tiefes Eindringen – aber Vorsicht! Die Yoni wird stark gedehnt und kann deshalb empfindlich sein.

LÖFFELCHEN-LIEGEN

Diese bequeme, nährende Stellung ist besonders geeignet, um dabei gemeinsam einzuschlafen. Während der Arm des Mannes die Frau umfasst und auf ihrem Bauch ruht, entspannt er sich, wobei sein Lingam von hinten in ihrer Yoni ruht.

STEHENDE POSITION

Diese Stellung kann fast immer und überall angewendet werden, wenn die Hitze des Augenblicks danach verlangt (und die Umstände es erlauben) – etwa im Wald, gegen einen Baum gelehnt. Der Mann kann von vorne oder von hinten in die Yoni eindringen.

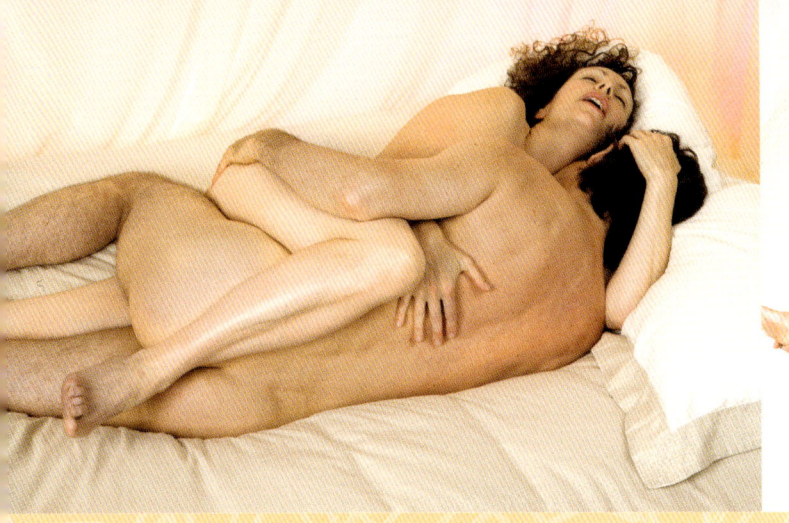

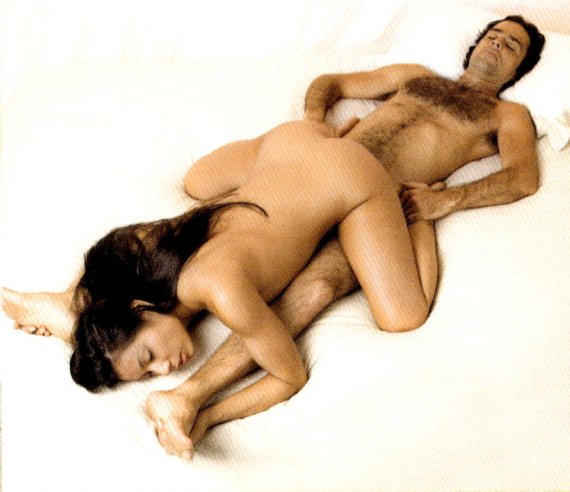

LIEBESUMARMUNG

Diese leichte und natürliche Stellung erlaubt, dass die Partner miteinander verschmelzen, indem sie sich bewegen oder still halten, leidenschaftlich oder entspannt, je nach Lust und Laune. Sie macht es auch bei penetrierendem Sex möglich, dass ein (oder beide) Partner mit der Klitoris spielen und dass sie sich küssen und liebkosen können. Die Beinpositionen können gewechselt werden, so dass es sich für beide bequem anfühlt.

AUFLADE-STELLUNG

Dies ist eine magische Stellung zum Wiederaufladen eurer Energie, wenn ihr schon eine Zeit lang Liebe gemacht habt. Die Frau sitzt rittlings auf ihrem Partner, sein Lingam in ihrer Yoni, wobei sie in Richtung seiner Füße blickt. Dann beugt sie sich langsam nach vorne, bis ihr Kopf zwischen seinen Füßen zu liegen kommt. Wenn es euch beiden bequem ist, könnt ihr still daliegen und euch 10 Minuten oder länger wieder aufladen.

FRAUENWONNE

Die Frau sitzt auf dem erigierten Lingam des Mannes, den Rücken an seine Brust gelehnt. Mit weit gespreizten Beinen entspannt sie sich total. Der Mann hat die Hände frei, kann also mit ihren Brüsten und der Klitoris spielen und sie langsam zu höchster Erregung bringen. Da er sich nicht so leicht bewegen kann, bewegt die Frau gelegentlich ihr Becken, gerade so viel, um die Erektion zu erhalten. In dieser Stellung kann die Frau ihrer Erregung nachgeben, ohne sich von der Dynamik der männlichen Bewegungen überrollt zu fühlen.

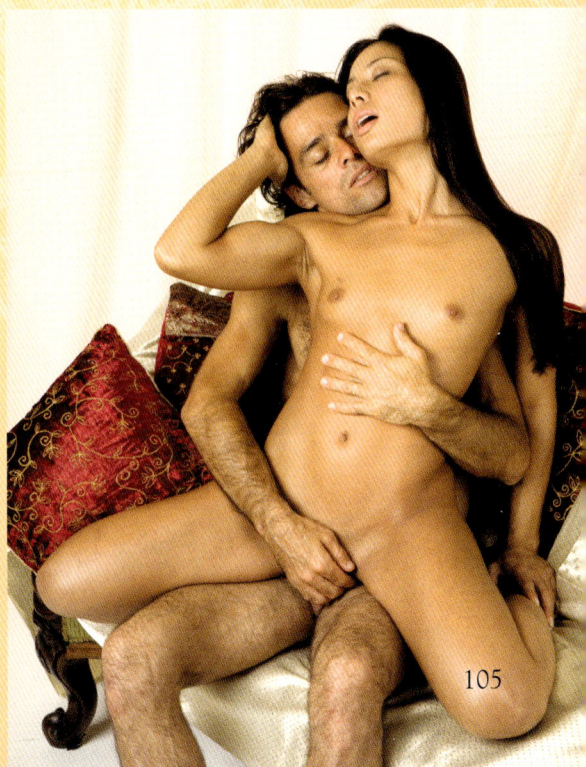

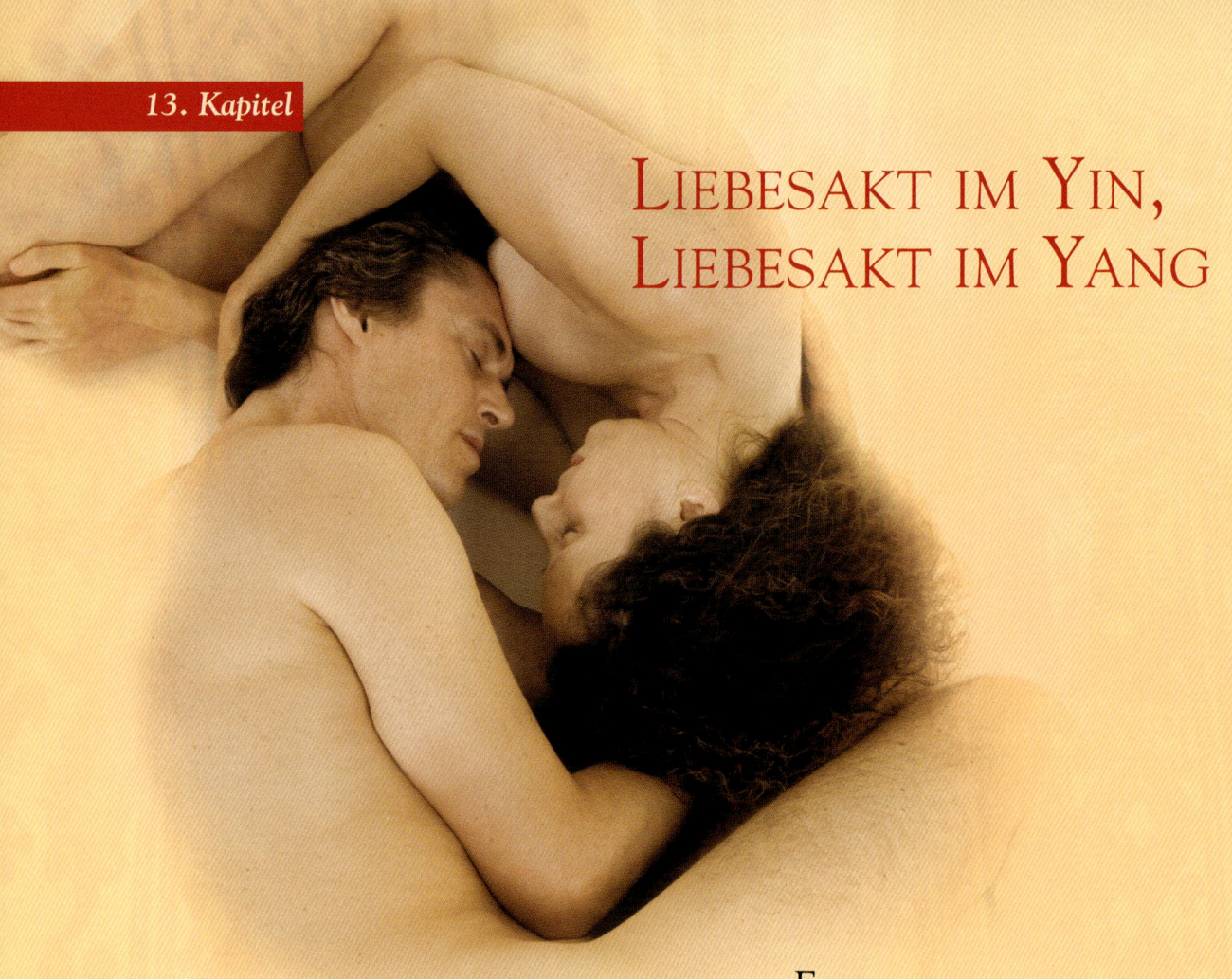

13. Kapitel

LIEBESAKT IM YIN, LIEBESAKT IM YANG

»Der Geist des Tales stirbt niemals,
man nennt ihn das unergründliche Weibliche,
und das Tor zum unergründlichen Weiblichen
ist der Ursprung von Himmel und Erde.
Er ist in uns allen immer vorhanden.
Schöpfe daraus, so viel du willst.
Er kann niemals versiegen.«

Aus dem *Tao-Te-King* von Laotse
(China, 6. Jh. v. Chr.)

Eine Frau liebt es, zu kuscheln, sich gegenseitig Zärtlichkeiten ins Ohr zu flüstern, zu streicheln und gestreichelt zu werden und sich dabei alle Zeit der Welt nehmen zu können, um einfach da zu sein und sich in dem Raum jenseits von Zeit und Denken aufzulösen, wo die Liebe regiert. Frauen können von dieser Art des Austauschs mit ihren männlichen Partnern gar nicht genug bekommen. Oft genug hört man Frauen klagen: »Warum kann ein Mann nicht romantisch oder kuschelig sein?« Viele Frauen sagen, dass ihnen beim Sex das Umarmen und Kuscheln am liebsten sei. Weil aber viele Frauen meinen, ihre Sexualität müsse so funktionieren wie die des Mannes, nehmen sie ihr Bedürfnis nach Zartheit und Streicheln nicht ernst genug. Wenn sie diesen Teil von sich verleugnen, sind sie oft unbefriedigt und rächen sich mit Zickigkeit und Herummäkeln.

Wenn ein Mann und eine Frau Liebe machen, treffen sich zwei entgegengesetzte Pole. Hat die Frau ihr weibliches Wesen freudig angenommen, kann sie für den Mann eine großartige Lehrerin sein. Um in sein Gleichgewicht zu kommen, braucht der Mann genau das, was die Frau hat – daher die Anziehung. Er kann es aber nicht bekommen, wenn die Frau diese weibliche Qualität bei sich selbst verleugnet und unterdrückt hat. Frauen müssen beim Sex ganz sie selber sein und sich den Raum nehmen, den sie brauchen.

Ein männlicher Liebhaber neigt beim Sex zu starker Yang-Aktivität. Das muss die Frau ausgleichen mit ihrer Fähigkeit, sich tief ins Yin hineinsinken zu lassen, in eine Tiefe von Liebe und Entspannung, in der sie sich gegenseitig einfach halten und immer tiefer ins Unbekannte eintauchen. Im Tantra spricht man vom »Talorgasmus« (siehe Seite 117). Je höher der Gipfel, desto tiefer das Tal. Und je tiefer das Tal, desto höher der Gipfel. Beides geht Hand in Hand. Wenn ihr beim Sex nur feurige Aktivität habt, entgehen euch die Tiefen der Liebe. Die Frau ist die Lehrerin des Mannes für den Talorgasmus. Und der Mann ist der Lehrer der Frau für den Gipfelorgasmus. Aber zuerst muss die Frau ihr eigenes Wesen erforscht und angenommen haben. Erst wenn sie ihren Yin-Aspekt völlig integriert hat, wird sie auch ihre Fähigkeit zur Yang-Leidenschaft in sich entdecken können.

LIEBEMACHEN IM YIN

Die Methode, sich im Yin-Modus zu lieben (siehe Seite 109) wurde zuerst von dem chinesischen Arzt Meister Sun beschrieben und danach im Laufe der Jahrhunderte

> »*Wenn ich bei der Tantra-Meditation mit Andrew in den Yin-Zustand eintrete, ist es für uns beide schön. Ich erlaube mir, nichts zu steuern oder zu machen. Aus der Entspannung kommt dann die Ekstase, und wir sinken in die natürliche Seligkeit unserer miteinander verschmolzenen Körper, ohne dass einer etwas tut. In dem Maße, wie jeder aufeinander folgende Höhepunkt höher und stärker wird, nimmt die Ekstase im Tal zu.*« Kavida

> »*Der ganze Prozess des Eintauchens in das Tal des Yin, in dem ich alles Tun loslasse und der Gipfel sich von selbst wieder einstellt, ist für mich sehr stark. Ich glaube, alle Männer haben diese Angst, ihre Erektion zu verlieren. Für mich war es sehr transformierend, das Tal zuzulassen, ins Nichts einzutreten und darauf zu vertrauen, dass die Erektion, wenn sie weggeht, auch wiederkommt.*« Andrew

mehrmals »wiederentdeckt«. Sie beruht auf Entspannung und Nicht-Tun. Erregung ist zulässig, aber nicht als Aktivität, sondern als etwas, das wie die Wellen im Meer sich auftürmt und wieder zurückfließt. Dieser Modus ist für die Frau nährend und für den Mann sehr regenerierend; er bietet dem Paar Gelegenheit, tief in die Erfahrung des Talorgasmus einzutauchen.

Auf dem spirituellen Pfad ist der Weg der Frau ein Weg der Hingabe. Sie trägt aber die entgegengesetzten Eigenschaften ebenfalls in sich: Sie kann auch feurig, leidenschaftlich und erbarmungslos sein. Ihre außerordentliche Kraft tritt erst zutage, wenn sie tief in ihre hingebungsvolle Natur eingedrungen ist – so tief, dass sie dem entgegengesetzten, ergänzenden Aspekt ihrer selbst begegnet und dadurch ganz wird.

Wenn die Frau ihre Yin-Natur beim Sex voll akzeptiert, wird sie noch während dieser Liebessitzung mit enormen Quellen feuriger Leidenschaft in Kontakt kommen, von denen sie nie geahnt hätte, dass sie in ihr schlummern. Sie wird total ausflippen. Ihre Ekstase wird grenzenlos sein.

Nun könnte man denken, wenn das Ziel darin besteht, dass die Frau ihr komplementäres Gegenteil manifestiert, könnte sie daran arbeiten, es zu kultivieren. Man darf aber nicht vergessen, dass alles Kultivierte unnatürlich ist; etwas Künstliches wird der Natur übergestülpt. Es bringt nicht die gleichen Ergebnisse und keine tiefe Befriedigung.

Die Wahrheit findest du, wenn du das, was du bist, in seiner ganzen Tiefe aufnimmst. Erst wenn du dort angelangt bist, wird die wahre und kostbare Blüte deines vollen Potenzials sich dir offenbaren. Es wird ohne jede Anstrengung geschehen. Worum es allein geht, ist das Loslassen in das ureigene Wesen. Das gilt genauso für den Sex wie für die Liebe und die Spiritualität. Die Frau muss die Gesetze des Yin kennen und verstehen, muss sich selbst als abgründige Tiefe erfahren, als unergründliches Mysterium, als kosmischen Mutterschoß und sich davon ins Herz der Liebe führen lassen.

DER WEG DES YIN

Wie der große taoistische Meister Laotse sagt, überwindet Wasser selbst den härtesten Fels. Auf die gleiche Weise ist das Yin, auch wenn es schwächer und verletzlicher erscheint als das Yang, tatsächlich viel machtvoller. Dieses Lebensprinzip verleiht der Frau Geduld, selbst wenn sie sich dessen vielleicht nicht bewusst ist. In Beziehungen findet die Frau in einem Dilemma ihren Weg oft dadurch, dass sie einfach schweigt oder »Ja« zu dem Mann sagt und sich ins Unvermeidliche fügt – was sie intuitiv als richtige Richtung erspürt. Sie gibt nach,

und durch ihr Nachgeben wird die Wahrheit einer Situation dann offensichtlich.

Diese Qualität verleiht der Frau Würde und Anmut. Wenn sie sich auf diesen wasserähnlichen, nachgiebigen Aspekt ihrer selbst einlässt, kann sie enorme Stärke in sich finden. Sie wird der ihr entsprechenden Richtung folgen, was auch immer geschehen mag. An einem Fluss sieht man oft, was für gewaltige Hindernisse die Felsen und Steinblöcke dem Wasser in den Weg legen, und es reagiert auf diese Herausforderung mit Stromschnellen oder Wasserfällen von großartiger, machtvoller Wirkung. Man muss sich diese Kraft einmal vergegenwärtigen, um nicht dem Irrtum zu unterliegen, diese Nachgiebigkeit des Yin für Schwäche oder Unterlegenheit zu halten. Das Yin ist einfach eine völlig andere Art von Kraft als das männliche Yang.

Ebenso können wir gleichgeschlechtliche Beziehungen zwischen Frauen von diesem Gesichtspunkt aus betrachten. Im Tao gibt es die Beobachtung, dass Wasser, das aus zwei Quellen zusammenfließt, sich leicht und auf natürliche Weise vermischt. Die indische ebenso wie die taoistische Tantra-Tradition halten das gegenseitige Verschmelzen und Einswerden unter Frauen für ganz natürlich. Liebesspiel ist zwischen Frauen ein nährendes Mittel, um ihre Yin-Qualitäten von Liebe, Hingabe, Weichheit und Schmelzen zu stärken.

Das heißt aber nicht, dass eine lesbische Beziehung einer heterosexuellen vorzuziehen wäre. Wenn eine Frau nur mit anderen Frauen Liebe macht, lässt sie sich die Wohltat und die Lernerfahrung entgehen, die im Verschmelzen mit dem anderen Geschlecht liegen kann. Der gegenwärtige Trend hingegen, dass heterosexuelle Frauen gelegentlich auch mit einer Freundin Liebe machen, ist gesund und natürlich. Auch wenn nicht jede Frau das Bedürfnis danach hat, kann es doch als positive Stärkung der Weiblichkeit gefeiert werden.

LIEBEMACHEN IM YIN

Wenn du mit deinem Partner zusammenliegst, ganz präsent, aber mit der inneren Haltung von Nicht-Tun, beginnt etwas zu geschehen: ein Zusammenfluss und Austausch von Energie. Diese Übung vertieft eure Intimität und macht euch mit Yin-Erfahrungen im Sex vertraut.

✦ Legt euch in Seitenlage nebeneinander auf das Bett, mit Abstand einander zugewandt, und schaut euch in die Augen. Rückt in kleinen Schritten näher zu eurem Partner und lasst euch genug Zeit, um jede Anspannung zu lösen. Bei jedem Näherrücken fühlt euren Körper und schaut, wie es sich anfühlt, in diesem Abstand mit dem Partner in Kontakt zu sein. Es besteht keine Eile, die Körper zusammenzubringen. Die Einstimmung auf dich selbst und deinen Partner kann mindestens 20 Minuten dauern.

✦ Schließlich lasst eure Körper sich berühren. Entspannt euch nur, tut gar nichts, nicht einmal streicheln oder den Körper bewusst bewegen. Haltet so ein wenig inne. Falls der Mann eine Erektion oder auch nur eine halbe Erektion hat, könnt ihr darangehen, »einzustöpseln«. Für das Eindringen des Lingam in die Yoni eignet sich am besten die Scheren-Stellung (siehe Seite 103). Auch mit schlaffem Lingam ist eine »weiche

Wenn ihr eine bestimmte Art oder Technik des Liebemachens ausprobieren wollt, ist es sinnvoll, eine bestimmte Anzahl von Liebestreffen mit festgelegter Zeitdauer zu vereinbaren. Wenn ihr die Abmachung erfüllt habt, lasst die Struktur wieder los und seid einfach natürlich zusammen. Auf diese Weise werdet ihr immer Ausgewogenheit herstellen können.

Penetration« möglich. Dazu nimmt die Frau den Penis in die Hand, indem sie die Vorhaut behutsam zurückzieht, das Lingam mit zwei Fingern am Eichelrand und zwei Fingern der anderen Hand an der Wurzel hält und Stück für Stück sanft in ihre Yoni hineinschiebt.

✦ Wenn das Lingam in der Yoni ist, wartet ein wenig, um zu sehen, was nun geschehen will. Es kann sein, dass der Körper sich von selbst bewegt, doch ihr solltet es nicht machen. Durch Wellen von Energie können eure Körper sich ekstatisch bewegen, aber ihr kehrt stets zur Entspannung und zum Nicht-Tun zurück. Lasst die Erektionen kommen und gehen. Bleibt so mindestens 40 Minuten lang »eingestöpselt«..

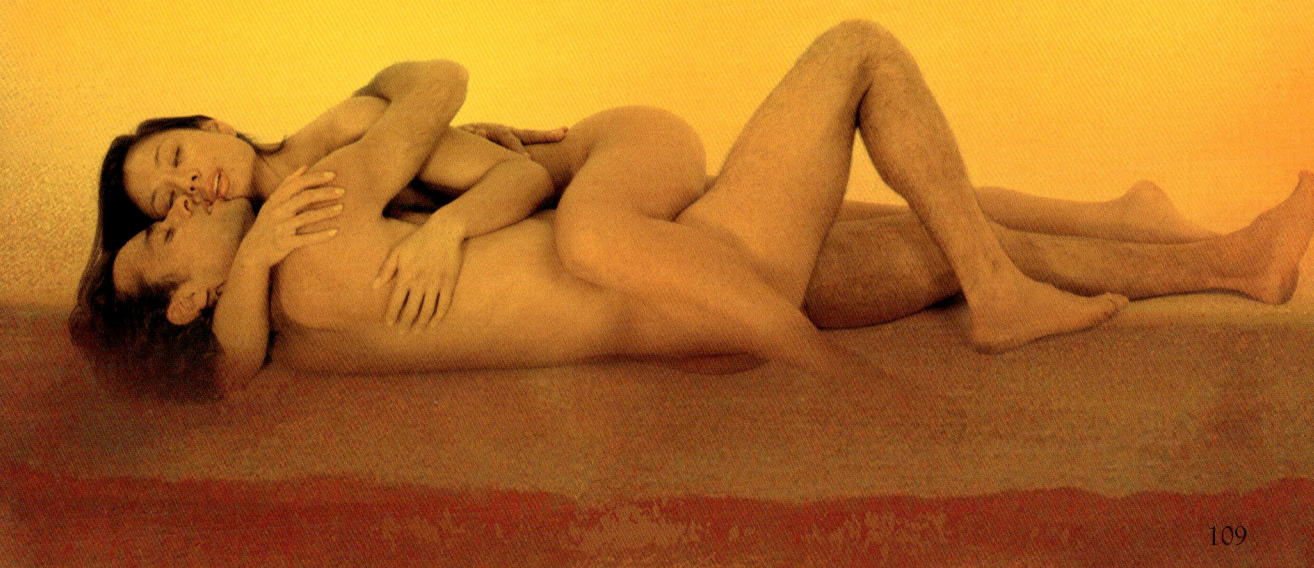

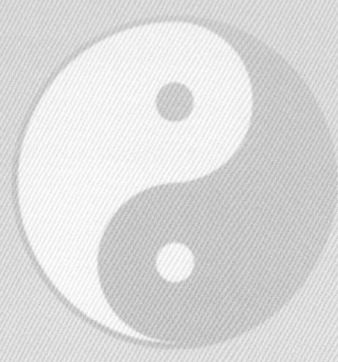

Yin und Yang

Das Symbol von Yin und Yang stammt aus dem alten China. Es beinhaltet alles Wertvolle der großen religiösen Lehren dieser Welt und weist auf wesentliche Lebensprinzipien hin. Darüber hinaus transportiert das Yin-Yang-Symbol machtvolles Wissen über das Wesen sexueller Beziehungen von Mann und Frau. Der schwarze Bereich symbolisiert das Weibliche, die Yin-Eigenschaften der Existenz, das sind die kühlen, ruhenden, fließenden, nachgiebigen, empfänglichen Aspekte des Lebens. Der weiße Bereich symbolisiert das Männliche, die Yang-Eigenschaften, in denen die heißen, aktiven, harten, starken, nach außen gerichteten Aspekte des Lebens umfasst sind. Der schwarze und der weiße Bereich sind so ineinander vernestelt, dass man darin ein Bild von Frau und Mann, die sich in den Armen liegen, sehen könnte. Die schwarze Fläche enthält einen kleinen weißen Punkt, die weiße Fläche einen kleinen schwarzen Punkt, was anzeigt, dass Yin zu Yang und Yang zu Yin wird und jedes einen Anteil des anderen in sich birgt.

Wenn ihr euch beim Sex tief ins Yin, in den Ruhezustand hinein entspannt, erlebt ihr, dass ihr automatisch wieder ins Yang, den nach außen gerichteten Zustand, kommt. Umgekehrt kommt ihr, wenn ihr euch total in den aktiven Yang-Zustand hineinbegebt, automatisch wieder ins Yin, den Ruhezustand. Im Fluss zwischen Yin und Yang sucht das Leben stets den Ausgleich.

Wir sind umgeben von Beispielen für dieses universelle Gesetz. Jeder Atemzug besteht aus einer Yin-Phase, dem Loslassen im Ausatmen, gefolgt von einer Yang-Phase, dem regenerierenden Einatmen, die sich in ständigen, ineinander übergehenden Wellen abwechseln. Du schläfst ein (Yin) und erwachst wieder (Yang). Die Nacht (Yin) weicht dem Tag, der Tag (Yang) weicht der Nacht. Du bist ein Mann oder eine Frau, aber du trägst in dir auch die Eigenschaften des anderen Geschlechts.

Befindest du dich in einem erweiterten Bewusstseinszustand, erkennst du, dass die höchste Wahrheit überall dort zu finden ist, wo die Gegensätze des Lebens zusammentreffen. Der Verstand hat die Neigung, sich jeweils nur einen Aspekt herauspicken zu wollen. Das Yin-Yang-Symbol ist ein deutlicher Hinweis, die gegensätzlichen, einander ergänzenden Polaritäten als Ganzes zu sehen, denn gerade dort, wo sie sich treffen, wird die Essenz des Lebens erfahren.

Ein vollkommen ausgeglichener Mann kann ebenso leidenschaftlich wie feinfühlig sein. Er vermag den Zustand des Yang ebenso zu leben wie den Zustand des Yin, da sein erweitertes Bewusstsein die Ganzheit des Lebens in allen Aspekten einschließt. Eine völlig ausgeglichene Frau kann nachgiebig, empfänglich und liebevoll sein, aber auch unverblümt und von einer kraftvollen Direktheit im Ausdruck.

Die kreativen Energien des Mannes

Die männliche Energie ist eine durchdringende, machtvolle schöpferische Kraft, deren Wesen nach Ausdruck drängt. Ihre Qualität ist feurig, heiß, aktiv, sich verströmend, entschieden, expressiv, stark, geradlinig, initiativ, erregend, zündend, aufsteigend, strahlend und hell. Ist die männliche Energie in ihrer reinsten Form im Spiel, dann sind all diese wundervollen

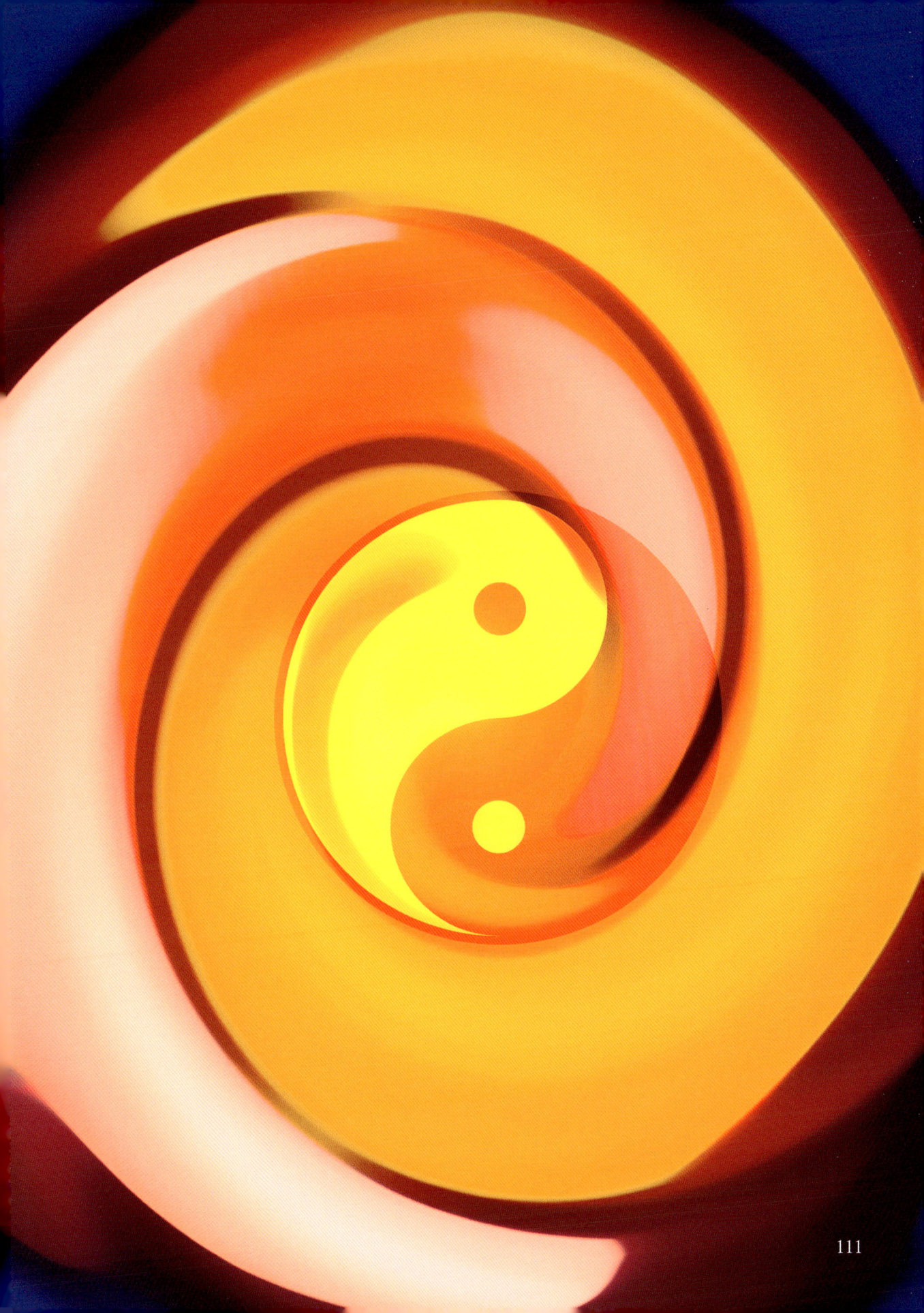

Qualitäten vorhanden und erleuchten die Welt.

Allerdings neigt die männliche Energie aufgrund ihres nach außen gerichteten Wesens dazu, immer etwas »dort draußen« zu suchen – außerhalb von sich selbst –, wodurch sie sich zuweilen verirrt und nicht mehr nach Hause findet. Die weibliche Energie ist prinzipiell mehr erdverbunden, auf dem Boden, wodurch die Frau den Mann zu einer ausgewogenen Lebenserfahrung zurückholen kann.

Die männliche Energie ist waghalsig und stets bereit, neue Entdeckungen und Ziele in Angriff zu nehmen, seien sie spirituell oder materiell. Auf der Suche nach sich selbst erforscht sie neue Seinszustände und neue Dinge, die das Mysterium der Schöpfung widerspiegeln. Seit Anbeginn der Zeit hat der Mann seine Energie dafür eingesetzt, Objekte, Hilfsmittel und Erfindungen ebenso wie Formen der Kunst zu entwickeln, in dem Bestreben, sein äußeres Leben zu verbessern und verschönern. Die Evolution seines Verstandes bescherte ihm die Freiheit zu denken und sich den Lebensstil zu erschaffen, den er für den besten hält. Allerdings verliert er sich häufig in seiner realitätsfremden Welt und verschwendet seine Energie an Richtungen und Projekte, die sich als destruktiv oder nicht im Einklang mit den Lebensprinzipien erweisen. Wenn dies geschieht, ist es ein Zeichen dafür, dass er die seelische Dimension seiner Energie außer Acht gelassen hat.

Dieselben Prinzipien gelten auch für die Sexualität. Beim Sex neigt der Mann dazu, in einem Muster stecken zu bleiben, dem er folgt. Es mag zunächst stimmig gewesen sein, aber dann wird er blind dafür, dass die Energie sich bereits verändert hat oder im Begriff ist, sich zu verändern. Dann steckt er in dem Dilemma, ob er seinen instinkthaften Impulsen folgen oder sie kontrollieren soll. Nur ein Mann konnte die Frage »Sein oder Nichtsein?« stellen. Diese Frage käme einer Frau gar nicht in den Sinn. Der Mann ist sich über die Rolle, die er beim Schöpfungsakt des Lebens spielt, unsicher. Als starker Mann oder Macho versucht er seine Unsicherheit zu verbergen, indem er eine Rolle spielt, die jede Frau als aufgesetzt durchschaut.

> *»Wenn in solcher Umarmung deine Sinne wie Laub geschüttelt werden, so gehe ein in dieses Schütteln!«*
>
> Shiva Sutra

VERBINDUNG VON TRIEB UND BEWUSSTSEIN

Das grundlegende Triebverhalten ist von der Natur vorprogrammiert. Diese Aspekte des Mannes wurden von den verschiedenen Kulturen und Religionen verteufelt, und infolgedessen trägt der sogenannte »zivilisierte« Mann ein gewisses Maß an Schuldgefühlen mit sich herum. Das Bemühen, die männliche Triebkraft (in der die männliche Energie wurzelt) in Schach zu halten, hat zahllose Perversionen in die Welt gesetzt. Wenn die Energie kein natürliches Ventil hat, findet sie pervertierte Ausdrucksformen. Sexuelle Perversionen, aber auch die in unserer Gesellschaft vorherrschende kopfgesteuerte Sexualität sowie Gewalt, Fanatismus, Orientierungslosigkeit und das Fehlen eines Lebenssinns sind Beispiele dafür. Entweder der Mann freundet sich mit seiner wilden Triebhaftigkeit an, oder er ist wurzellos – aber ohne Wurzeln kann keine Pflanze gedeihen und zum Blühen kommen. Die persönliche und spirituelle Entwicklung des Mannes hängen davon ab, ob er sich mit seinem Urtrieb anfreunden und mit dieser instinkthaften Energie leben und spielen kann.

Wenn der Mann seine nach außen gerichtete Schöpferkraft nach innen zu wenden vermag,

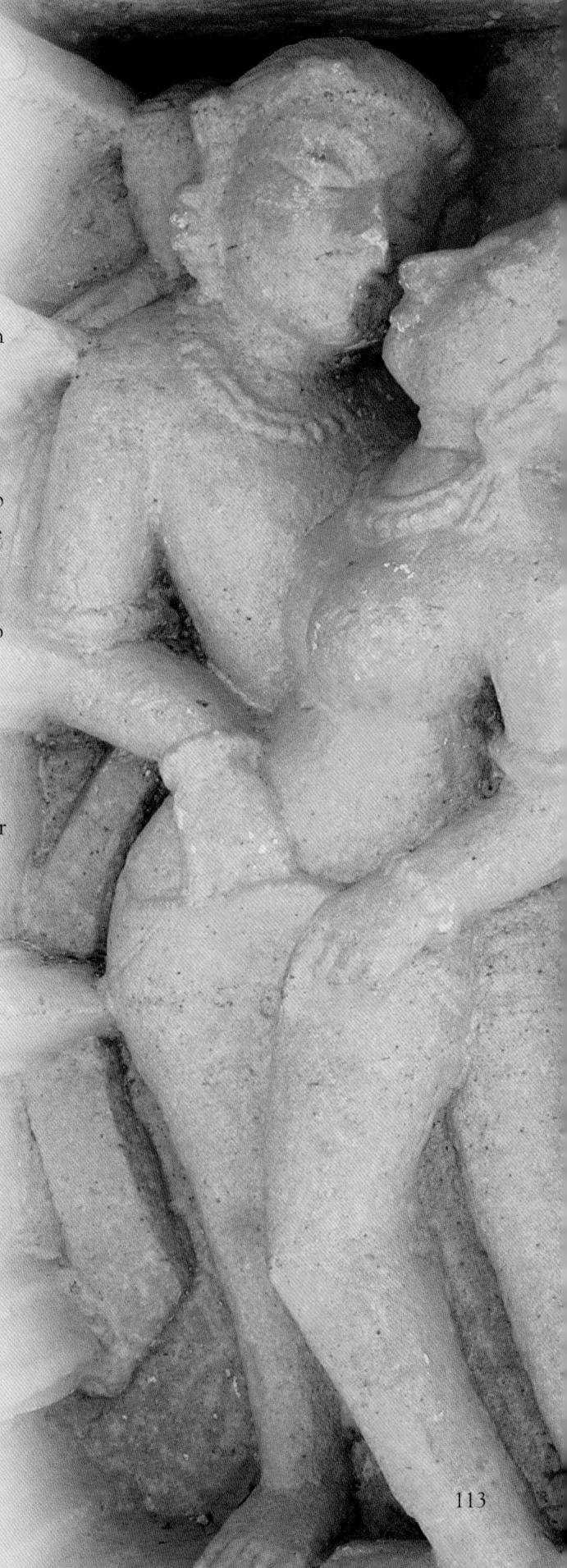

wird er sein Bewusstsein erwecken und dem Ruf seiner Seele und seiner göttlichen Natur folgen. Erst dann kann der äußere Ausdruck seiner Energie mit den höchsten Prinzipien im Einklang sein. Bewusstsein ist der Schlüssel zur Nutzbarmachung der männlichen schöpferischen Kräfte, der es ihm ermöglicht, sein volles Potenzial als Mitschöpfer des Lebens zu verwirklichen. Dadurch kann er sich weit über den Körper-Geist hinaus in neue Dimensionen von Seligkeit und Ekstase ausdehnen und die eindimensionale Triebhaftigkeit transzendieren.

Manche Männer lehnen ihre Triebhaftigkeit ab und versuchen, sich darüber zu erheben, indem sie ihren Verstand und dessen logische Rationalisierungen, Philosophien, gelehrte Studien und Theorien dafür einspannen. Sie glauben, die Ratio würde den Menschen über das Tierreich erheben. Der Intellekt ist ein erstaunlicher Biocomputer, ein wundervolles Werkzeug im Dienst der Intelligenz, aber er ist sehr stark an den Körper gebunden, an die Instinktnatur, die Sozialisierung durch die Gesellschaft und das soziale Umfeld. Der Verstand an sich ist nicht intelligent. Wenn du ihn bittest, mit dem Denken aufzuhören, ist er dazu nicht imstande – er fährt damit fort wie eine Schallplatte, die einen Sprung hat.

Ist Bewusstheit vorhanden, weist der Denkmechanismus eine verfeinerte Qualität wahrer Intelligenz auf, eine Qualität des wahrnehmenden Zeuge-Seins bei der Zusammenschau von Körper, Denken und Fühlen. Diese wahre Intelligenz kann aus der Seelenebene hervorgeholt werden, und zwar durch tantrische Meditation.

Wenn sich das aus der seelischen Ebene aufsteigende Bewusstsein mit den instinkthaften Qualitäten verbindet, ist das Ergebnis ein Fest der Lebensenergie im Kontext von Liebe und eine achtungsvolle Haltung gegenüber allem Leben. Dann wird die Materie vom Licht des Geistes durchdrungen; das Instinkthafte wird erhellt und gleichzeitig veredelt.

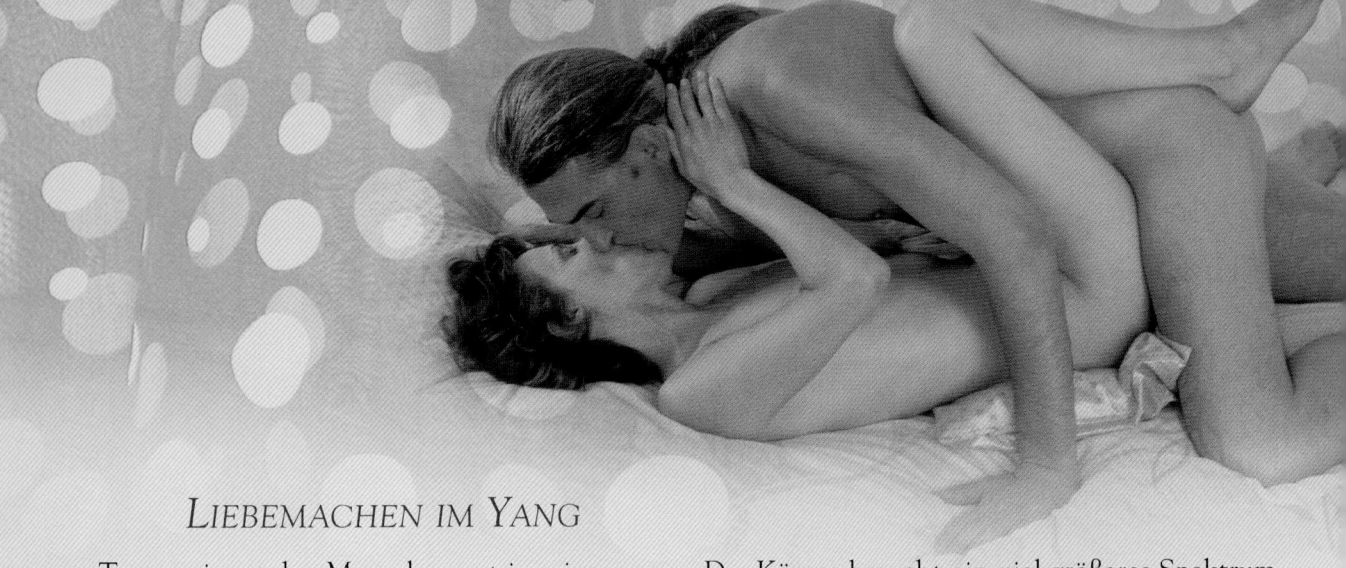

LIEBEMACHEN IM YANG

Tantra nimmt den Mann bewusst in seiner Ganzheit wahr und verleugnet nichts. Die triebhaften Aspekte des Mannes dienen als Ausgangsbasis und werden in den Nektar der Erfüllung transformiert. Im Sex führt das feurige, wilde Wesen der männlichen Energie das Paar zu einem erhöhten Seinszustand, einer Gipfelerfahrung. Um zu dieser Erfahrung zu gelangen, muss das Paar seine Wildheit in reiner Form zulassen, mit totaler Hingabe an die Leidenschaft. Es ist die Erfahrung reiner, ungezähmter Energie, die den ganzen Körper durchströmt und keinen Körperbereich vom Orgasmus ausklammert. So wird die lokalisierte genitale Erfahrung der Sexualität in eine orgasmische, den ganzen Körper ergreifende Erfahrung transformiert.

Um einen Ganzkörperorgasmus haben zu können, muss der Mann seinen ganzen Körper zum Lingam werden lassen, und die Frau muss ihren ganzen Körper zur Yoni werden lassen. Das Paar verliert das Ichgefühl und erlebt sich als reine Energie. Dann können sie ihre Leidenschaft voll ausschöpfen, und der Mann kann mehrere Orgasmen haben. Leidenschaft in reinster Form heißt nicht, dass der Mann nur kräftig zustößt, um einen heißen Moment von höchster Intensität zu provozieren, der schnell im Samenerguss endet. Das reicht nicht aus, um die unglaublichen Geschenke freizu-setzen, die das männliche Feuer in sich birgt.

Der Körper braucht ein viel größeres Spektrum an Bewegungen als lediglich ein »Stoßen«. Die Energie der Leidenschaft selbst wird unkontrol-lierbare Bewegungen des Körpers auslösen.

Dabei sind auch Laute sehr wichtig. Erlaube dir, alle möglichen Laute von dir zu geben, ohne sie zu zensieren. Eine wirklich leidenschaftliche Erfahrung ist ohne Laute nicht möglich. Vergiss deine ganze »Zivilisiertheit« und kehre in den Zustand wilder Tiere zurück.

Wenn du dir erlaubst, deine leidenschaftliche Yang-Energie zu leben, wird es dich von allen einengenden sexuellen Beziehungsformen befreien. Den wilden Mann in dir zu kennen, wird dich für die Frauen sehr attraktiv machen. Eine Frau sucht einen Mann mit Leidenschaft, denn nur mit einem solchen Mann kann sie ihre Totalität im Orgasmus durch ihren eigenen Yang-Aspekt entdecken.

Die indischen Tantrikas waren immer schon wilde, ungezähmte Leute, weil ihnen klar ist, dass die großen existenziellen Gesetze nicht an unsere sogenannte »Zivilisiertheit« gebunden sind. Sie praktizieren wildes, ekstatisches Tanzen, denn es ist ein sehr machtvolles Mittel, um den Körper und seine Energien für neue, erweiterte Bewusstseinszustände zu öffnen. Durch Tanzen erreichen sie einen tranceartigen Zustand, in dem das Ich verschwindet und nur Shiva existiert. In diesem Augenblick wird der Tänzer ins Reich der Götter emporgehoben.

NATARAJ: DER TANZENDE SHIVA

Nataraj – »Herr des Tanzes« – ist einer der Namen von Shiva, der nach der indischen Mythologie die Welt im Tanz erschuf. Diese Meditation ist sowohl für Männer als auch für Frauen geeignet. Wer total in die Erfahrung der beiden Phasen hineingeht, findet zur Balance, zur inneren Verschmelzung von Yin und Yang. Durch diese Meditation wirst du ermächtigt, Schöpfer deines eigenen Schicksals zu werden.

✦ Yang-Phase: 40 Minuten ekstatisches Tanzen. Werde zu Shiva Linga, tanze die Sterne, die Sonne und den Mond, die Bäume und die Pflanzen, die Berge und den Himmel, die Tiere. Werde eins mit der Schöpferkraft, die das ganze Leben hervorbringt.

✦ Yin-Phase: Lege dich für 15 Minuten bewegungslos und still hin und lass los.

✦ Steh auf und bringe den Tanz zu einem sanften Abschluss (3 Minuten), um alle Energien zu integrieren.

CDs mit Musik zur Begleitung deiner Meditation unter Quellenangaben und auf Seite 192

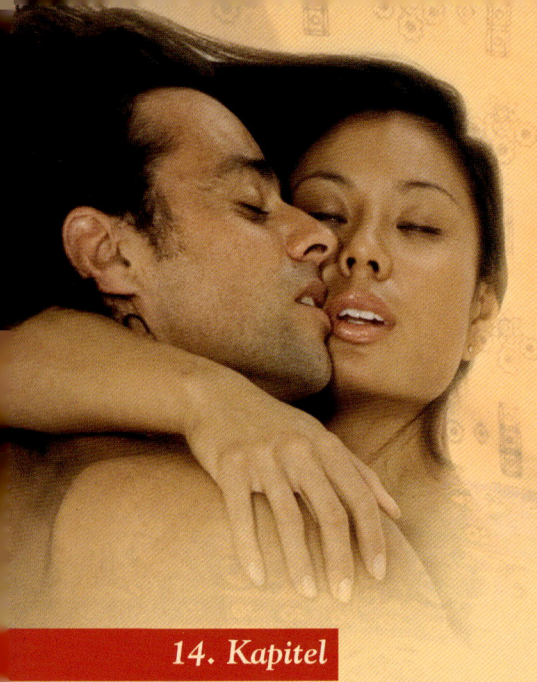

SEXUELLE ERFÜLLUNG
IN DER PARTNERSCHAFT

14. Kapitel

»Himmel (Mann) erschafft,
Erde (Frau) ist empfänglich.
Der Mann ist aktiv und sucht so die Ruhe,
die Frau ist ruhig und sucht so die Aktivität.
Jeder muss die Essenz des anderen aufnehmen,
um vollständig zu sein.«

Handbuch der Weißen Tigerin: weibliche Tao-Meister
(China, 18. Jh.), frei übersetzt nach Hsi Lai

Für erfüllenden Sex brauchen Mann und Frau beide den Raum, ihre einzigartigen Eigenschaften auszudrücken und zu erleben. So wie Sonne und Mond im 24-Stunden-Zyklus ihre Zeiten haben, in denen sie scheinen, ist es auch bei Mann und Frau in einem Zyklus des Liebemachens. Die Grafik stellt eine Serie von drei Gipfeln und drei Tälern dar, die sich in Wellen immer höher und immer tiefer

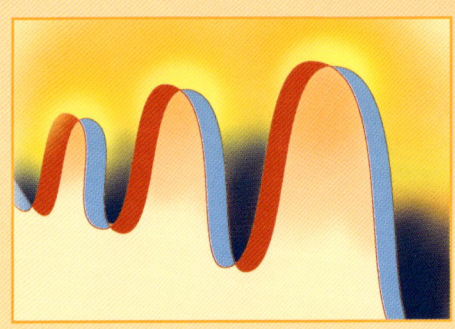

bewegen. Sie machen deutlich, wie sich während einer Liebessession das Yang zyklisch in Yin und das Yin in Yang verwandelt. Diese Zyklen kann man nicht durch Technik produzieren, denn sie sind ein Phänomen, das sich beim Liebemachen auf natürliche Weise einstellt. Um erfüllten Sex zu haben, müsst ihr einfach diesen natürlichen Vorgang zulassen.

Da die meisten Leute in den Sinneskünsten nicht gebildet sind, wird Sex allgemein nur als Yang-Domäne betrachtet, durch Steigerung der Erregung bis zum Gipfel. Ein Paar tut sich

zusammen, mit der innerlichen Zielerwartung eines Orgasmus, voll fieberhafter Intensität wie ein heißes Feuer, das schnell wieder erlischt. Die Frau bemüht sich, die Hitze und Erregung des Mannes so gut sie kann mitzumachen. Dann begeben sie sich in leidenschaftliche Sexaktivität, die so angelegt ist, dass sie schnell ins höchste Yang mündet, den männlichen Höhepunkt. Damit wird der Sexakt als beendet betrachtet. Wenn die Frau in diesem Drehbuch Glück hat, gelingt es ihr, den Gipfel der Erregung ebenso schnell zu erklimmen wie ihr Geliebter. Viele Frauen sind aber nicht so schnell und geben auf oder täuschen einen Orgasmus vor, oder sie tun so, als wäre ihr Orgasmus nicht so wichtig.

An diesem »Gipfel«-Sex ist nichts verkehrt. Wenn es aber die einzige Art und Weise darstellt, wie ein Paar in Liebe zusammenfindet, dann ist das zu einseitig und gibt der weiblichen Energie keine Chance, sich entfalten zu können.

ERFORSCHUNG DER GIPFEL UND TÄLER DER LIEBE

Wenn wir beim Sex Bewusstheit ins Spiel bringen, läuft ein ganz anderes Szenario ab. Bewusstheit bedeutet einfach, alles bewusst wahrzunehmen und geschehen zu lassen, ohne dass der Verstand sich beurteilend und kontrollierend einmischen darf.

Ein Paar will Sex. Sie wünscht sich Zärtlichkeit und die langsame Steigerung ihrer Erregung. Ihn drängt es, möglichst schnell in sie einzudringen.

Nun eröffnet sie mit Zartheit durch liebevolles Streicheln und Liebkosen und bezieht auch seinen Feuerstab, das Lingam, mit ein. Mit lobenden Worten für das Wunder seines göttlichen Lingam liebkost und massiert sie ihn, aber nicht, um ihn anzumachen, sondern um die sinnliche Energie in Fluss zu bringen und dann durch ihre Berührung über seinen ganzen Körper zu verteilen. Das fühlt sich so nährend und entspannend an, dass der Mann sich für das Wunder der sinnlichen, wertschätzenden Berührung öffnet.

Als Nächstes liebkost er ihren Körper, konzentriert sich auf den unteren Bauch und hilft ihr, sich ihm zu öffnen. Seine Berührung ist entspannt, ohne Absicht, die Frau anzuturnen, in liebevoller Anerkennung ihrer Göttin-Natur. Dann widmet er sich den Brüsten und drückt auch ihnen seine Liebe durch Streicheln, Halten, Massieren und anerkennende Worte aus. Mit liebevollen Strichen verteilt er die geweckte Energie über den ganzen Körper seiner Partnerin.

Da das Grundbedürfnis der Frau nun gestillt ist, beginnen sie sich leidenschaftlich zu küssen. Er berührt ihre Yoni und entdeckt, dass sie größer und feucht geworden ist, und er liebkost sie dort oder ehrt die Yoni mit Küssen. Wenn die Frau schließlich zur Penetration bereit ist, dringt er behutsam in sie ein. Sie bewegen sich und genießen intensive Lustgefühle, während sie auf einen Gipfel zusteuern und sich eins zu fühlen beginnen, als wären sie zu einer einzigen Energiesäule verschmolzen. Doch ehe der Ruf nach Ejakulation sich mit einem Flüstern meldet, taucht eine kleine Lücke auf, in der einer oder beide sich distanziert fühlen und die Hitze der Leidenschaft plötzlich nachlässt. Dieser delikate Moment ist leicht zu verpassen. Der Mann meint dann vielleicht, dass etwas nicht stimmt und versucht, die Energie noch mehr anzutreiben. Wenn er sich statt dessen in die Lücke hinein entspannt, lässt vielleicht seine Erektion nach. Beide werden von Entspannung erfasst.

Das schlaffe Lingam kann sogar aus der Yoni schlüpfen. An diesem Punkt übernimmt die Yin-Energie.

Die beiden gelangen ins tiefe Tal der Liebe und entspannen sich zusammen, als wären sie eins. Sie liegen regungslos, noch verschmolzen aber völlig entspannt, und atmen ganz im Einklang, mit langsamen, tiefen Atemzügen. Wenn sie ihr Stirnzentrum aneinanderlegen, kann es sein, dass sie in einen ozeanischen Zustand von Ichlosigkeit und Nicht-Denken eintreten. So liegen sie vielleicht 20 Minuten lang da, in einem Zustand tiefer Meditation. Dann beginnen sie auf geheimnisvolle Weise aus der kühlen Tiefe des Ozeans wieder aufzutauchen. Es taucht wieder die Regung auf, Liebe auszutauschen.

Eingehüllt in ein feines Glühen fühlen sie die Erregung zurückkommen und die Lust sich erneut aufbauen. Sie folgen wieder ihrem Körper.

Beim zweiten Erklimmen des Gipfels sind sie diesmal freier, freudiger und verliebter als je zuvor. Frische Quellen von offenbar grenzenloser Energie sind entfesselt. Vor dem zweiten Aufstieg zum Gipfel hat die Frau genug Zeit gehabt, ihre Yin-Natur zu entfalten, darum ist sie nun ganz entspannt und in Harmonie mit ihrem Partner. Das Männliche und das Weibliche sind ausgeglichen. Eine Qualität zeitloser, exquisiter Seligkeit erfüllt beide. Das Verlangen, in diesem Zustand ewig zu verweilen, verlangsamt ihre Bewegungen und führt sie sanft in ein zweites Tal. Dort verweilen sie, eingetaucht in die ekstatische Einheit von Körper und Seele. Der zweite Aufstieg und das darauf folgende Tal können jeweils 15 bis 20 Minuten dauern.

Beim dritten Aufstieg fühlen sie sich wie berauscht vom göttlichen Liebesspiel. Sie bilden einen einzigen ausgewogenen und vollständigen Energiekreis. Ihr Liebesspiel ist zeitlos, spielerisch, expansiv und ekstatisch. Jede kleinste Bewegung schenkt Seligkeit. Der Orgasmus ist zu einem anhaltenden, den ganzen Körper umfassenden Phänomen geworden. Jede Zelle pulsiert zur Musik der Liebe. Nun können sie weitergehen zum Samenerguss, oder auch nicht. Das Ziel hat sich völlig aufgelöst. In ihrem Einssein sind sie im Frieden mit allem, was der Augenblick bringt. Von dieser Höhe aus fühlt sich das Loslassen ins dritte Tal wie das sanfte Herabschweben einer Feder auf einem Sonnenstrahl an. Wer könnte jetzt sagen, wo oben und unten ist? Gipfel und Tal, Yang und Yin sind zu einer Einheit verschmolzen.

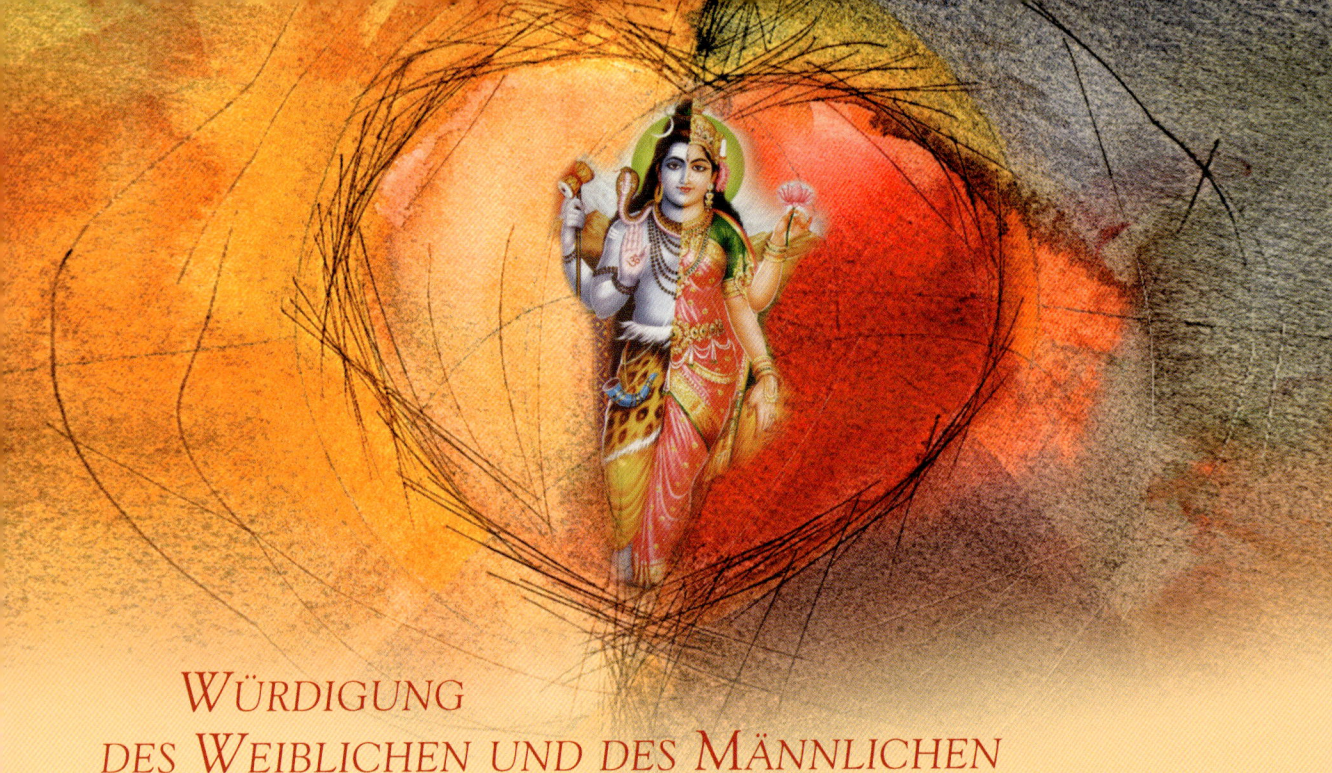

WÜRDIGUNG
DES WEIBLICHEN UND DES MÄNNLICHEN

Der auf Seite 117 beschriebene Ablauf gibt eine Vorstellung davon, wie ihr als Paar mit den natürlichen Wellen von Yin und Yang, die beim Liebemachen auftreten, spielen könnt. Diese Art von Liebesspiel könnt ihr so lange fortsetzen, wie ihr Lust habt. Es kann dabei zum Orgasmus kommen oder auch nicht. Ihr könnt eure Session nach einem Gipfel und einem Tal beenden oder nach zwei Gipfeln und einem Tal oder nach drei Gipfeln und drei Tälern – wie es sich für euch am besten anfühlt.

Diese Art sich zu lieben würdigt die Frau ebenso wie den Mann und ist deshalb für beide zutiefst befriedigend. Wenn das Yang an erster Stelle steht, erfüllt das die körperlichen und psychischen Bedürfnisse des Mannes. Es ist aber auch für die Frau zutiefst befriedigend, wenn sie die Nahrung bekommt, nach der ihre Seele lechzt. Die männliche Energie ist für sie eine vitale Nahrung, die ihren eigenen inneren männlichen Aspekt weckt, ohne den sie sich niemals als vollständig erleben könnte.

Wenn das Yin an erster Stelle steht, kann die Frau sich tief in die Entfaltung ihrer weib-

lichen Natur hinein entspannen. Hier wird ihre Weiblichkeit immer pikanter, ausgedehnter und geheimnisvoller. Der Mann kann, weil er sich ausruht, in diesem Zustand die wahre Essenz des Weiblichen in sich aufnehmen und damit ein tiefes Verlangen seiner Seele erfüllen. Er entdeckt, dass er dem natürlichen Funktionieren der Energie vertrauen kann, und ist dadurch vom Leistungsdruck befreit. Wenn er sich tief ins Yin hineinsinken lassen kann, erhält er dadurch Zugang zu frischen Quellen von Yang-Energie wie nie zuvor.

Wenn es einem Paar gelingt, die weiblichen ebenso wie die männlichen Aspekte beim Liebemachen zu würdigen, gelangen sie zu einer tiefen Intimität. Weil beide die Erfüllung ihrer Sehnsüchte erleben, fühlen sie füreinander überströmende Liebe und Dankbarkeit. Jede Liebessession wird zu einem Ausflug ins Unbekannte, bei dem sie einfach hinhören und achtgeben, was in der Alchemie ihrer Vereinigung auf natürliche Weise geschieht. Wenn das Paar drei Zyklen von Yin und Yang in einer Session durchläuft, hat der Mann keinen

Energieverlust, selbst wenn er ejakuliert. Das liegt daran, dass sie bis zum dritten Höhepunkt einen ausgeglichenen Energiekreis geschaffen haben, wobei sie sich gegenseitig ständig aufladen. Dieser Zustand heißt auch »Große lebenserneuernde Vereinigung«.

Um dahin zu gelangen, braucht ihr einfach den Mut, ehrlich mit dem umzugehen, was im Augenblick mit eurer Energie passiert. Lasst alles fallen, was auf Leistung und Darstellung abzielt. Seid einfach, kindlich, spielerisch und total. Wenn ihr beim Liebemachen halbherzig seid, werdet ihr weder einen Gipfel noch ein Tal erleben. Totalität ist alles.

Manchmal kann Angst die Paare daran hindern, diese Art von Vereinigung zu erleben. Das Tal steht für Tod ebenso wie Erneuerung; totale Hingabe und Entspannung sind eine Art kleiner Tod. Ihr lasst eure getrennte Identität los und verschmelzt mit dem Ursprung, was sowohl eine große Sehnsucht als auch große Angst berührt. Die Angst kommt daher, dass ihr die Kontrolle aufgebt und etwas Größeres die Führung übernimmt. Wenn ihr diesen Vorgang zulasst, entdeckt ihr einen egolosen Seinszustand – ähnlich dem, wie ein Kleinkind das Leben erfährt. Als Baby habt ihr diesen Zustand unbewusst erlebt, während ihr als Erwachsene bewusst seid. Dadurch wird es zu einer spirituell transformierenden Erfahrung. Die Mystiker nennen es die »Zweite Geburt«.

Das Liebemachen ist einer der besten Wege, um alle Grenzen aufzulösen und ins ozeanische Einssein nicht nur mit dem Liebespartner, sondern mit dem ganzen Universum einzugehen.

Vernon, Finanzmanager, 59, ist seit 17 Jahren mit **Valerie**, 58, ganzheitliche Heiltherapeutin, verheiratet. Sie haben diese Methode, Yin und Yang ins Liebemachen zu integrieren, in einer Tantra-Gruppe kennen gelernt.

Valerie: Das Liebemachen in Yin und Yang hat uns an unsere Anfangszeit erinnert, in der wir uns oft stundenlang geliebt haben und mehr als einmal zum Höhepunkt gekommen sind. Ich weiß jetzt, dass dies deshalb so erfüllend war, weil die Yin-Qualität auf natürliche Art Raum hatte. Dieses Lieben mit drei Gipfeln und drei Tälern hat uns wieder in die Zeit zurückversetzt, als wir frisch verliebt waren. Ich erlebte das gleiche Gefühl der Befriedigung.

Vernon: Wir gingen bis zum Gipfel, aber nicht weiter bis zur Ejakulation. Wir haben uns ganz sanft ins Tal hinuntertreiben lassen. Beim nächsten Mal erreichten wir einen noch höheren Gipfel. Der dreimalige Anstieg zum Gipfel verjüngt die Libido. Ein fantastisches Gefühl!

Valerie: Diese Methode ist besonders gut für ältere Leute, deren Libido nachgelassen hat.

Vernon: Ich habe sonst Erektionsprobleme, aber diesmal war meine Erektion viel härter und größer. Drei Gipfel und drei Täler zu erleben war einfach großartig.

Valerie: Es hat uns beiden den Leistungsdruck genommen. Sehr oft war ich unter Druck gewesen, um nicht zurückzubleiben im Sex, und habe versucht, vor Vernon oder gleichzeitig mit ihm zu kommen. Dadurch, dass beides Raum bekommt, Yin und Yang, fällt der Druck weg.

Vernon: Dieser Liebesstil gibt uns beiden Raum. Wir entdecken ein starkes Gefühl von Nähe, besonders wenn wir ins Tal kommen. Einfach zusammen dazuliegen und immer tiefer intim zu versinken, ist eine völlig neue, wunderbare Möglichkeit für unsere Beziehung.

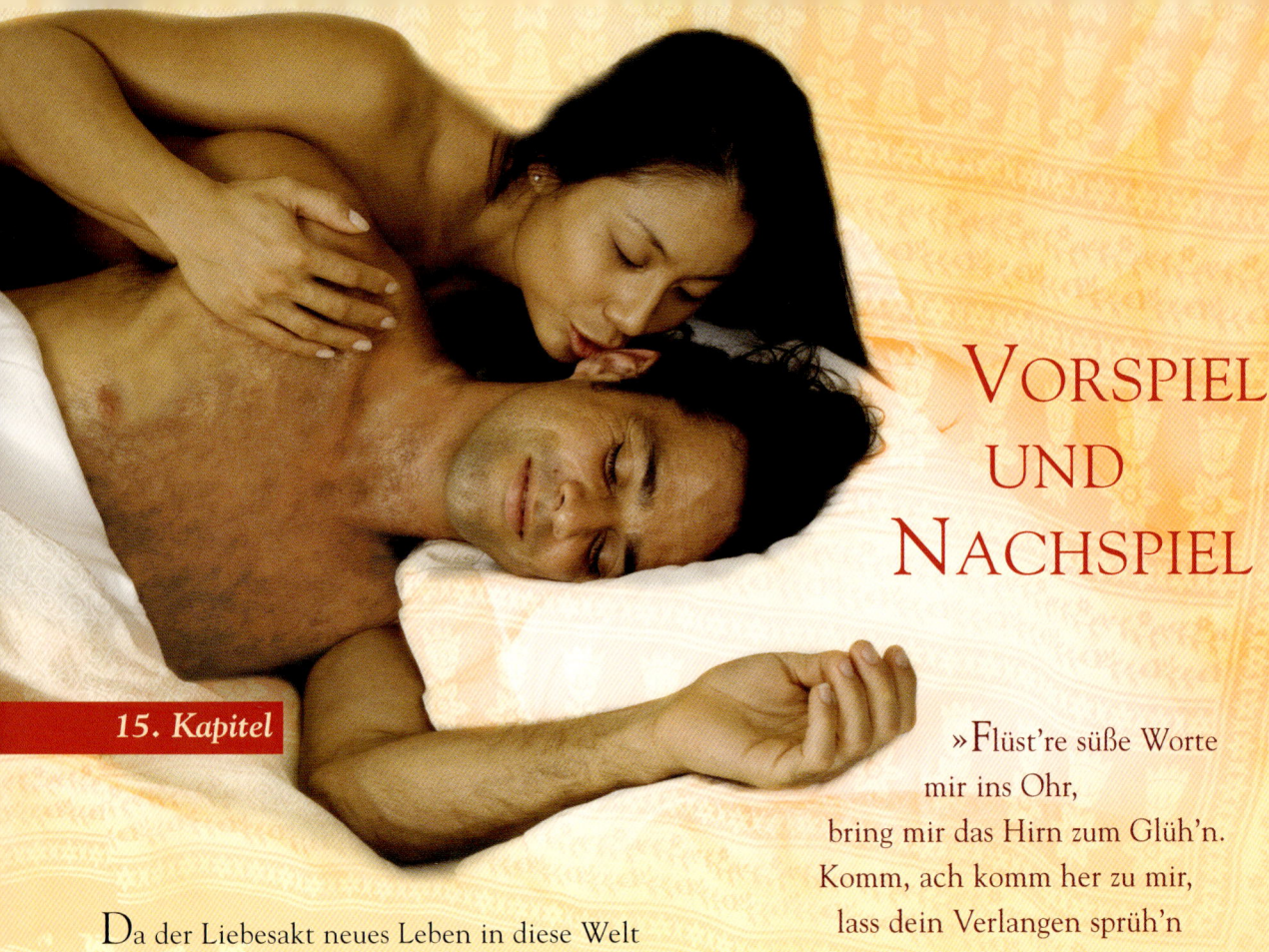

VORSPIEL UND NACHSPIEL

15. Kapitel

»Flüst're süße Worte
mir ins Ohr,
bring mir das Hirn zum Glüh'n.
Komm, ach komm her zu mir,
lass dein Verlangen sprüh'n
nur dies eine Mal.«

Francis Bacon

Da der Liebesakt neues Leben in diese Welt bringen kann, verdient Sex unsere spezielle Aufmerksamkeit. Du kannst ihn wie Fastfood konsumieren, um mal eben schnell deinen Hunger zu stillen. Gäbe es aber nur Fastfood und keine Möglichkeit, ein geruhsames und elegantes Abendessen mit allen dazugehörigen Ritualen zu genießen, wäre unser Leben um einiges ärmer. Sex mit Essen zu vergleichen ist naheliegend, weil wir auf beides Appetit haben und beides uns sinnliche Genüsse verspricht.

Wenn ihr zum Abendessen in ein elegantes Restaurant geht, nehmt ihr euch wahrscheinlich Zeit, euch darauf vorzubereiten – zu duschen und euch schön anzuziehen. Im Restaurant genießt ihr einen Aperitif und die Vorspeisen, ehe der Hauptgang kommt. Die Atmosphäre des Lokals trägt sehr zu eurem Wohlbehagen bei: ein weißes, gestärktes Tischtuch, Kerzen, eventuell ein Pianist, der schöne Musik spielt. Dem Sexakt schenken die Menschen jedoch selten diese Art von

eleganter, ritualisierter und entspannter Aufmerksamkeit. Aus alten Texten erfahren wir, dass unsere Vorfahren in Indien, China, Japan und dem Nahen Osten großen Wert auf die Schaffung einer besonderen Atmosphäre für den Geschlechtsakt legten. Nun könntet ihr denken, dass ihr für so etwas heutzutage keine Zeit habt; aber verfolgen wir nicht gerade jene Aspekte des Lebens, die wir für wichtig halten, und geben ihnen Energie? Wenn die sexuelle Erfüllung auf eurer To-Do-Liste für den Tag an letzter Stelle steht, wird keine erquickliche Erfahrung zu erwarten sein.

Die Leute haben im Allgemeinen keine Probleme, Termine für Geschäftstreffen, den Friseur oder eine Einkaufstour auszumachen. Es ist aber äußerst selten, dass ein Paar sich zu einer qualitätsvollen Liebesstunde miteinander verabredet. Macht es zu einer Priorität, euch Zeit füreinander zu reservieren. Wenn nötig, engagiert einen Babysitter. Ein schönes und nährendes Zusammensein zu erschaffen wird eure Beziehung revolutionieren.

VORSPIEL

Seit die Frauen begannen, ihr Recht auf den Orgasmus einzufordern, wurde dem sexuellen Vorspiel viel Aufmerksamkeit gegeben. Man sieht es als »Aufwärmen« für den Koitus und den Orgasmus. Dies bedingt die Haltung, das Vorspiel als eine »Draufgabe« zum Sexakt zu sehen. Dieses unterschwellige Vorurteil muss sich ändern, damit die Frauen aufhören, sich für etwas schuldig zu fühlen, was für sie ein wesentlicher Aspekt der Liebesvereinigung ist. Der Zugang der Frau zu ihrer Lust geht über die Erregung ihres ganzen Körpers, insbesondere der Brüste und des Bauchs. Deshalb ist der Sexakt für sie einseitig, wenn der Mann direkt auf die Yoni zusteuert und als Ziel nur das im Auge hat, was ihm selbst Lust bringt.

Viele Männer möchten ihre Partnerinnen gern beglücken und meinen irrtümlich, dies ließe sich am besten dadurch erreichen, dass sie kurz vor dem Eindringen die Klitoris berühren. Bei solch zielgerichtetem Vorgehen verschließen sich viele Frauen wie eine Muschel. Wenn der Sexakt so einseitig ist, dass die männlichen und die weiblichen Energien sich nicht gegenseitig im ausgewogenen Yin-Yang-Fluss aufladen können, wird es für keinen der beiden Partner befriedigend sein. Zurück bleibt immer das nagende Gefühl, dass etwas nicht stimmt.

Statt sich zu beklagen, könnte die Frau ihre Bedürfnisse einfach deutlich zum Ausdruck bringen. Wenn sie nicht sicher ist, was sie braucht, könnte sie den Mann bitten, sich auf Experimentierversuche einzulassen. Dass die Initiative für tantrische Experimente von der

Der Sex verdient ein Ambiente, das ihn auf ein hohes Podest menschlicher Beachtung hebt. Schließlich ist Sex der heilige Boden, aus dem die menschliche Rasse hervorgeht. Außerdem bietet er die Möglichkeit für tiefe Nahrung auf der körperlichen, emotionalen, psychischen und spirituellen Ebene. Sex gibt uns einen federnden Schritt, rosige Wangen und ein singendes Herz.

Frau ausgeht, ist nur natürlich. Die Frau muss sich in erster Linie geliebt, geachtet und wertgeschätzt fühlen. Ihr gefühlsbetontes Wesen will sich mit ihrem Partner verbunden fühlen; dann öffnet sich ihre Yoni wie eine Blüte in der Sonne. Viele Frauen berichten, dass sie sich nie sinnlicher und lebendiger gefühlt haben als in der Zeit, wo sie als Teenager mit ihrem Freund stundenlang herumspielen, schmusen und küssen durften, ohne dass Penetration ins Spiel kam. Nach der Streichelmeditation (siehe Seite 157) mit einem Partner erzählten uns viele Frauen, dass dadurch etwas befriedigt wurde, was sie Zeit ihres Lebens ersehnt hatten.

Diese Qualität von Sinnlichkeit müsste als fester Bestandteil in den Sexakt einbezogen und nicht bloß als Draufgabe gesehen werden. Es ist eigentlich unerlässlich. Die Forschungsarbeiten von Sextherapeuten haben ergeben, dass die Frau vor dem Eindringen des Mannes normalerweise 20 Minuten Liebesspiel benötigt, um den ganzen Körper in Erregung zu versetzen.

Auch die Männer haben das Bedürfnis, für das, was sie sind, vor und während des Koitus angenommen, geliebt und geschätzt zu werden. Eine kluge Frau wird mit Worten ihre Liebe und Anerkennung für den Mann zum Ausdruck bringen. Da das Genital der wichtigste positive Pol des Mannes ist, braucht er, um sich selbst wirklich feiern zu können, dort entsprechende Wertschätzung. Dann wird er sich entspannen und sein Herz öffnen können wie nie zuvor. Sobald die Frau sein Lingam durch liebevolle Berührung gewürdigt hat, kann sie die sinnliche Energie mit Küssen, Liebkosungen und Massage über seinen ganzen Körper verteilen. Nachdem er so viel Beachtung bekommen hat, könnte es ihm leichter fallen, über längere Zeit Liebe zu machen.

Die Sexualität der Frau ist stärker an den Berührungssinn gekoppelt, darum sind für sie die richtige Berührung, Streicheln und emotionale Verbundenheit wichtig. Die Sexualität des Mannes ist stärker an den Gesichtssinn gekoppelt, darum sind für ihn erotische Bilder oder Pornografie attraktiv. Durch eine tantrische Meditation, bei welcher der Mann längere Zeit seinen Blick auf die Yoni fixiert, wird diese natürliche Neigung des Mannes verfeinert und er bekommt Zugang zum »inneren Sehen«. Durch diese Innenschau werden dem Mann tiefere Energieschichten im eigenen und dem Körper seiner Partnerin bewusst. Bei diesem heiligen Meditationsritual sitzt der Mann still und ehrfurchtsvoll vor der mit weit geöffneten Beinen vor ihm sitzenden oder liegenden Frau und meditiert 20 Minuten lang auf ihre Yoni.

Entspannung, Akzeptanz und Liebe sind die Schlüssel für den Auftakt zum Sex. Zuerst mag es seltsam erscheinen, das sexuelle Spiel ohne leistungsorientiertes Ziel völlig entspannt anzugehen. Der Mann kann dabei die Erektion verlieren, aber das ist ganz natürlich; während des Vorspiels kann die Erektion nachlassen, wiederkommen und wieder weggehen. Weil die Männer oft glauben, sie müssten ihre Erektion die ganze Zeit aufrechterhalten, finden sie es schwierig, beim Vorspiel entspannt zu sein.

Macht euch keine Sorgen! Was passieren soll, wird passieren. Ihr könnt dem rhythmischen Wandel der Energie vertrauen. Ihr solltet euch beide immer wieder fragen: »Bin ich mit mir verbunden?« und: »Bin ich mit meinem Partner verbunden?« Wenn ihr keine Verbundenheit spürt, könnt ihr den anderen einfach noch mehr lieben und Wege finden, es ihm durch Berührung, durch die Augen, euer Lachen und eure Tränen oder durch nährende Worte zu zeigen. Es gibt so viele Wege.

Ekstase wird aus dem Zusammentreffen von zwei sehr lebendigen, entgegengesetzten Polaritäten geboren. Wenn ihr die männlichen und weiblichen positiven Pole aufladet, wird viel Elektrizität entstehen. Die tantrischen Meditationen in diesem Buch sollen den Liebenden helfen, ihre Energien zu vereinen und ihre Verbindung zu vertiefen. Dadurch entfaltet sich das unglaubliche in der sexuellen Vereinigung enthaltene Potenzial, und Erfüllung wird erlangt.

NACHSPIEL

Wenn der Sexakt komplett zu sein scheint, ist er noch nicht zu Ende. Nehmt euch Zeit für das »Nachspiel«, um Dankbarkeit auszudrücken. Das

> Wenn ihr Sensibilität und Intelligenz in jede Liebessitzung mitbringt, werdet ihr sehen, wie sich ihr Anfang und ihr Ende zu einem Kreis der Liebe schließen, der die Zeit übersteigt. Auf diese Weise entsteht ekstatischer Sex ohne Anfang und Ende – und euer ganzes Leben wird in einen Kreislauf von Liebe gezogen.

könnte bedeuten, euch überall zu liebkosen und ein Dankeschön zu flüstern oder einen romantischen Tanz zu tanzen. Macht aus dem Nachspiel ein Fest des Lebens und der Liebe.

Es kann wundervoll sein, nach dem Sex zusammen einzuschlafen. Wenn der Sex für beide eine exquisite Erfüllung war, ist es eine köstliche Erfahrung, in tiefer, verschmolzener Umarmung gemeinsam in den Ruhezustand zu sinken. Leider ist das Klischee vom Mann, der sich, sobald er ejakuliert hat, auf die andere Seite dreht und zu schnarchen anfängt, während seine Partnerin heimlich in ihr Kissen weint, für viele Paare eine Realität. Das ist das Ergebnis, wenn zwischen der männlichen und weiblichen Polarität kein bioelektrischer Kreislauf entsteht. Dann ist der Sexakt kaum mehr als eine sexuelle Entladung des Mannes im Innern der Frau. Natürlich wird er sich nach einer solchen Erfahrung ziemlich ausgepowert fühlen und nur noch schlafen wollen. Selbst wenn es bei der Frau ebenfalls zu einer genitalen Entladung gekommen ist, konnten sich doch die männlichen und weiblichen Pole nicht ausreichend verbinden, um gegenseitig aufgeladen zu werden. Wenn die Frau ihr sexuelles Plateau erreicht hat, bleibt sie noch etwa 20 Minuten auf der hohen Schwingung, nachdem der Mann sich umgedreht hat und eingeschlafen ist. Kein Wunder, dass die Frau darüber extrem frustriert ist. Sie wird sich vielleicht durch Selbstbefriedigung Erleichterung verschaffen oder zu weinen anfangen oder wütend sein und darüber nachgrübeln, ob mit ihr oder mit ihrem Partner etwas nicht stimmt. Falls es euch so geht und ihr euch nach dem Sex in verschiedenen Welten wiederfindet, probiert die Übung »Erforschung der Gipfel und Täler der Liebe« (siehe Seite 117). Dabei erzeugt ihr einen bioelektrischen Strom, der euch beim Sex das Gefühl der Ganzheit und am Ende eine ausgewogene Balance beschert.

Vielleicht haben manche das Gefühl, die Natur hätte ihnen einen üblen Streich gespielt. Die Männer lechzen so sehr nach schneller Befriedigung in einem einzigen Orgasmus und wollen danach nur noch schlafen, während die Frauen eine allmähliche Steigerung ihrer Erregung und mehrere Orgasmen genießen können und dabei noch Energie gewinnen. Dieser scheinbare Widerspruch gibt aber dem Liebesleben seine Würze. Paare sollten lernen, wie sie diese Würze so einsetzen können, dass daraus ein köstliches und kein ungenießbares Mahl entsteht. Um das zu erreichen, müsst ihr die Zutaten nutzen, die euch die Natur zur Verfügung stellt, statt euch zu beklagen. Nehmt das, was da ist, und seid kreativ damit.

INTELLIGENTE VERFEINERUNG DES SEX

✦ Zweifellos ist elf Uhr nachts nicht immer die beste Zeit, um Liebe zu machen. Klüger ist es, dafür ausgeruht zu sein.

✦ Wenn die Frau mehrere Orgasmen haben möchte und oft frustriert ist, dass das Spiel schon zu Ende ist, wenn sie sich gerade erst aufwärmt, dann sollte das Paar dem Vorspiel mehr Zeit widmen. Beim Vorspiel darf der Mann das Erwecken der weiblichen Lust auf keinen Fall als lästige Pflicht vor dem Eindringen sehen. Mann und Frau sollten beide die gleiche Chance bekommen, ihren ganzen Körper zur Lust zu erwecken. Es ist hilfreich, euch zu synchronisieren, dann ladet ihr euch beim Sex in jedem Moment gegenseitig auf.

✦ Das Ziel, gleichzeitig zu kommen, kann für beide Stress und Anspannung bedeuten. Erlaubt euch, spielerischer damit umzugehen. Gebt jedes Ziel auf und folgt euren natürlichen Impulsen. Vielleicht möchte die Frau schon einige Höhepunkte gehabt haben, bevor sie wirklich offen und bereit ist für ihren Mann. Das ist meist sinnvoller, als zu versuchen, sie zu befriedigen, nachdem er ejakuliert hat. Je mehr die Frau unter Zeitdruck steht, desto weniger leicht erreicht sie den Höhepunkt.

✦ Jedes Mal zum Orgasmus zu kommen muss nicht unbedingt das Beste für beide sein. Vielleicht will der Mann seine Energie bewahren, oder die Frau ist in ihrem Zyklus gerade an einem Punkt, wo sie kein Bedürfnis danach hat.

✦ Es ist wichtig, sich Zeiten außerhalb vom Sex zu nehmen, um darüber zu reden, wie es beim Sex gelaufen ist und was gemeinsam liebevoll angesprochen werden möchte. Dabei sollte jeder Partner gleich viel Zeit bekommen, gehört zu werden. Auch ist es wichtig, keine Geheimnisse voreinander zu haben, weil Geheimnisse mit der Zeit die Intimität untergraben. Um beim Sex wirklich im Einklang sein zu können, müsst ihr beide weit offen sein, alles offenlegen und nichts verbergen.

✦ Je mehr Liebe und Akzeptanz zwischen den Partnern, desto leichter der Sex. Findet auch andere Wege, eure Liebe füreinander auszudrücken, dann wird eure Beziehung blühen.

✦ Das Nachspiel ergibt sich aus dem Überfließen von Liebe und Dankbarkeit nach einer zutiefst nährenden und erfüllenden sexuellen Vereinigung. Vielleicht wollt ihr eure überströmende Freude durch freudiges Tun unterstreichen, etwa das Frühstück ans Bett bringen, den Partner beim Duschen liebevoll einseifen oder seinen Körper von Kopf bis Fuß mit Küssen bedecken.

✦ Wenn eure sexuelle Vereinigung sehr tief gegangen ist und ihr nicht nur körperlich, sondern auch seelisch eins geworden seid, kann es der schönste Ausdruck eurer Liebe sein, in stiller Meditation nebeneinander dazusitzen, die Süße nachklingen zu lassen und euch auf Flügeln der Dankbarkeit emportragen zu lassen. Meditation nach dem Liebemachen kann euch in einen grenzenlosen Raum von Liebe führen, die ohne Anfang und Ende ist. Genießt diesen Zustand eine Weile und verneigt euch dann voreinander in Anerkennung eures göttlichen Wesens.

✦ Fehlt am Ende einer sexuellen Begegnung diese Dankbarkeit und überströmende Energie, dann solltet ihr zu Beginn und während eurer sexuellen Vereinigung mehr Achtsamkeit aufbringen. Irgendetwas ist dann nicht im Gleichgewicht. Je feiner euer Umgang mit Sex wird, desto eher wird das Nachspiel ein müheloser Ausdruck eurer Freude und Erfüllung sein.

VERSCHÖNERT EURE LIEBESSESSION

✦ Schmückt euren Liebestempel, um eure Begegnung noch schöner zu gestalten. Das kann bedeuten, eine spezielle Bettdecke oder ein besonderes Laken zu verwenden, sowie Kerzen, Duftlampen oder Räucherstäbchen, Pflanzen oder Blumen, gedämpftes Licht und Musik. Macht den Raum sauber und bereitet ihn für euer Rendezvous vor.

✦ Um euren Körper darauf vorzubereiten, nehmt eine Dusche oder ein Bad.

✦ Seht den Sex als ein heiliges Liebesfest. Nehmt euch Zeit, um die Schönheit eures Liebespartners wahrzunehmen und jeden Augenblick des Liebesakts zu genießen. Flüstert euch ins Ohr, was ihr Schönes am anderen liebt. Liebkost seinen ganzen Körper. Schaut euch länger in die Augen. Umarmt euch lange und atmet die Düfte des Körpers ein, auch an den verborgenen und heiligen Stellen. Küsst, leckt und beknabbert euch überall.

✦ Gebt Laute von euch, um euren sinnlichen Liebesrausch zu untermalen. Ergötzt euch am Wunder der Liebe. Lasst die Gefühle fließen und erlaubt euch, eurer Wildheit gemeinsam mit dem Geliebten in wilder Selbstvergessenheit Ausdruck zu geben. Sex ist ein Strömen und Fließen. Alles, was vor dem Eindringen geschieht, gehört ebenso dazu wie alles, was mittendrin oder am Ende geschieht. Erlebt die Sinfonie der sexuellen Liebe in all ihren Aspekten, in ihrem Reichtum und ihrer Vollständigkeit.

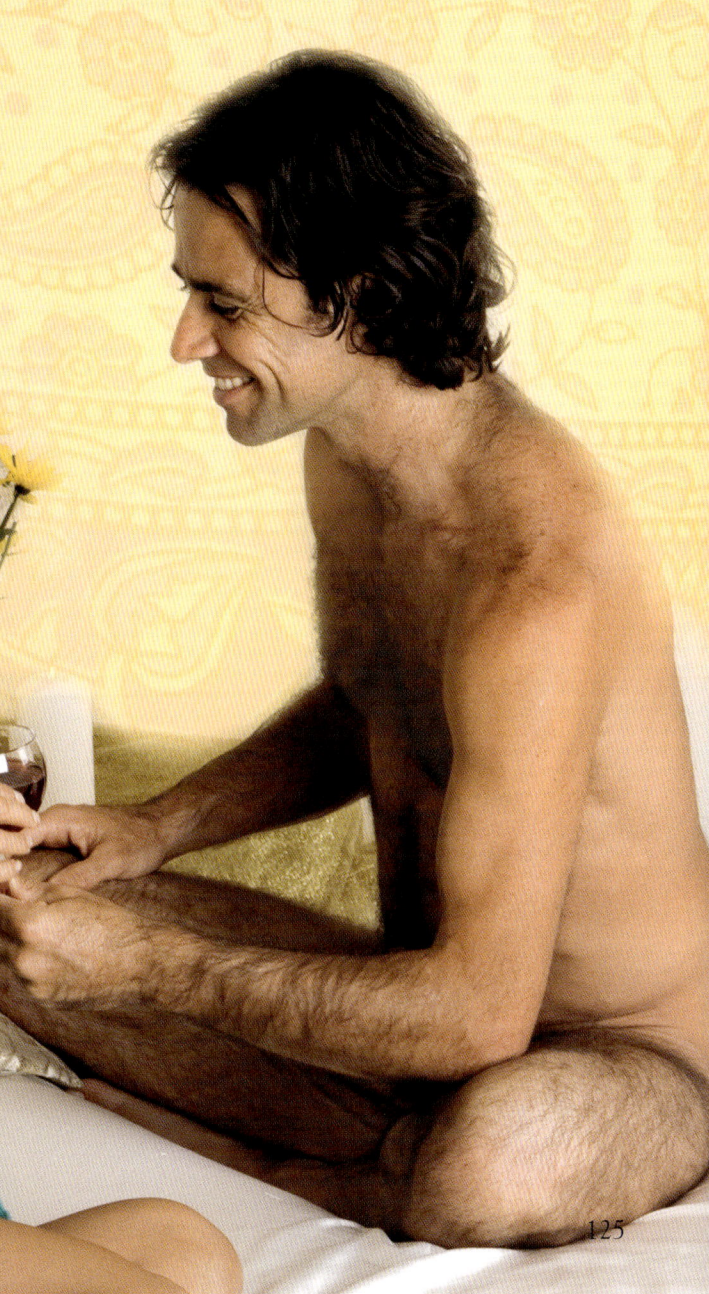

Teil 5

DIE ALTERSPHASEN DER LIEBE

Im Leben durchlaufen wir Siebenjahreszyklen, an deren Ende jeweils ein Übergang in einen neuen Seinszustand stattfindet. So wie aus dem Kokon der Schmetterling hervorkommt, entwickeln wir uns hin zu neuen Ebenen des Erforschens und der Freiheit in Bezug auf unsere körperliche, emotionale, psychische und seelische Entwicklung. Diese Phasen spielen eine wesentliche Rolle für unsere Entfaltung als sexuell erfüllte Menschen.

Wenn wir uns auf die Veränderungen einzustellen vermögen, die an diesen Übergängen eintreten wollen, und zulassen, dass sich uns neue Ausdrucksmöglichkeiten eröffnen, erleben wir eine ständige Evolution in der Richtung von Licht, Glückseligkeit und Freiheit. Jede vorhergehende Entwicklungsstufe wird dann als Kraftstoff für die nächste absorbiert, und wir bewegen uns in einem spiralförmig immer weitere Kreise ziehenden Tanz des Lernens und der Transformation. Wenn wir uns aber gegen den Übergang stemmen, behindern wir den Lebensfluss und bewirken, dass Wachstum und Weiterentwicklung stagnieren.

Wird hingegen der Lebensfluss unterstützt, bekommen wir mit zunehmendem Alter immer mehr Zugang zu tiefem Verständnis und Fülle. Dann lernen wir, alle unsere Erfahrungen in einem reichen, multidimensionalen Ausdrucksspektrum zu vereinigen – einem wahren Regenbogen an Liebe, Kreativität und Weisheit.

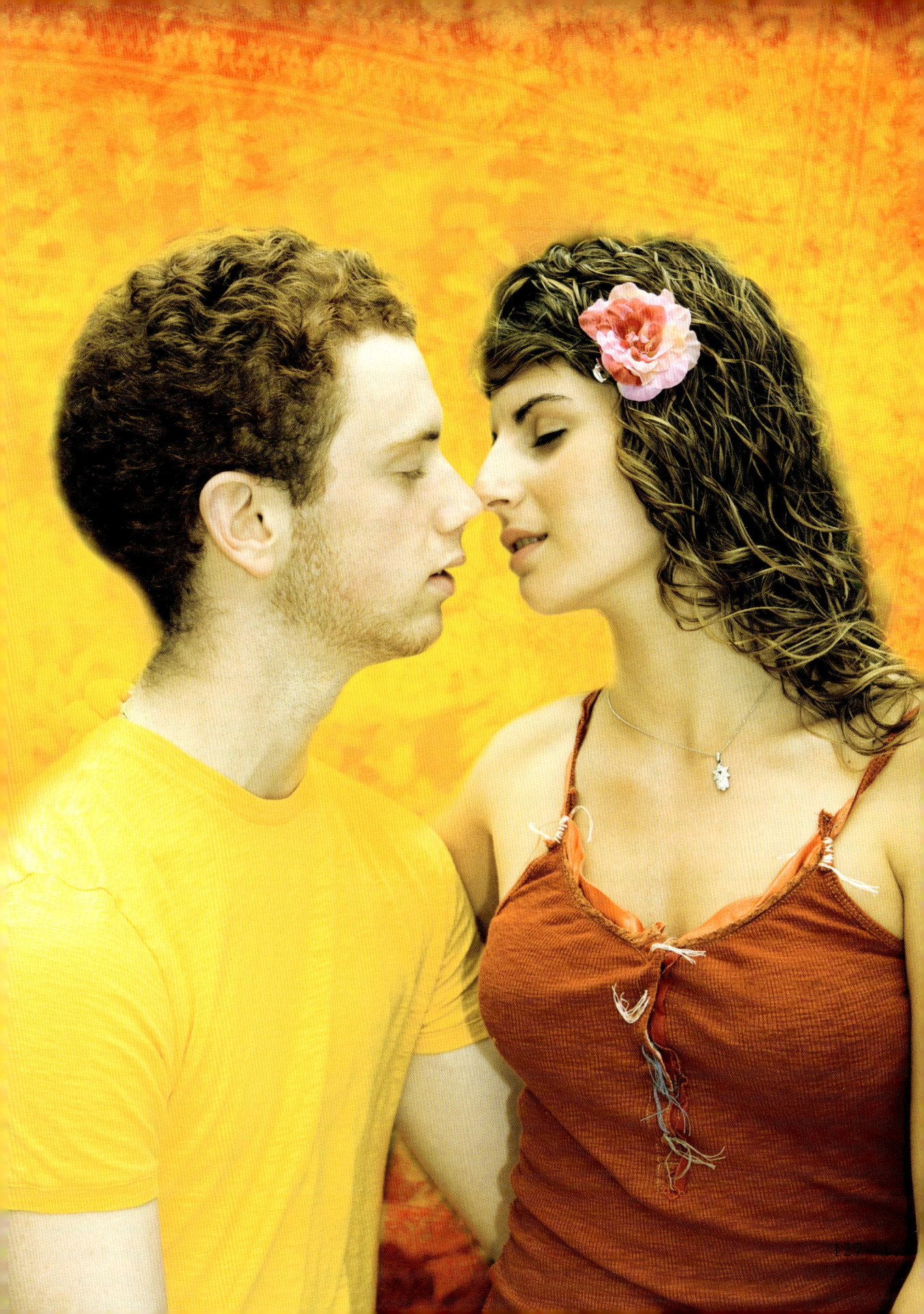

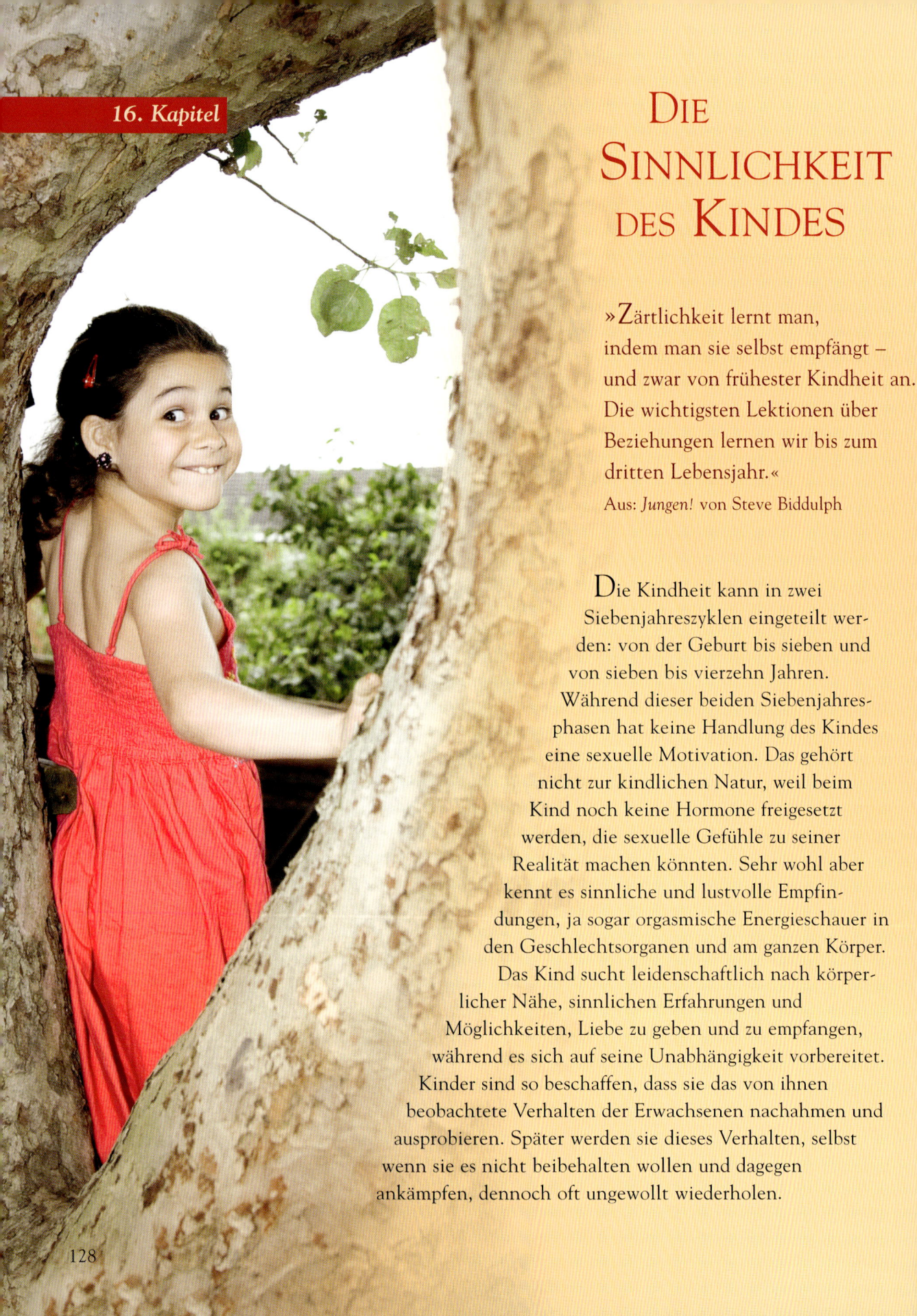

16. Kapitel

DIE SINNLICHKEIT DES KINDES

»Zärtlichkeit lernt man,
indem man sie selbst empfängt –
und zwar von frühester Kindheit an.
Die wichtigsten Lektionen über
Beziehungen lernen wir bis zum
dritten Lebensjahr.«
Aus: *Jungen!* von Steve Biddulph

Die Kindheit kann in zwei
Siebenjahreszyklen eingeteilt werden: von der Geburt bis sieben und
von sieben bis vierzehn Jahren.
Während dieser beiden Siebenjahres-
phasen hat keine Handlung des Kindes
eine sexuelle Motivation. Das gehört
nicht zur kindlichen Natur, weil beim
Kind noch keine Hormone freigesetzt
werden, die sexuelle Gefühle zu seiner
Realität machen könnten. Sehr wohl aber
kennt es sinnliche und lustvolle Empfindungen, ja sogar orgasmische Energieschauer in
den Geschlechtsorganen und am ganzen Körper.
Das Kind sucht leidenschaftlich nach körperlicher Nähe, sinnlichen Erfahrungen und
Möglichkeiten, Liebe zu geben und zu empfangen,
während es sich auf seine Unabhängigkeit vorbereitet.
Kinder sind so beschaffen, dass sie das von ihnen
beobachtete Verhalten der Erwachsenen nachahmen und
ausprobieren. Später werden sie dieses Verhalten, selbst
wenn sie es nicht beibehalten wollen und dagegen
ankämpfen, dennoch oft ungewollt wiederholen.

Je mehr man Kinder ermutigt, ihre eigenen einfallsreichen, kreativen Vorhaben durchzuführen, desto mehr entfaltet und erweitert sich ihre Intelligenz. Zu langes Sitzen vor dem Fernseher dämpft ihre Fähigkeit zu selbstständigem Denken und verzerrt ihre Wahrnehmung der Wirklichkeit. Lernen ist ein Prozess, durch den das angeborene, einzigartige Potenzial des Kindes geweckt und hervorgeholt wird. Je mehr Freiraum, vor allem in der Natur, das Kind hat, um aus seinen eigenen inneren Ressourcen zu schöpfen, desto kreativer wird es sein – und desto glücklicher.

Die drei wichtigsten Qualitäten zur Unterstützung eines heranwachsenden Kindes sind Liebe, Aufrichtigkeit und stille Kontemplation. Diese Qualitäten fördern die Dankbarkeit gegenüber dem Leben und den Wunsch, das Leben durch schöpferischen Ausdruck zu bereichern und schöner zu machen. Die Liebe zwischen den Menschen sowie Achtung und sorgfältiger Umgang mit Natur und Umwelt sind wichtige Lernfaktoren für das Kind. Je authentischer und aufrichtiger die Eltern in ihrem Sprechen und Handeln sind, desto mehr wird es die kindliche Integrität fördern.

Wenn eine Familie zusammen meditiert und jeden Tag ein wenig Zeit in Stille verbringt, ist es für die Entwicklung des Kindes sehr heilsam und förderlich. Ihr könntet die »Meditation für Kinder« (auf Seite 133) dafür verwenden und das Kind so viel Zeit damit verbringen lassen, wie es Lust hat.

Eine stabile Grundlage von Liebe, Ehrlichkeit und Meditation trägt dazu bei, dass die hormonellen Veränderungen der Pubertät sich auf eine Art und Weise Ausdruck verschaffen werden, die den in der Kindheit angelegten Pfaden folgt. Ein junger Mensch, der mit einer solchen Basis heranwächst, wird liebevoll und auch klug sein.

> »*In den Sechzigerjahren hat der Anthropologe James Prescott eine umfangreiche Studie über Kindererziehung und Gewalt in verschiedenen Kulturen erstellt. Dabei fand er heraus, dass dort, wo kleine Kinder distanziert behandelt werden und kaum liebevollen Körperkontakt mit Erwachsenen haben, Gewalt am meisten verbreitet ist. Je zärtlicher und herzlicher Kinder behandelt werden, desto ungefährlicher und liebenswürdiger verhalten sie sich dann auch als Erwachsene.*«
>
> Aus: *Jungen!* von Steve Biddulph

VON DER GEBURT BIS 7 JAHRE

Die ersten sieben Jahre könnte man als die Selbstbefriedigungsphase beschreiben, weil das Kind primär mit sich selbst beschäftigt ist; es ist der Mittelpunkt seines Universums. Alles dreht sich nur darum, dass es seine individuellen Bedürfnisse erfüllt bekommt. Kinder sind in dieser Phase in gewisser Weise hilflos, finden aber sehr erfinderische Wege, sich zu unterhalten. Die ganze Welt dient ihnen als ein Spielplatz, auf dem sie ununterbrochen lernen und Neues aufnehmen. In dieser Zeit sind sie sehr empfänglich und verletzlich, da sie alle Anregungen, die sie durch die Erwachsenen aufnehmen, zum Guten oder Schlechten absorbieren. Weil Kinder sich als Mittelpunkt ihres Lebens fühlen, geben sie auch sich selbst die

Schuld, wenn etwas schief läuft. Wenn zum Beispiel die Eltern streiten und unglücklich sind, hat das Kind das Gefühl, daran Schuld zu sein.

In dieser Phase ist es ganz natürlich, dass Kinder ihren Körper berühren, erforschen und es sehr genießen, ihre Haut zu streicheln, im Wasser zu planschen oder Sonne und Wind auf der Haut zu spüren. Das kleine Kind ist völlig präsent und lebendig in allen Sinnen, ob Sehen, Hören, Riechen, Schmecken oder Tasten. Auch liebt es das Kind, seine Geschlechts-organe zu berühren, und entdeckt diesen Bereich als Ort voller Geheimnisse und angenehmer Gefühle, durch die es Lebendigkeit im ganzen Körper, Geborgenheit und Entspannung erlebt. Solch unschuldiges, genussvolles Spielen (das die Produktion von Wachstumshormonen anregt), sollte man keinesfalls verhindern. Es ist völlig natürlich, dass ein männlicher Säugling Erektionen hat, weil er schon viel Testosteron im Körper hat. Ist der Junge beschnitten, ist sein natürliches Bedürfnis, die Vorhaut zu massieren, auch sinnvoll, um sie beweglich zu machen.

Das Kind urteilt nicht über gut oder böse, höher oder niedriger, tierisch oder göttlich. Es ist eine Zeit von argloser Unschuld und Staunen. Lust und Wonne bringen die vielen kleinen Entdeckungen des Lebens, während das Kind lernt zu essen, sich anzuziehen, zu singen oder zu malen. Jede Aktivität ist erfüllt von unschuldiger Sinnlichkeit. Das Kind vermag ganz und gar im Augenblick zu leben. Wenn es lacht, lacht es total, mit dem ganzen Körper.

Das Kind ist für uns Erwachsene eine ständige Erinnerung, in der Gegenwart zu leben – einer der wichtigsten Schlüssel für ein erfülltes Leben.

> »Hört auf das, was die Kinder wollen. Verspielt nicht ihr Vertrauen.«
>
> *Robert, 12 Jahre*

Je mehr Liebe Kinder in den ersten sieben Jahren bekommen, desto überfließender vor Liebe werden sie als Erwachsene sein. Bevor ein Springbrunnen übersprudeln kann, muss er erst mit Wasser gefüllt werden. Bevor ein Kind zu einem liebevollen Erwachsenen heran-wächst, muss es lernen, was Liebe ist, dadurch, dass es sie empfängt. Und die Liebe muss bedin-gungslos gegeben werden. Nicht dieses destruktive Spiel von: »Wenn du brav bist, liebe ich dich«. Lieben heißt kuscheln, gemeinsam Geschichten lesen, in die Natur gehen, sich auf die Höhe des Kindes hinunter-begeben und ihm in die Augen schauen, wenn man ihm etwas sagen möchte, zusammen spie-len und aufmerksam zuhören, wenn das Kind etwas mitteilen will.

Von 7 bis 14 Jahren

Im zweiten Siebenjahreszyklus wird das Kind neugierig auf die Welt rundherum und schließt Freundschaften mit anderen Kindern. Es ist eine Phase gleichgeschlechtlicher Beziehun-gen, was eine weniger bedrohliche Art ist, um Intimität mit anderen zu erleben. Das Kind sieht sich im Spiegel eines anderen Kindes und erforscht mit ihm intime Arten des Spiels, Berührens und In-Beziehung-Seins. Kinder können unschuldige Liebesbeziehungen mit Kindern desselben oder des anderen Geschlechts haben, in denen sie das imitieren oder nach-spielen, was sie zwischen Erwachsenen beob-achtet haben. Ihre Spiele von Onkel Doktor, Mama und Papa bieten ihnen eine Möglich-keit, über Körper und Beziehungen zu lernen. Manche Kinder sind fürs Leben traumatisiert, weil ihre Eltern sie angebrüllt haben, als sie zusammen ganz unschuldig nackt gespielt haben.

Der übliche Schulunterricht stützt sich überwiegend auf den Gesichts- und Gehörsinn, was vielen Menschen entspricht. Einige Lehrer machen aber die Erfahrung, dass manche scheinbar langsam lernenden Kinder plötzlich hervorstechen, wenn sie durch körperliche Spiele und Erfahrungen lernen können, bei denen es ihnen möglich ist, das Gelernte kinästhetisch aufzunehmen. Idealerweise sollte der Unterricht sämtliche Sinne ansprechen, damit jedes Kind auf seine individuelle Weise lernen kann.

In dieser Phase entwickelt sich das Gefühl des individuellen »Ichs«. Der Wunsch, so viel wie möglich über das Leben zu erfahren, ist unstillbar, doch haben Kinder sichere Grenzen nötig, um sich völlig sicher und geborgen in der täglichen Routine fühlen zu können. Sie brauchen emotionale Unterstützung und Liebe in einer geschützten Lernumgebung, was man ja auch im Tierreich beobachten kann: Hundewelpen und Raubtierjunge sind abenteuerlustig und kühn, spielen die wilden Jäger, entfernen sich aber nie allzu weit von den wachsamen Augen und dem Schutz ihrer Mutter.

SEXUELLER MISSBRAUCH

Die sexuelle Ausbeutung von Kindern und die Kinderpornografie scheinen in der westlichen Gesellschaft zu eskalieren. Die Eltern sollten ein Auge darauf haben, wie, wann und wo sich die Schutzgrenzen ihrer Kinder erweitern, während sie zunehmend unabhängiger werden. Manche Eltern berühren ihre Kinder überhaupt nicht mehr, aus Angst, sie sexuell zu traumatisieren. Das ist völlig daneben, weil Zuneigung, Körperkontakt und Intimität für jedes Kind eine unverzichtbare Nahrung sind.

Man sollte dem Kind aufmerksam zuhören, wenn es versucht, etwas mitzuteilen.

Helena Vistara ist Erziehungsberaterin, Familientherapeutin und Begründerin von »Kreative Elternschaft«. Sie unterstützt Familien durch natürliche, die Selbstbestimmung stärkende Methoden für das Leben, Lieben und Lernen. Sexuellen Missbrauch definiert sie als »jede sexuell stimulierende Aktivität, die die natürliche Offenherzigkeit eines Kindes oder seinen Wunsch nach Körperkontakt und sinnlicher Erfahrung ausbeutet«.

SEXUELLER MISSBRAUCH UMFASST:

1) ein Kind mit sexuellen Absichten anzusehen,

2) ein Kind mit sexuellem Begehren oder Anspielungen zu berühren,

3) ein Kind zu bitten oder zu ermutigen, seine eigenen Genitalien zu berühren oder sich auf sexuell provozierendes Verhalten einzulassen,

4) ein Kind an seinen Genitalien sexuell zu berühren,

5) als Erwachsener ein Kind aufzufordern, die Genitalien des Erwachsenen zu berühren,

6) mit einem Kind Sex zu haben, sei es anal, vaginal oder oral,

7) ein Kind zu ermutigen oder zu nötigen, anderen beim Masturbieren oder anderen sexuellen Handlungen zuzuschauen, einschließlich Heimkino, Fernsehen und Video.

Auch sollte man ihm beibringen, dass die Geschlechtsteile – ihre eigenen und die eines jeden Menschen – zur Intimsphäre gehören. Falls das Kind von jemandem aufgefordert wird, seine intimen Körperteile herzuzeigen oder etwas damit zu machen, muss das Kind »NEIN!«

schreien können und so schnell wie möglich einen Erwachsenen um Hilfe bitten, selbst wenn ihm gesagt wurde, es wäre ein Geheimnis. Gebt euren Kindern ganz klar zu verstehen, dass sie das Recht haben, zu jemandem Nein zu sagen, egal wer es auch sei.

In Tantra-Gruppen und Heilungssitzungen arbeite ich mit vielen Erwachsenen, die als Kinder missbraucht wurden. Sexueller Missbrauch sabotiert die natürliche Entwicklung und Entfaltung des Kindes. Er ist unter gar keinen Umständen förderlich, weder für das Kind noch für den Erwachsenen. Dem Kind wird eine so tiefe Verletzung zugefügt, dass es oft jahrelange Therapie und Heilung auf allen Ebenen von Körper, Geist und Seele braucht, um sich davon zu erholen. Ein Kind, das mehrfach missbraucht wird, kann so programmiert sein, dass es als Erwachsener das gleiche Verhalten zwanghaft wiederholt, bis das Trauma durch geeignete Therapie aufgelöst wird. In jedem Fall sind die sexuellen Reaktionen empfindlich gestört.

Viele Erwachsene, die Kinder missbrauchen, sind in der Kindheit selbst missbraucht worden. Ihr Trauma mag ins Unterbewusstsein verdrängt worden sein, so dass sie als Erwachsene von ihrem eigenen Verhalten überrascht oder gar schockiert sein können. Jeder Erwachsene, der wegen seiner Sexualität beunruhigt ist, sollte einen kompetenten Therapeuten aufsuchen, der sich mit diesem Thema auskennt. Der Drang nach pervertiertem Sex hat immer mit ungesunden Einstellungen oder Erfahrungen in der Kindheit zu tun.

TIPPS FÜR EIN GESUNDES SEXUELLES UMFELD

✦ Kinder profitieren, wenn ihre Eltern offen ihre Zuneigung zeigen – durch Umarmungen und Küsse, Zärtlichkeiten und Intimität, Flirten und gemeinsames Lachen. Ein entspannter Umgang mit Nacktheit ist ebenfalls heilsam.

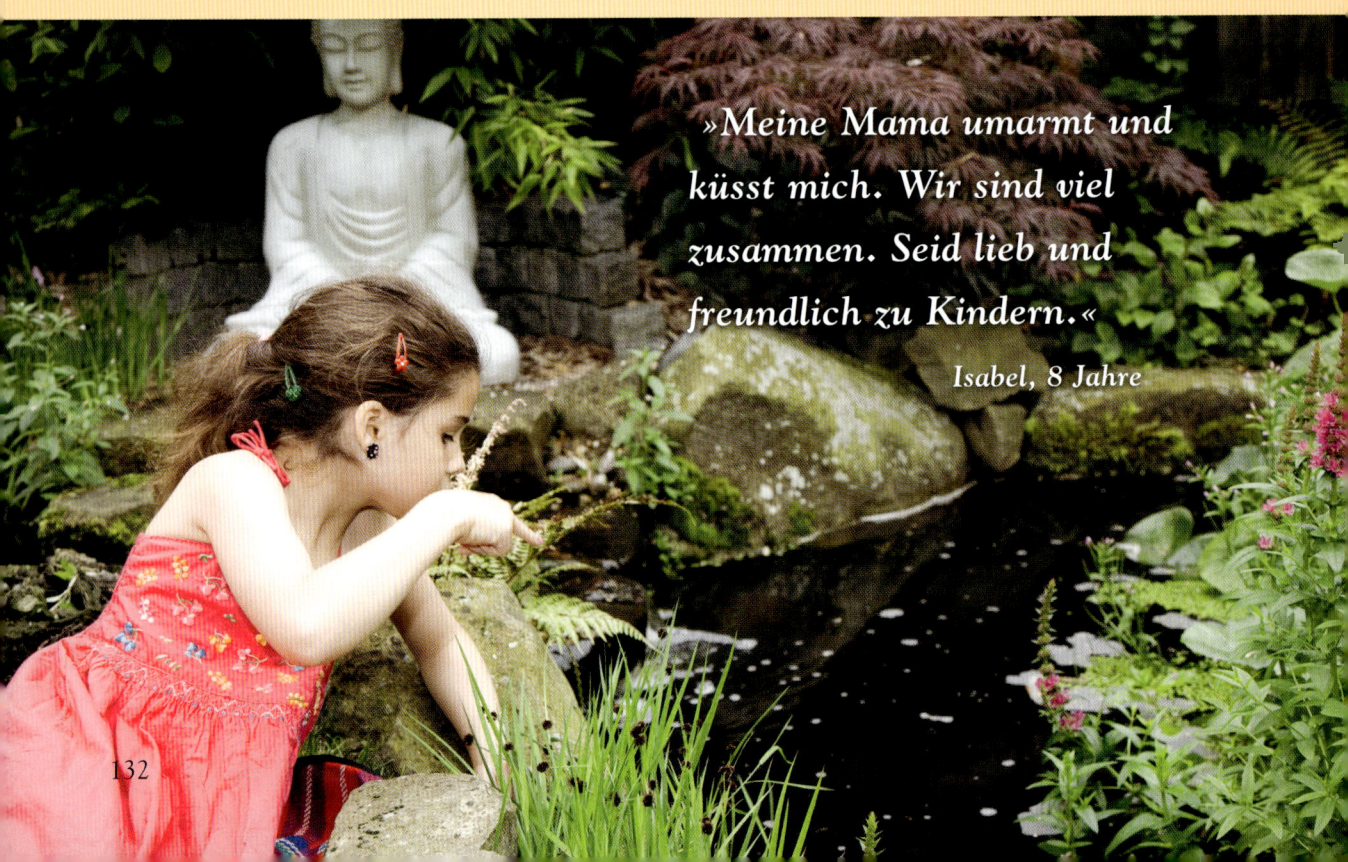

»Meine Mama umarmt und küsst mich. Wir sind viel zusammen. Seid lieb und freundlich zu Kindern.«

Isabel, 8 Jahre

Beantwortet die Fragen eurer Kinder über Sex nach ihrem jeweiligen Entwicklungsstand und Verständnis. Es ist sinnvoll, innezuhalten, ehe ihr die Frage des Kindes beantwortet. In der entstehenden Pause beantworten sie die Frage vielleicht selbst, falls sie nur sicher sein wollten, dass ihnen jemand zuhört. Die Pause vor der Antwort gibt ihnen auch Zeit, genauer auszudrücken, was sie wissen wollen. Gebt ihnen nicht zu viele Details auf einmal. Wenn das Kind mehr wissen will, wird es fragen.

✦ Zeigt ein Kind Anzeichen der beginnenden Pubertät, etwa mit 9 bis 10 Jahren, solltet ihr ihm die Fakten des sexuellen Lebens erklären, wenn es noch nicht danach gefragt hat und auch, wenn es davon schon in der Schule gehört hat. Dabei ist es sinnvoll, schrittweise vorzugehen, damit das Kind genügend Zeit hat, um über alles nachzudenken und nach jedem Schritt Fragen zu stellen. Die Eltern können dabei über einige ihrer persönlichen Erfahrungen reden: wie sie zuerst von Sex gehört haben; was für sie wichtig ist, insbesondere hinsichtlich ihrer Freude und Erfüllung durch die intime Liebe.

✦ Sowohl Jungen als auch Mädchen sollten erklärt bekommen, wie ihre Körper sich in der Pubertät entwickeln. Erklärt ihnen die Menstruation, damit sie über sich selbst und das andere Geschlecht informiert sind. Mit der Mutter zusammen den ersten BH einzukaufen ist ein wichtiges Ereignis im Leben eines Mädchens, eine positive Bestätigung für ihr Heranwachsen zur Frau. Bei einem Jungen ist es vielleicht nützlich, geeignete Sportunterwäsche zum Schutz der Hoden zu kaufen.

✦ Wenn Kinder in die Pubertät kommen, ist ihre Privatsphäre ganz wichtig, um sich frei zu fühlen, die neuen körperlichen Veränderungen zu erforschen. Sexuelle Offenheit, Wärme und Aufrichtigkeit von Anfang an tragen mit Sicherheit dazu bei, dass jeder dieser wichtigen Übergänge gefeiert werden kann.

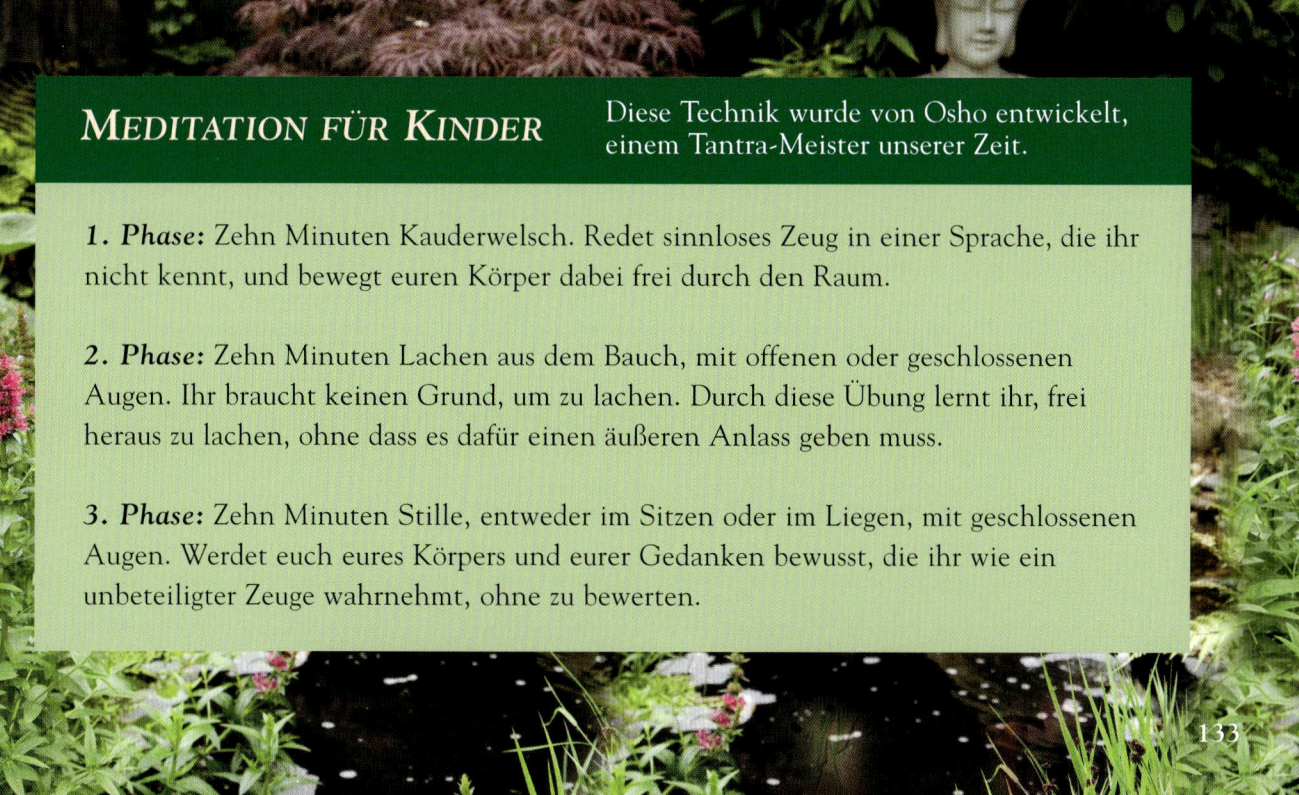

MEDITATION FÜR KINDER

Diese Technik wurde von Osho entwickelt, einem Tantra-Meister unserer Zeit.

1. Phase: Zehn Minuten Kauderwelsch. Redet sinnloses Zeug in einer Sprache, die ihr nicht kennt, und bewegt euren Körper dabei frei durch den Raum.

2. Phase: Zehn Minuten Lachen aus dem Bauch, mit offenen oder geschlossenen Augen. Ihr braucht keinen Grund, um zu lachen. Durch diese Übung lernt ihr, frei heraus zu lachen, ohne dass es dafür einen äußeren Anlass geben muss.

3. Phase: Zehn Minuten Stille, entweder im Sitzen oder im Liegen, mit geschlossenen Augen. Werdet euch eures Körpers und eurer Gedanken bewusst, die ihr wie ein unbeteiligter Zeuge wahrnehmt, ohne zu bewerten.

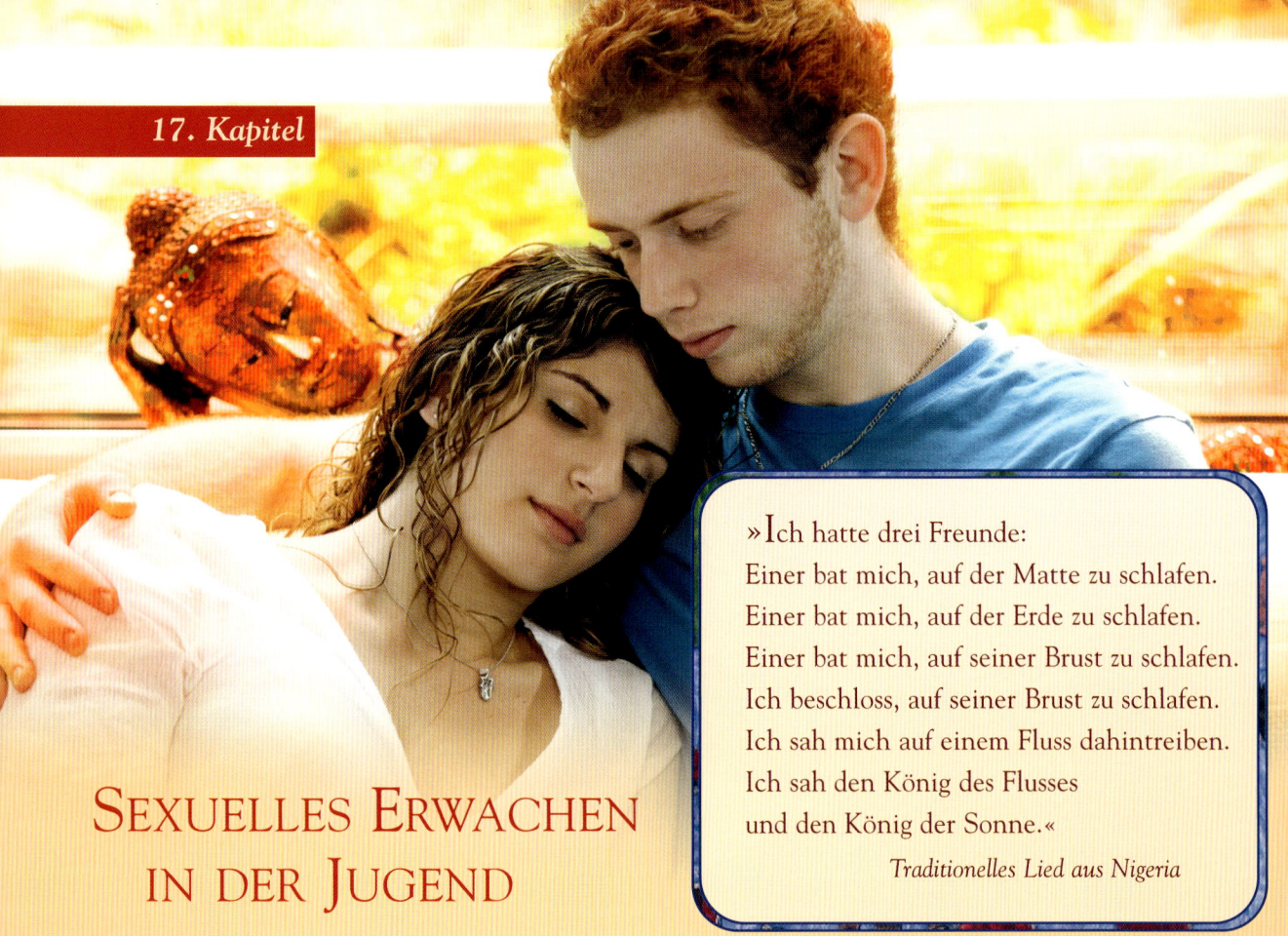

SEXUELLES ERWACHEN IN DER JUGEND

> »Ich hatte drei Freunde:
> Einer bat mich, auf der Matte zu schlafen.
> Einer bat mich, auf der Erde zu schlafen.
> Einer bat mich, auf seiner Brust zu schlafen.
> Ich beschloss, auf seiner Brust zu schlafen.
> Ich sah mich auf einem Fluss dahintreiben.
> Ich sah den König des Flusses
> und den König der Sonne.«
>
> *Traditionelles Lied aus Nigeria*

Im Heraufdämmern der Pubertät vollzieht sich eine Revolution. Plötzlich tritt das innerste Wesen des Kindes hervor, wie ein Spross, der nun verrät, welche Art von Pflanze aus ihm werden soll. Hormonelle Veränderungen – beim Mädchen die Freisetzung von Östrogenen und Progesteron, beim Jungen Testosteron – setzen die körperliche Transformation in Gang. Wie ein junger Trieb schießt der Junge in einem phänomenalen Tempo plötzlich in die Höhe. Seine Stimme bekommt eine tiefere Färbung. Das Mädchen bekommt Rundungen an den Hüften und Brüsten. Die Scham- und Achselhaare sprießen. Ein spezieller Duft signalisiert die hormonelle Bereitschaft für Sinnesabenteuer und wird schon bald das andere Geschlecht anziehen.

Nun ist es Zeit, die eigene Kraft auszuprobieren und die eigenen Grenzen. Der starke Wunsch, die eigene, individuelle Wahrheit herauszufinden und ihr Ausdruck zu geben, ist überwältigend. Der heranwachsende Jugendliche wird entweder seine Eltern respektieren und eine lebenslange, freundschaftliche Bindung an sie entwickeln, oder er wird gegen die elterliche Heuchelei rebellieren. Wie er oder sie damit umgeht, wird davon abhängen, wie ehrlich, liebevoll und klug die Eltern während der Kindheit mit ihm umgegangen sind. Sie werden in der Waagschale ihrer früheren Handlungen gewogen.

Während dieser Jahre beginnt sich das sexuelle Verlangen zu regen. Viele haben Angst, dem Nachwuchs die Freizügigkeit der sexuellen Experimentierfreude zu gewähren. Gleichwohl fordert die Natur, dass die Jungen den Sex so frei wie möglich erforschen können. Sie suchen nach den höchsten Gipfeln, die ihnen die Droge ihrer körpereigenen Hormone liefern kann, und das bedeutet zu experimentieren, ohne sich zu binden. Wenn das Fundament der Liebe und

Aufrichtigkeit von Kindheit an stabil ist und sie über die Fakten des Lebens aufgeklärt sind, kann man ihnen vertrauen, Sexpioniere zu werden, aber vielleicht mögen sie dabei gern einen Erwachsenen als Orientierungspunkt in ihrer Nähe haben, falls sie es brauchen. Wenn Teenager diese Freiheit nicht haben, kann es sein, dass aus ihnen in der Pubertät »steckengebliebene« Erwachsene werden, die zur Intimität unfähig sind. Allerdings sollten die Jugendlichen nicht zum Sex gedrängt werden, ehe sie dazu bereit sind.

Jeder Teenager hat sein eigenes Tempo und seine eigene Entwicklung. Wenn das Mädchen die erste Periode hat, heißt das nicht, dass es schon zu einer sexuellen Beziehung bereit ist. Vielleicht braucht es einen allmählichen Einstieg in die Pubertät, möchte lernen zu küssen, zu streicheln und die Lust der prickelnden Erregung ganz allgemein erleben, um sich an das Gefühl ihrer provokanten Anziehungskraft zu gewöhnen. Der pubertierende Junge braucht vielleicht eine Phase männlicher Kameradschaft, um sich in seiner Männlichkeit richtig verankern zu können. Beide haben zu Beginn ihrer Pubertät einen Bedarf an starken gleichgeschlechtlichen Vorbildern, durch die sie auf dem Weg zur Reifung in ihre Kraft kommen.

Teenager sind extrem verletzlich und unsicher, was sie hinter einer Fassade von Coolness oder Angeberei verbergen mögen. Ihr Körper verändert sich schnell, sie stehen innerhalb der Altersgruppe unter Druck, sich als sexuell begehrenswert hervorzutun. Andererseits wird von ihnen erwartet, dass sie ihre Verantwortung wie Erwachsene unter Beweis stellen: durch gute Noten, Planung ihrer Karriere, Finden eines Jobs und so weiter. Sie brauchen es, zu wissen, dass die Eltern ihrer Intelligenz vertrauen, sie als gute Kumpel schätzen und gern mit ihnen zusammen sind. Darum ist es gut, wenn die Eltern auch manchmal Rat bei ihnen suchen, mit echtem Interesse.

Steve Biddulph erzählt in dem inspirierenden Buch *Jungen!* von einem wundervollen Initiationsritual für junge Männer. Die Jungs machen mit ihren Vätern (oder einem älteren Mentor) einen Campingausflug. Während des Wochenendes verbringen sie einen Abend am Lagerfeuer, und jeder Erwachsene erzählt Geschichten und Lektionen aus seinem Leben. Dann spricht jeder über die positiven Qualitäten seines Jungen und warum er stolz auf ihn ist. Anschließend erzählt jeder Junge von seinem eigenen Leben, seinen Werten, Hoffnungen und Zielen. Im Abschlussritual sagen die erwachsenen Männer jedem der Jungen ihre Unterstützung auf seinem Weg zu.

ÜBERGANGSRITEN

Beim Erreichen der Pubertät sollte es ein Ritual geben, das den neuen Status der Heranwachsenden – als junge Frau, nicht mehr als kleines Mädchen, und als junger Mann, nicht mehr als kleiner Junge – anerkennt und feiert. In den Traditionen der Ureinwohner und Naturvölker gilt eine Zeremonie des Erwachsenwerdens als äußerst wichtige Schwelle zum Eintritt in die Welt der sexuellen Verantwortung.

Für euren Sohn oder eure Tochter könnt ihr eure eigene, spezielle Zeremonie schaffen und ihrem Übergang ins Erwachsenenleben damit die Würde und Achtung geben, die er verdient. Wir kennen eine Frau, die junge pubertierende Mädchen dafür zum Schwimmen mit Delfinen mitnimmt. Ein Ereignis, das inspirierend und kraftvoll ist und das die neue Rolle im Leben feierlich würdigt, wird wahre Wunder wirken für den Jungen/Mann oder das Mädchen/die Frau. Gebt ihnen die Anerkennung, die sie für den Schritt in die neue Lebensphase verdienen, und sie werden euch dafür achten und lieben.

18. Kapitel

ERSTE SEXUELLE ERFAHRUNGEN

In unserer heutigen Gesellschaft lernen die meisten Jugendlichen durch das Fernsehen oder Internet, durch Videofilme und Zeitschriften über Sex. Die Flut der mehr als deutlichen Erotikfotos, meist von Männern für Männer produziert, vermittelt aber im Allgemeinen ein reichlich verzerrtes Bild der Sexualität. Sie lassen überhaupt nicht erkennen, wie eine sinnliche und erfüllende sexuelle Beziehung aussehen könnte. Die sexuellen Gewohnheiten, die man sich in der Jugend zulegt, werden meist beibehalten und ändern sich höchstens durch einen Umlernprozess wie Tantra, oder wenn man durch einen Partner neue Verhaltensweisen kennen lernt. Deshalb ist es wichtig, dass ihr euer Sexleben mit Informationen startet, die als Orientierung dafür dienen können, ein Leben lang ekstatisch zu lieben.

Sextipps für Mädchen

✦ Sieh dir die anatomische Darstellung der weiblichen Sexorgane an (Seite 23). Nimm einen Spiegel zuhilfe, um deine Genitalien zu betrachten und die verschiedenen Teile zu benennen. Berühre verschiedene Stellen, um herauszufinden, wo die stärksten Lustempfindungen sind. Lerne deinen Körper und sein Freudenpotenzial kennen.

✦ Lerne so zu tanzen, dass freie Körperbewegungen und Sinnlichkeit unterstützt werden: African, Bauchtanz, Fünf Rhythmen oder Mamba.

✦ Lerne eine ganzheitliche Körpermassage von einem Profi. Die Kunst der Berührung ist eines der kostbarsten Geschenke, das du dir selbst und anderen geben kannst.

✦ Wenn ein Partner versucht, dich zum Sex zu überreden, ehe du es selbst willst, dann denke daran, dass es nicht deine Aufgabe ist, ihn glücklich zu machen. Du bist nur für dich selbst und dein eigenes Wohlergehen verantwortlich. Du musst nicht Sex haben. Es kann zauberhaft sein, euch einfach liegend zu umarmen und zu halten.

✦ Wenn du dich bereit fühlst, nimm dir die Zeit, um die rechten Umstände für deine erste sexuelle Vereinigung zu schaffen. Sieh zu, dass du alles

> »Nun, da sie die erste Liebe kennt, flutet Begehren ihren Sinn. Sie zittert vor Wonne ... Ihr Spiegelbild in einem Juwel betrachtend, runzelt sie die Stirn. Und o wie zärtlich sie den blühenden Liebesbiss auf ihrer Lippe berührt.«
>
> *Vidyapati (Indien, 15. Jh.)*

Wichtige über Verhütung und Safer Sex verstehst (siehe 7. Kapitel). Wähle einen Ort, der sich für dich besonders gut anfühlt, und lass dir genug Zeit, damit du entspannt sein kannst. Küsst euch, streichelt euch, spielt mit euren Körpern. Lass ihn erst in dich hinein, wenn deine Yoni erregt und angeschwollen und feucht genug ist, kurz vor dem Orgasmus. Dann wird der Schmerz, das Jungfernhäutchen (Hymen) zu durchdringen (falls es noch unversehrt ist), minimal sein. (Manche Mädchen verlieren ihre »Jungfräulichkeit« auch ohne Sex, etwa beim Reiten oder Radfahren.)

✦ Während ihr Sex habt, ist es natürlich, dass beide sich sehr verletzlich und emotional fühlen. Während du lernst, vertraue gleichzeitig deiner Intuition in Bezug auf das, was sich gut anfühlt und was nicht. Rede offen mit deinem Partner über das, was du magst oder nicht magst.

✦ Liebe dich selbst genug, um dir das zu geben, was du brauchst. Wenn dein Partner nicht weiß, wie er dich anturnen kann, dann zeig ihm, wie es für dich schön ist. Berühre und errege dich selbst, ohne gehemmt zu sein, oder zeig ihm, wie es geht.

✦ Wenn du mit einem Liebhaber das Gefühl hast, dass dein Herz sich ausdehnt und deine Liebe zunimmt, dann liegst du richtig. Wenn du fühlst, dass dein Herz schrumpft und du dich unter Druck gesetzt fühlst, dann stimmt etwas nicht. Lass dich von deinem Herzen leiten, um heilsame Sexualität zu erleben.

✦ Frage eine ältere Frau um Rat, aber vergiss nicht, dass auch Erwachsene sich in einem ständigen Lernprozess befinden, was Sexualität und Beziehungen angeht, und nicht alles wissen.

✦ Lerne so viel du kannst über deinen Körper und seine Funktionen. Dieses Wissen und dein Verständnis werden dich gut durchs Leben führen.

Sextipps für Jungen

✦ Es ist natürlich und notwendig, durch Selbstbefriedigung deine Sexualität zu erforschen. Entspanne dich dabei, nimm dir Zeit, genieße den langsamen Aufbau der Energie. Schau, ob du den ganzen Körper lustvoll mit einbeziehen kannst, statt die Lust nur auf die Genitalien beschränkt zu erleben. Lass deinen Körper sich bewegen und nutze die sinnliche Berührung, um deine Wonne zu steigern. Genieße jeden einzelnen Augenblick, statt nur nach der Ejakulation zu lechzen. Werde zu einem Künstler der Selbstbefriedigung, indem du die Ejakulation so lange wie möglich hinauszögerst. Diese Experimente mit dir selbst sind der richtige Hintergrund, um ein feinfühliger und guter Liebhaber zu sein.

✦ Wenn du dich neu zu einem Mädchen hingezogen fühlst, ist es ganz natürlich, dass du dich unbeholfen und schüchtern fühlst. Jeder wäre das in deiner Situation, aber manche können mit ihrer Angst leichter umgehen. Geh einfach auf das Mädchen zu und frag sie, ob sie ein bisschen Zeit mit dir verbringen möchte. Ist ihre Antwort Nein, dann kannst du immerhin stolz darauf sein, dass du den Mut hattest, dich auszudrücken. Eines Tages wirst du bestimmt jemanden treffen, den du magst, und sie wird »Ja« sagen.

✦ Hab bei deinem ersten Sex-Date keine Angst zuzugeben, dass du keine oder wenig Erfahrung im Liebemachen hast. Deine Partnerin wird sich dadurch mehr entspannen, und es wird leichter sein und mehr Spaß machen. Hab keine Scheu, eine Frau zu bitten, dir etwas beizubringen; sie wird sich wahrscheinlich geehrt fühlen, dich in die Freuden des Liebemachens einzuweihen.

✦ Sieh zu, dass du über Verhütung Bescheid weißt (siehe 7. Kapitel). Praktiziere Safer Sex und verwende jedes Mal ein Kondom.

✦ Eine Frau ist normalerweise erst nach mindestens 20 Minuten Vorspiel bereit, dass du in sie eindringst. Es ist nicht sinnvoll, dich gleich auf ihre Yoni zu stürzen, um zu versuchen, sie anzuturnen; ihr ganzer Körper muss angeregt werden (siehe 15. Kapitel). Mach dir keine Sorgen, falls deine Erektion weggeht. Erfreut euch einfach weiter an euren Körpern. Im richtigen Moment wird eine Erektion da sein, die zum Eindringen ausreicht. Wenn du erst mal drin bist, wird sich dein Lingam in der Yoni zurechtfinden.

✦ Wenn die Zeit für das Eindringen kommt, gehe langsam vor. Wenn du zu aktiv bist, kommst du schnell zum Samenerguss. Darum bleib locker, entspannt und sinnlich. Mach weiter mit deinen Liebkosungen und Küssen, lass die Bewegungen weich und sinnlich sein und genieße jeden Augenblick. Nach ungefähr fünf Minuten kommt es zur Verschmelzung eurer Körperelektrizität. Von da an kannst du sensibel auf die verschiedenen Wellen von Energie reagieren, mal leidenschaftlich und feurig, mal langsamer werdend in einer eher weiblich-empfänglichen Phase von tiefer Erfüllung (siehe 14. Kapitel).

✦ Das Eindringen bringt dem Mann genügend Stimulation, um zum genitalen Orgasmus zu kommen, aber für die Frau reicht die Stimulation durch den Penis in der Yoni allein dafür nicht aus. Nur wenige Frauen kommen zum Höhepunkt, ohne zusätzlich ihre Klitoris zu stimulieren. Am besten findest du heraus, was deine Partnerin braucht, wenn du sie beobachtest, während sie sich selbst zum Höhepunkt bringt. Allerdings kann sich deine Partnerin gehemmt fühlen, es in deinem Beisein zu tun, speziell beim ersten Mal.

✦ Um einen alltäglichen menschlichen Moment des Liebemachens zu einer göttlichen Erfahrung zu machen, bewahre ein Gefühl von Dankbarkeit im Herzen. So wirst du diesen sinnlichen Augenblick in Ekstase verwandeln.

✦ Die Körperenergie durch freies Tanzen oder Massage zu öffnen und zum Strömen zu bringen, trägt viel zu einem erfüllten Liebesleben bei.

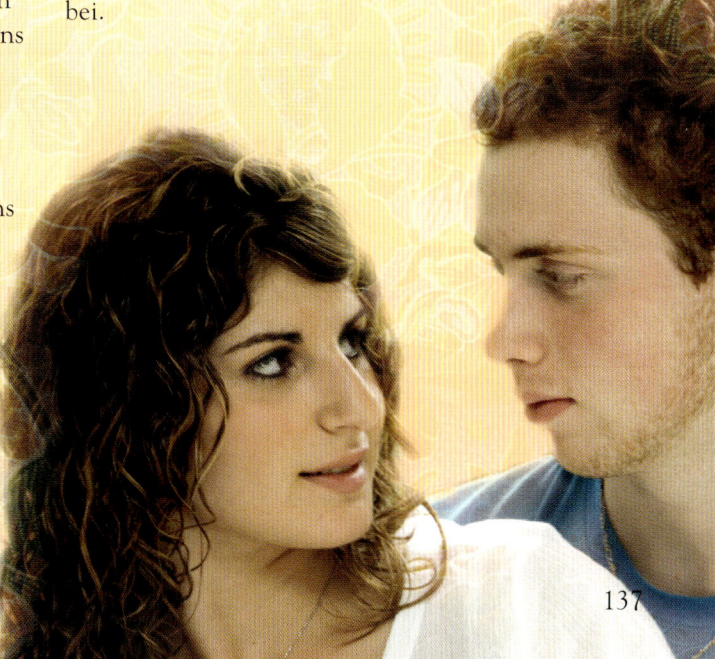

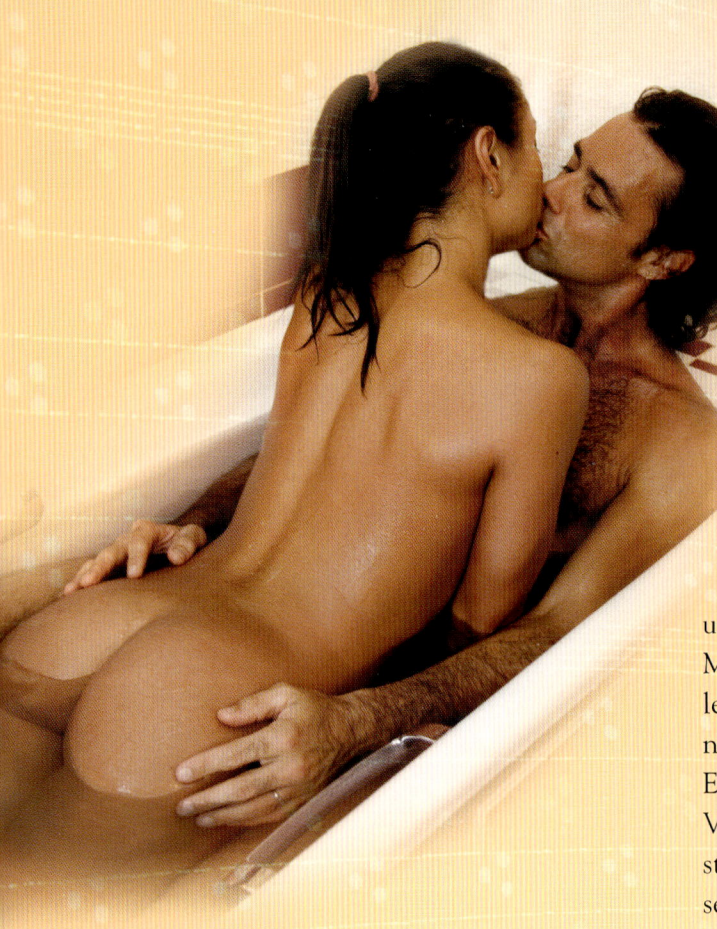

Die erste Phase des Erwachsenenalters umfasst drei Siebenjahreszyklen, von 21 bis 42 Jahren. Es ist eine reiche Zeit für sexuelle Erforschung und Lernen über Beziehungen und wie wir in dieser Welt leben.

Von 21 bis 28

In dieser Zeit entdecken junge Erwachsene die Freuden und Sorgen intimer Beziehungen. Sie werden vielleicht eine oder mehrere tiefe Beziehungen haben, in denen sie den anderen als Spiegel benutzen, um ihr eigenes Potenzial als Liebhaber und Mensch zu entdecken. Der junge Erwachsene lernt auch, Verantwortung in der Welt zu übernehmen, was spezielle Herausforderungen bringt. Es ist eine Zeit, in der das Streben nach der Verwirklichung der inneren Träume von höchster Bedeutung ist – ob es sich um weltliche, sexuelle oder spirituelle Träume handelt oder eine Kombination aller drei.

In dieser Zeit tut man gut daran zu lernen, für seinen Körper Sorge zu tragen, gesunde Ernährungsweisen zu pflegen und regelmäßig den Körper zu trainieren, damit man im Alter fit und gesund bleibt.

Von 28 bis 35

Dies ist eine Zeit tiefer Seelenerforschung und radikaler Transformation. Alles, was der Mensch bisher gelebt hat, stellt er nun in Frage. Es kann sich anfühlen, als würde dein ganzes Leben auf den Kopf gestellt. Beziehungen können zerbrechen, neue können entstehen. Lebensrichtung und berufliche Laufbahn können sich plötzlich ändern. Dies geschieht, weil die Natur dir eine zweite Chance gibt, dir selbst ins Auge zu blicken und die wahre Berufung deiner Seele zu finden. Auch wenn es schwierig sein mag, wird die Umwälzung dein Leben verbessern. Wenn du wirklich dem Ruf deiner Seele folgst, wirst du

19. Kapitel

Sexualität als junge Erwachsene

»Auf den Kissen deiner Schenkel
ruhend in einem Traumgarten,
kleine Blüte mit duftendem Staubgefäß,
schlürfe ich singend von deinem Strom ...
Sonnenuntergang, Mondschein ...
unser Lied nimmt kein Ende.«

Zen-Meister Ikkyu Sojun, Begründer der Schule »Roter Faden« (15. Jh., Japan)

glücklicher und gesünder sein als je zuvor. Diese Phase hat damit zu tun, »JA« zu dir selbst zu sagen, egal, welche Form das annimmt und zu welchem Preis.

Bis dahin wirst du schon eine Menge über Sex, Liebe und Beziehungen gelernt haben. Vielleicht hast du brennende Fragen, die nach Antworten suchen. Ist wahre Liebe möglich? Soll ich eine Familie gründen? Werde ich je die sexuelle Befriedigung finden, die ich suche? Können Sex und Spiritualität sich verbinden? Dein Lebensschiff mag jetzt in turbulenten Gewässern segeln, während du Antworten auf diese Fragen zu finden suchst. Manche geben in dieser Zeit lieber auf, weil ihnen die Heraus- forderung, auf die Seele zu hören, zu schwierig erscheint. Wenn du aufgibst, wirst du den Preis für diese Entscheidung im nächsten Sieben- jahreszyklus bezahlen müssen, wenn dein Körper anfängt abzubauen, was ein äußeres Zeichen für die innere Entscheidung des Aufgebens ist.

Eine Frau mag von ihrer üppigen Sexualität in dieser Phase überrascht sein. Vielleicht hat sie mehrere Liebesaffären oder will verschiedene Sexstile und Sexspielzeuge ausprobieren. Es ist eine Spitzenzeit für die Frau, um ihre saftige Sinnlichkeit und Leidenschaft auszudrücken. Sie will jetzt ihre Weiblichkeit in ihrer ganzen Fülle leben. Wenn sie diese Seite von sich annimmt, kann aus ihr einmal eine weise Frau werden, weil sie ihr volles Potenzial rückhaltlos gelebt hat. Wie es bei Frauen im Allgemeinen länger dauert als bei Männern, bis sie sexuell vollkommen erregt werden, so dauert es auch länger, bis sie sich auf die ganze Fülle des Sex einlassen können, weil sie zuvor eine stabile Liebesgrundlage in ihrer Beziehung brauchen.

In diesem Zyklus zwischen 28 und 35 Jahren kann die Tantra-Praxis einem Paar großen Nutzen bringen, weil sie den vollständigen sexuellen Ausdruck durch Verschmelzung von Spiritualität und Liebe ermöglicht. Tantra

»Wenn wir uns jetzt lieben, ist es einfach wundervoll. Wir entdecken völlig neues Terrain. Ich bin dabei, alle möglichen Schichten abzutragen, die meine natürliche Sexualität zugedeckt haben. Durch Tantra ist das ein sehr entspannter Vorgang. Eine Schicht, die weggefallen ist, waren alle möglichen Überzeugungen und Glaubenssätze, die meine Sexualität beherrscht haben. Es hat mir Angst gemacht, sie aufzugeben; es war zwar ein Käfig, doch es war mir vertraut. Jetzt ist es leichter, ins Unbekannte zu gehen, denn unsere Liebe ist tiefer geworden und süßer. Wenn wir uns lieben, wartet die Liebe schon auf uns – wir lassen uns nur in sie hineinfallen.«

Divyam (31), Teilnehmerin einer Tantra-Gruppe

harmonisiert und schafft Verständnis für die Wesensverschiedenheiten zwischen Mann und Frau und schenkt ihnen wertvolle Erfahrungen.

Von 35 bis 42

Viele Leute haben das Gefühl, ab 35 würde es nur noch bergab gehen. Das trifft aber nur zu, wenn sie im vorangegangenen Zyklus nicht auf den Ruf ihrer Seele nach Transformation gehört haben. Die Früchte von allem, was man in einem Zyklus gelebt oder nicht gelebt hat, zeigen sich immer im nächsten.

> *»Die Lust, die ich erlebe,*
> *ist jenseits von allem, was ich mir je*
> *erträumte. Ich habe nicht gewusst,*
> *dass man sich so gut und vollständig*
> *fühlen kann. Mit Divyam zusammen*
> *zu sein ist wie nach Hause kommen.*
> *Einfach in ihren Armen zu liegen*
> *schmeckt wie die köstlichste Frucht,*
> *mehr als paradiesisch. Die bloße*
> *Umarmung ist ein Orgasmus.«*
>
> Keerti (38), Teilnehmer
> einer Tantra-Gruppe

Wenn du versäumt hast, zu leben, was die Natur in einem Zyklus für dich bereithält, ist es nicht zu spät. Du kannst deinem Leben eine Wendung geben und das, was dir entgangen ist, in einem intensiven Ausbruch von Lebendigkeit nachholen. Es ist, als würdest du einen Damm niederreißen, der den Fluss deines Lebens aufgestaut hatte, und nun kann das Wasser wieder fließen. Es ist nie zu spät, dem Ruf deiner Seele zu folgen – bis zum allerletzten Atemzug.

Diese Periode hat vor allem mit dem Ausdruck deiner Kreativität zu tun. Alles bisher Gelernte will nun überfließen und sich mitteilen. Vielleicht fängst du an zu unterrichten oder zu malen oder einen Garten zu gestalten oder ein Haus zu bauen oder eine Familie oder ein Geschäft zu gründen. Du beginnst die Dinge zu meistern, die zu lernen du dich dein ganzes Leben lang bemüht hast. Daher kann es eine Zeit intensiver Erfüllung und Zufriedenheit sein, während du auf den Wogen deines wohlverdienten Erfolges reitest. Das ist eine

Art von Glück, wie du es dir am Anfang deiner Reise als junger Erwachsener nie hättest ausmalen können. Kann sein, dass du nun viel mehr im Frieden mit dir bist. Dies ist wahrlich der Zyklus der Erfüllung.

Vielleicht wirst du nun auch eine großartige spirituelle Dimension im Sex entdecken können. Hier und da wirst du einen Geschmack davon bekommen, wie die Sexualität zu einer tiefen meditativen Erfahrung für dich werden kann, die alle einschränkenden emotionalen Muster überwindet. Solltest du Tantra praktizieren, kannst du die Einheit erfahren, die mit einem Liebespartner möglich ist, wenn alle sieben Chakras im Einklang miteinander zu pulsieren beginnen.

Wenn du jedoch nicht deiner wahren Natur nach leben konntest, kann es sein, dass du in dieser Zeit alles riskierst, um dein Glück zu finden. Du könntest nach einem spirituellen Meister suchen oder Selbsterfahrungsgruppen und Seminare mitmachen oder jedes Buch lesen, das dir unterkommt, um einen Weg zu finden, aus deinem Hamsterrad auszusteigen. Es könnte passieren, dass dein Körper dir eine beginnende Krankheit signalisiert und du deine Ess- und Bewegungsgewohnheiten radikal veränderst. Vertraue deinem eigenen Orientierungssinn. Folge dem, was dein Herz beflügelt, dann bist du auf dem richtigen Weg.

Männer werden vielleicht ein Nachlassen ihrer sexuellen Triebe erleben. Möglicherweise ist ihre Erektion nicht mehr so hart wie früher oder es dauert länger, bis sie nach einer Ejakulation wieder Lust verspüren. Manche Männer wird das beunruhigen und sie werden anfangen, nach Methoden Ausschau zu halten, um die Uhr zurückzudrehen. Hier können ganzheitliche Verfahren helfen, um die Gesundheit und die Libido wiederherzustellen. Tantra kann dich lehren, deine Lebenskraft beim Liebesakt zu stärken statt zu verschwenden.

TIPPS FÜR DIE EINSTIMMUNG AUF DEN LIEBESPARTNER

Viele junge Paare sind sehr damit beschäftigt, ihr Leben zu organisieren. Wenn ihr am Ende eines Tages ganz geschafft vom Arbeitsstress heimkommt, ist es sinnvoll, euch genug Zeit zu nehmen, um euch aufeinander einzustimmen.

❦ Nehmt zusammen eine leichte Mahlzeit oder ein Bad, ehe ihr Liebe macht. Erwartet nicht, dass ihr gleich für die Liebe bereit seid, wenn jeder nach seinem Tag zu Hause ankommt. Eine Übergangsphase hilft euch zu entspannen.

❦ Für das gemeinsames Bad verwendet essenzielle Öle. Rose ist herzverbindend, Sandelholz beruhigend und anregend, ein sanftes Aphrodisiakum, das Sex und Spiritualität miteinander verbindet. Geeignete Öle findet ihr durch qualifizierte Aromatherapeuten oder Fachbücher.

❦ Schafft euch einen besonderen Rahmen und trefft eine klare Abmachung, dass ihr einen heiligen, geschützten Raum für eure Tantra-Forschung schaffen wollt. Stellt das Telefon ab. Bereitet euren Liebestempel gemeinsam vor.

❦ Seid achtsam und respektvoll, wenn ihr Liebe macht, und vergewissert euch immer wieder, ob der andere es gut findet, was ihr tut.

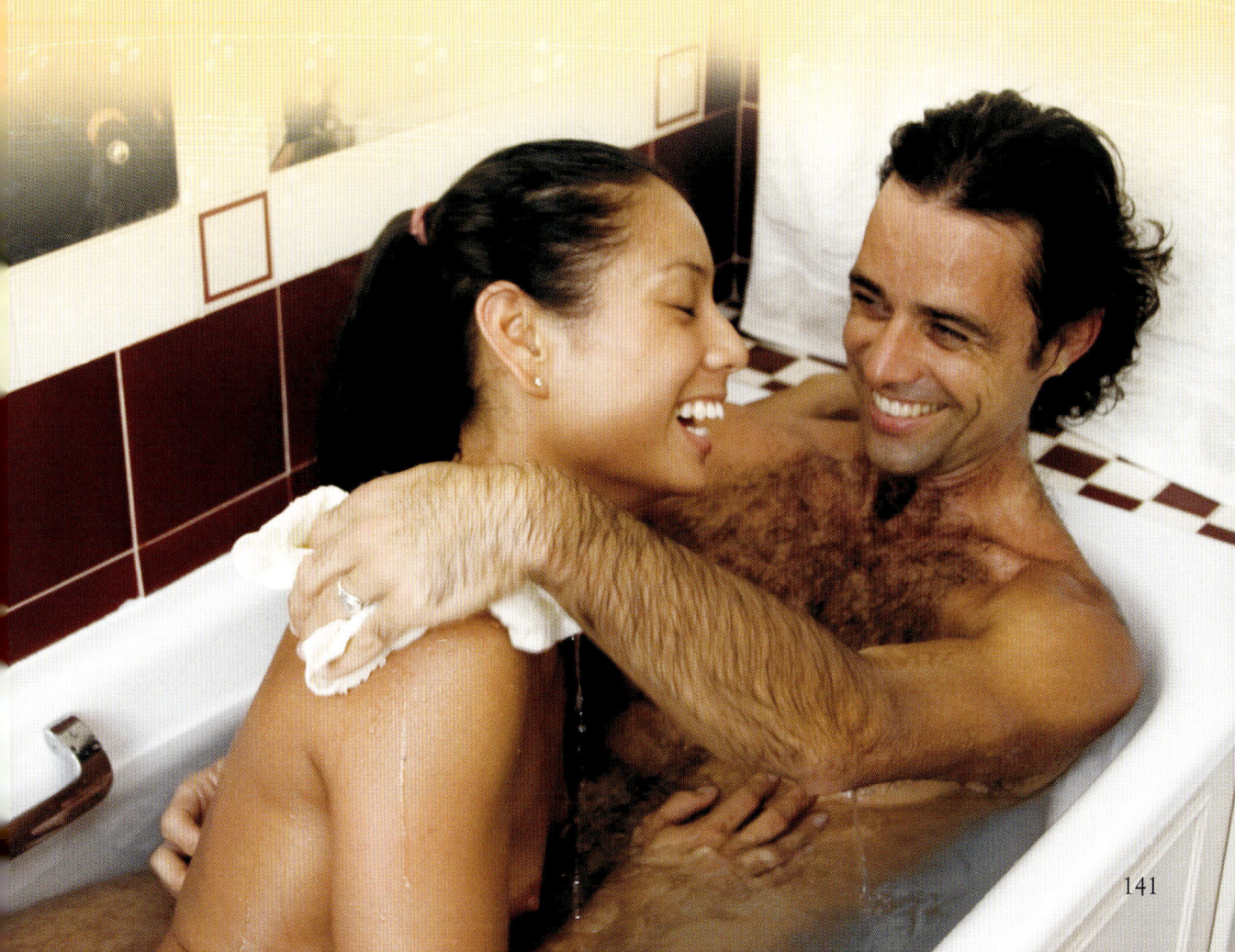

141

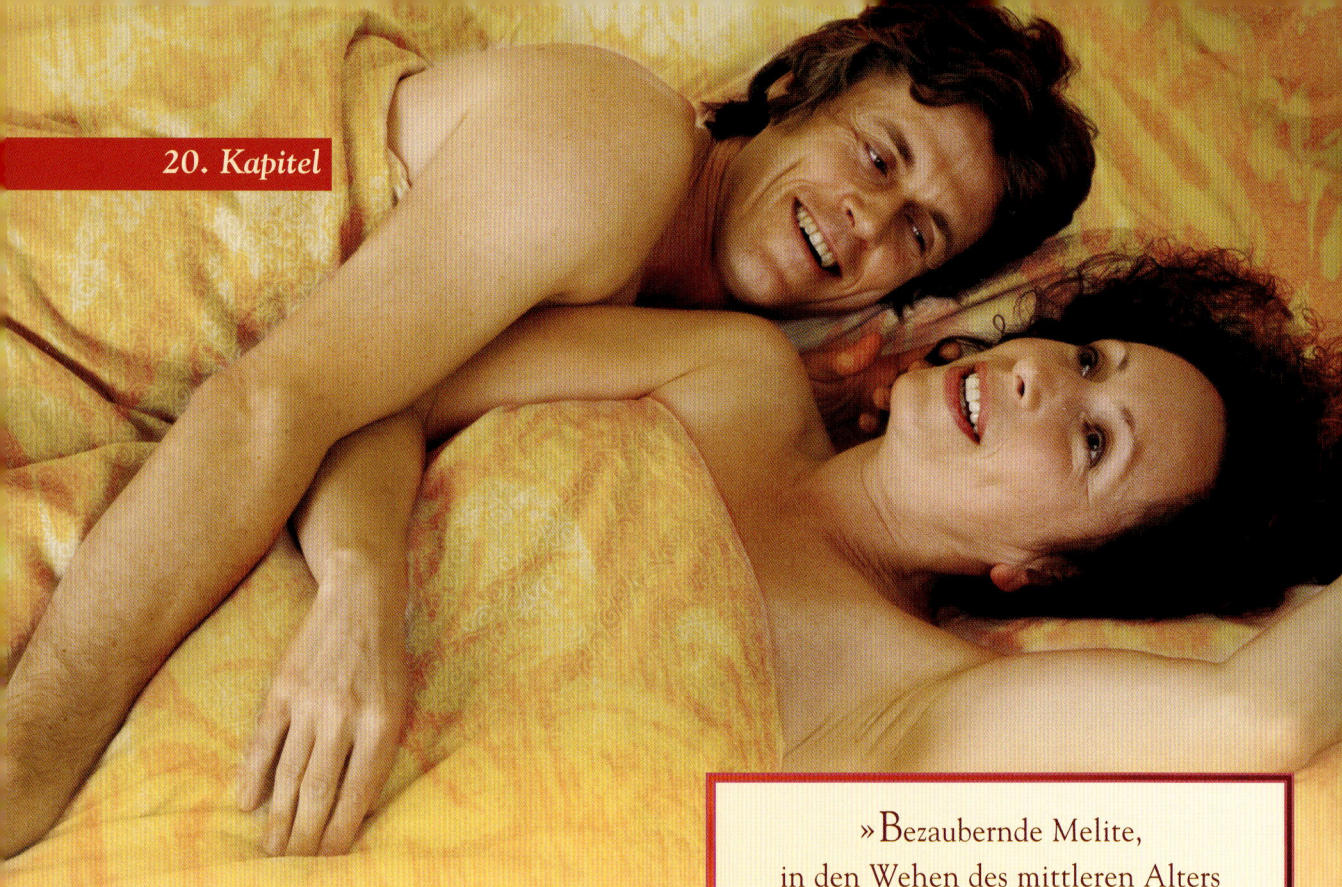

20. Kapitel

SEXUALITÄT IM MITTLEREN ALTER

Die mittleren Jahre umfassen vier Sieben-jahreszyklen, von 42 bis 69. Für die Frau vollzieht sich in dieser Zeit der wichtige Übergang in die Wechseljahre (Menopause). Beide Geschlechter erleben das Nachlassen ihrer Libido. Doch die Veränderungen im mittleren Alter müssen keineswegs einen Abstieg in Krankheit und Behinderung bedeuten. Dies ist eine Zeit, um alternative Möglichkeiten zu erforschen, sein Potenzial zu erweitern und die wundervollen Geschenke dieser Lebensphase anzunehmen.

VON 42 BIS 48

In diesem Zyklus beginnt die allmähliche Sublimierung der Lebenskraft, die zur Fort-

»Bezaubernde Melite,
in den Wehen des mittleren Alters
bewahrt sie ihren jugendlichen Liebreiz.
Mit leuchtender Wange
verführt sie noch mit den Augen.
Viele Jahre sind vergangen,
nicht aber ihr mädchenhaftes Lachen.
Alle Spuren der Zeit können
die wahre Natur nicht besiegen.«

Agathias Scholasticus
(griechischer Dichter, 536-582 n.Chr.)

pflanzung im Genitalbereich konzentriert war, in Weisheit. Wer ein volles, reiches Sexualleben gelebt hat und die Energie dazu benutzte, tief in die Liebe einzutauchen, kann in der Mitte seines Lebens erleben, wie die Liebe sich in die spiri-tuelle Dimension ausweitet. Er oder sie wird auf eine neue Seinsebene gehoben, in der alles sich viel leichter anfühlt. Es gibt allgemein weniger emotionales Drama, das Leben wird spielerisch, die Beziehungen werden klarer.

Dieser Übergang lässt die Weisheit erblühen. Die sexuelle Energie wird zu einem gewissen Grad reabsorbiert und steht nun der spirituellen Entwicklung zur Verfügung, so dass sich eine tiefe innere Gelassenheit einstellt. Innere Schönheit spielt in dieser Phase eine wichtige Rolle. Die jungen Leute können ihre innere Realität noch hinter ihrer äußeren, körperlichen Erscheinung verbergen, doch im mittleren Alter werden die Denkungsart und Seele eines Menschen im Gesicht und am Körper deutlich sichtbar. Alles, was man im Leben gedacht, gefühlt und getan hat, trägt nun Frucht. Wer im Einklang mit dem Ruf seiner Seele gelebt hat, wird durch seine immer strahlender wirkende Präsenz ein Magnet für andere sein, die seine Gegenwart suchen. So ein Mensch wird spritzig wie eine Flasche guten Champagners.

Für einige Frauen bringt dieser Zyklus bereits den Beginn der Menopause mit dem allmählichen Aufhören der Monatsblutungen, während andere erst im nächsten Siebenjahreszyklus das Ende ihrer Fruchtbarkeit erleben. Für einen nicht ganz gesunden Körper ist der Übergang in die Menopause schwieriger. Sind die Wechseljahre durch nervöse Unruhe, Hitzewallungen, Depressionen und andere Symptome geprägt, ist dies ein deutlicher Hinweis, dass ganzheitliche Gesundheitsberatung angesagt ist, um durch natürliche Ernährung und Hormonbehandlung den Körper wieder ins Gleichgewicht zu bringen.

Der Verlust der Libido ist in dieser Phase für Männer und Frauen mehr oder weniger ein natürlicher Vorgang. Die hitzige Leidenschaft, die früher zu Extremen im sexuellen Verhalten führen konnte, ist abgekühlt. Wer gesund ist, büßt aber nichts an sinnlicher Lustfähigkeit ein. Vielleicht braucht man aber nicht mehr so viele genitale Orgasmen. Der Mann hat vielleicht nicht mehr so harte Erektionen, aber das sollte ihn nicht hindern, seine sexuellen Höhenflüge weiterhin zu erleben und zu genießen. In der Pubertät war die Geilheit die einzige sexuelle Zutat. Später, als junger Erwachsener, kam die Zutat der Liebe hinzu, und die Freude wurde dadurch verfeinert und erhöht. Schließlich kommt nun die Zutat der Weisheit hinzu, die den Lebenskuchen erst richtig köstlich macht.

Tantra ist in dieser Lebensphase von unschätzbarem Wert. Es lehrt uns Arten des Berührens, der Intimität und des Feierns, die unser Repertoire in sinnlichen Beziehungen erweitern. Wer nur den instinkthaften Sex kennt, wird eine Verarmung fühlen, wenn die Hormonproduktion abnimmt. Wer Tantra kennt, kann auch während dieses Übergangs die Fülle leben. Solange die Energie im Körper frei fließt, geht das lustvolle Vergnügen nicht verloren. Wenn die Energie stagniert und die Sinnlichkeit darunter leidet, sollte durch gesundes Essen, Kräuter und Bewegung der freie Energiefluss wiederhergestellt werden. Berühre und werde berührt; liebe und werde geliebt!

Von 48 bis 55

In dieser Zeit ist eine stärkere Entfaltung der Spiritualität angesagt. Vielleicht verspürst du einen tiefen Wunsch, dich mit Meditation oder Gebet zu beschäftigen, heilige Plätze zu besuchen und mehr Staunen und Wunder in dein Leben zu lassen, etwa durch ein Enkelkind oder die Nähe zur Natur. So wird die Sexenergie auf natürliche Weise in spirituelle Energie und Weisheit transformiert. Die gleiche Energie, die sich früher leidenschaftlich im Sex ausdrückte, sucht nun andere, subtilere Kanäle. Wer die tantrischen Liebeswonnen kennt, wird weiterhin Sex in seinen erhabensten Aspekten genießen. Der Liebesakt kann zur Erfahrung höchster Seligkeit und Gnade werden. Ein Paar in diesem Zustand erlebt sich nicht mehr als Personen, sondern als die Liebe selbst. Wer das Geschenk dieser Lebensphase anzunehmen vermag, wird

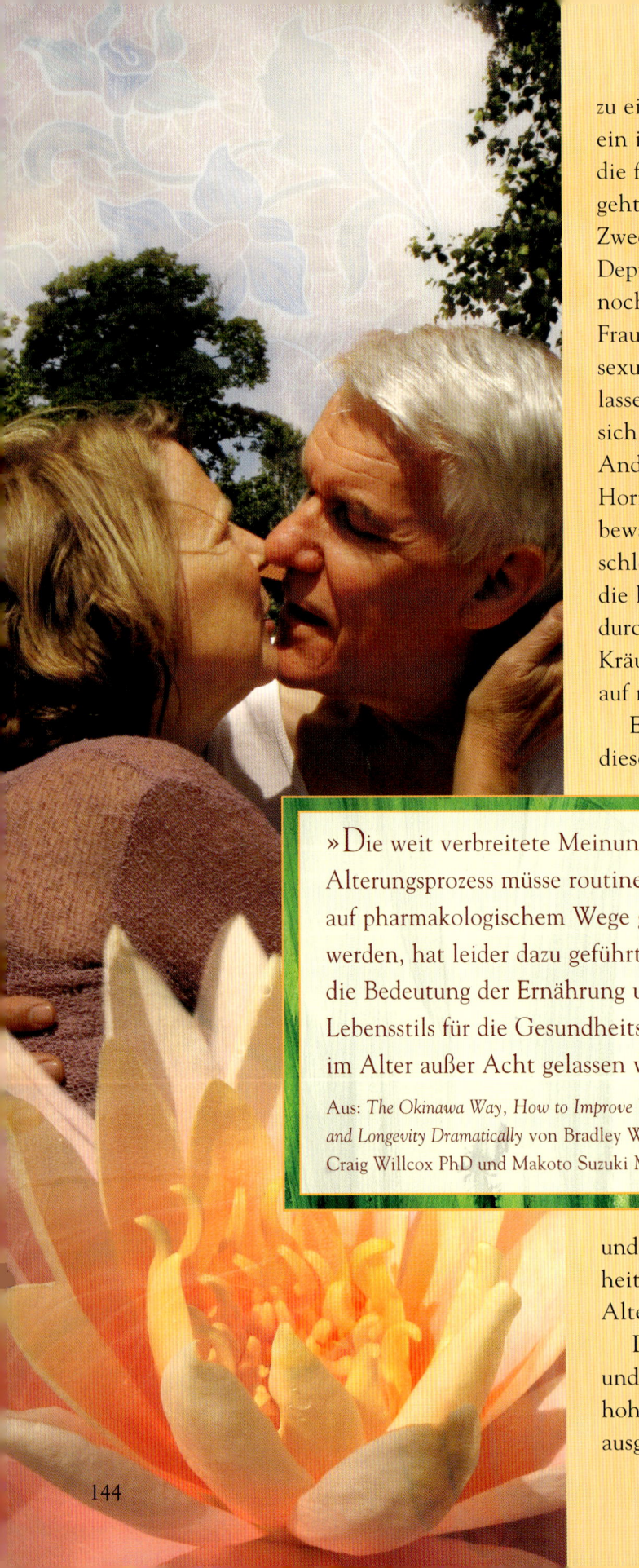

zu einem Leitstern für jüngere Menschen, die ein inspirierendes Vorbild in ihm sehen. Wenn die fortpflanzungsfähige Zeit der Frau zu Ende geht, kann sie das Gefühl bekommen, ihr Zweck im Leben sei beendet. Dies kann Depressionen und Krankheit zur Folge haben, noch erschwert durch den Umstand, dass Frauen nach der Menopause nicht mehr als sexuell begehrenswert gelten. Viele Frauen lassen heute sogar Schönheitsoperationen an sich durchführen, um jünger auszusehen. Andere wollen sich mittels synthetischer Hormone ein jugendliches Lebensgefühl bewahren. Das ist nicht unbedingt eine schlechte Idee, man täte aber gut daran, sich die lange Liste möglicher Nebenwirkungen durchzulesen. Naturheilkundler raten einem zu Kräuterbehandlungen, die den Hormonspiegel auf natürliche Weise ausgleichen können.

Eine weitere Möglichkeit ist die, sich in dieser Zeit mit kreativen Dingen zu befassen. Jetzt, wo die Möglichkeit, Kinder zu gebären, nicht mehr gegeben ist, braucht die Frau andere Betätigungsfelder für ihre schöpferische Kraft. Suche dir etwas, in das du deine ganze Leidenschaft und Energie einbringen kannst, um deinem Leben neue, kreative Impulse zu verleihen. Diese Periode ist auch eine Zeit für Meditation, die Frieden und heitere Gelassenheit bringt. Innere Schönheit ist ein Licht, das der Körper in jedem Alter durch Anmut ausstrahlt.

Die Fähigkeit der Frau zu sexuellem Begehren und mehrfachen Orgasmen bleibt ihr bis ins hohe Alter erhalten. Sexforscher haben herausgefunden, dass der einzige Grund, warum

> »Die weit verbreitete Meinung, der Alterungsprozess müsse routinemäßig auf pharmakologischem Wege gemanagt werden, hat leider dazu geführt, dass die Bedeutung der Ernährung und des Lebensstils für die Gesundheitsvorsorge im Alter außer Acht gelassen werden.«
>
> Aus: *The Okinawa Way, How to Improve Your Health and Longevity Dramatically* von Bradley Willcox MD, Craig Willcox PhD und Makoto Suzuki MD

viele ältere Frauen kein reiches Sexualleben führen, darin besteht, dass sie keinen Mann finden, der ihrer Glut gewachsen ist. Die hormonstrotzende Libido der Jugend lässt beim älteren Mann fortschreitend nach. Die Genitalien sind nicht mehr so leicht stimulierbar, nach jedem Samenerguss benötigt er ein paar Tage Erholungspause. Viele Männer nehmen Viagra als Erektionshilfe, doch das kann Nebenwirkungen haben. Natürliche Produkte, wie Damiana, helfen ohne Risiko.

In dieser Phase kann die Ganzkörpersinnlichkeit des Mannes erwachen und ihm sehr lustvolle Erfahrungen bescheren. In chinesischen Tantra-Texten wird empfohlen, dass ältere Männer die Bewahrung des Samens praktizieren sollten, um sich bis zu ihrem Lebensende am Sex erfreuen zu können.

Männer in dieser Altersgruppe können für Frauen sehr attraktiv sein. Sie können eine Qualität von Stabilität, Zentriertheit, Leichtigkeit, Aufmerksamkeit, Zärtlichkeit und Verletzlichkeit ausstrahlen, die bei jüngeren Männern nicht so leicht zu finden ist. Reifere Männer sind auch geistig offen für neue Richtungen und haben mehr Zeit, um die sinnlichen Wonnen zu erforschen. In diesem Alter können Meditation und Tantra sehr helfen, die nachlassende Libido anzukurbeln, gleichzeitig aber eine entspannte, heitere Gelassenheit zu unterstützen.

VON 55 BIS 62

Jetzt kann die Lebensenergie in neue Bahnen fließen. Nun ist es Zeit, seine Träume voll anzunehmen und zu verwirklichen. Vielleicht wolltest du schon immer malen, aber das Geldverdienen und deine Familie hatten Vorrang. In diesem Siebenjahreszyklus kannst du nun deine Sehnsüchte und Träume voller Leidenschaft und Begeisterung aufgreifen. Gib

dir die Erlaubnis, dein wahres Selbst auf allen Ebenen zu befreien. Vielleicht wirst du immer mehr wie ein Kind, während du die Last der Verantwortung abwirfst und in der Gegenwart zu leben beginnst. Jetzt ist die Zeit, um alle Grenzen und Einschränkungen aufzulösen und wirklich frei zu sein. Es fühlt sich an wie eine zweite Jugend. Du schreibst dir selbst ein völlig neues Drehbuch, geboren aus Weisheit und Erfahrung. Manche Menschen, die immer von einer erfüllenden, intimen Beziehung träumten, erleben endlich deren Verwirklichung.

VON 62 BIS 69

Nun ist es Zeit, das Erfolgs- und Leistungsdenken aufgeben und die Leichtigkeit des »Einfach-Da-Seins« zu entdecken. Du bist eine strahlende, inspirierende, mit Leben gesegnete Präsenz. Deine Weisheit erlangt einen neuen Grad der Reife. Du bist jetzt fähig, deine kindliche ebenso wie die hochintellektuelle Seite zu zeigen. Dein sexueller Ausdruck ist nicht mehr getrennt von Liebe und andächtiger Hingabe. Alles ist ein und dieselbe Energie, die freudig in den gegenwärtigen Augenblick mündet. Allerdings wird jemand, der seine Sexualität ein Leben lang unterdrückt hat, unter Umständen Anzeichen zeigen, dass die unterdrückte Energie in pervertierter Form an die Oberfläche drängt, während er oder sie insgeheim sehr traurig und verzweifelt ist, das vollständige Spektrum an Lebenserfahrungen verpasst zu haben. Es ist aber immer noch möglich, wenn auch etwas schwieriger, die verlorene Zeit wettzumachen und Versäumtes nachzuholen. Im Grunde geht es nur darum, dich dir selbst zuzuwenden und dich deinem wahren Wesen zu stellen – in all seiner Schönheit und seinem Schmerz, all seiner Sehnsucht und Leidenschaft für das Leben.

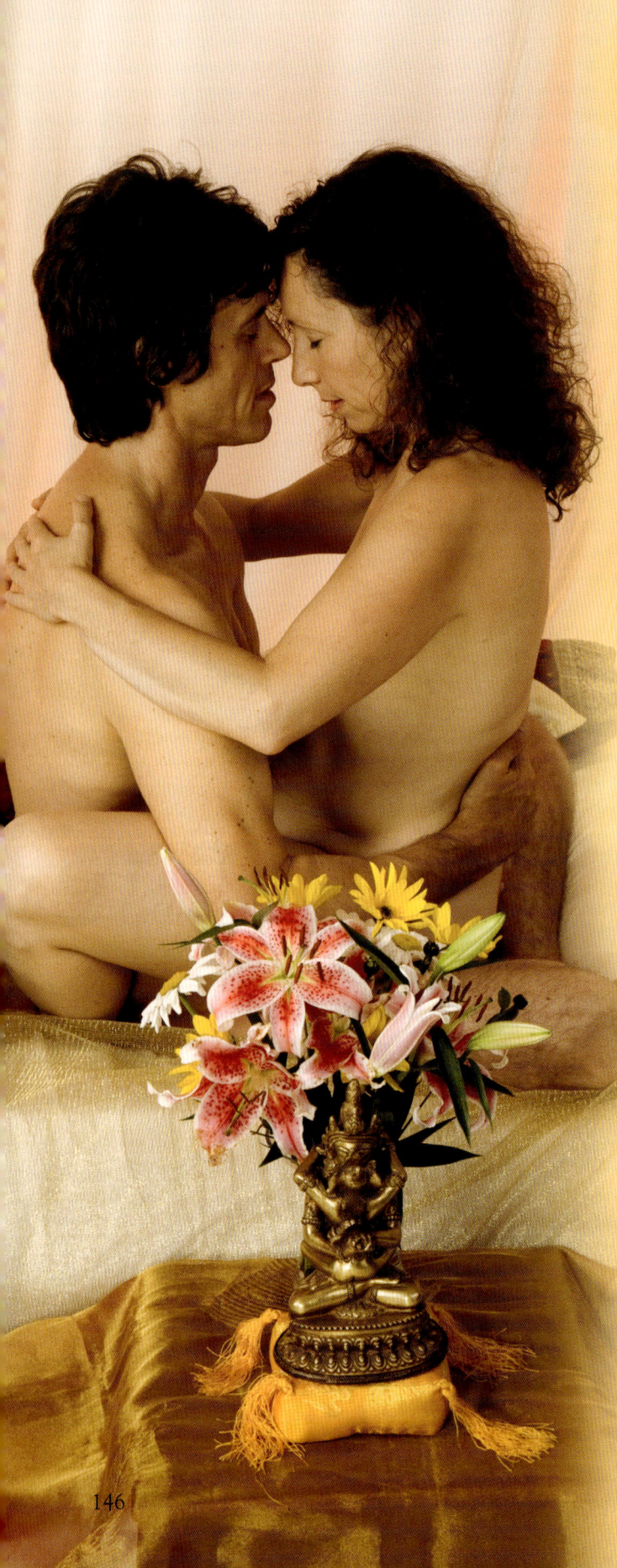

UMARMEN ALS MEDITATION

Wenn ihr in Umarmung zusammen meditiert, könnt ihr euch leichter auf die feineren Ebenen der sexuellen Energie einstimmen. Das ist eine wertvolle Erfahrung für Leute ab dem mittleren Alter, die zu vertieftem Verstehen und Empathie zwischen euch führt und damit zu einer tieferen Verschmelzung auf allen Ebenen.

✦ Ihr könnt, je nach Stimmung des Augenblicks, euch in einer dieser drei Positionen umarmen: »Yab-Yum«, »Frauenwonne« oder »Liebesumarmung« (siehe Seiten 103 und 105). Das Lingam des Mannes kann dabei in der Yoni ruhen oder nicht, je nach Wunsch. Bleibt die ganze Zeit in Stille.

✦ Atmet gemeinsam im selben Rhythmus. Bei jedem Atemzug haltet jeweils nach dem Ein- oder Ausatmen ein wenig inne und bringt eure Aufmerksamkeit in den kurzen Moment vor der nächsten Aus- oder Einatmung.

✦ In der Position »Frauenwonne« kann der Mann seine Hand für jeweils zwei Minuten ganz leicht auf jedes der sieben Chakras der Frau legen, beginnend von der Yoni und aufsteigend über Bauch, Sonnengeflecht, Herz, Kehle, Drittes Auge bis zum Scheitel.

✦ Nach 20 Minuten gemeinsamen Atmens könnt ihr eine beliebige andere Position einnehmen und euch nun zu lieben anfangen – oder auch nicht, je nach Wunsch.

Dies ist ein Bericht aus erster Hand von einem mutigen englischen Paar, das sich gefunden hat. Für Les, 58, Firmendirektor im Halbruhestand, und seine geliebte Sally, 45, Führungskraft in der Personalentwicklung, hat eine aufregende Reise der Selbstentdeckung begonnen – durch die Praxis von Tantra.

Sally: Als ich Les traf, war es wirklich eine Öffnung für mich, denn er hatte schon viel Erfahrung mit Tantra, während ich »traditionell englisch« in einer Familie aufgewachsen war, in der man den Körper schamhaft verhüllte und niemals Gefühle zeigte. Ich war zehn Jahre verheiratet gewesen: keine Intimität, profaner Sex, jede Menge Scham. Ich sehnte mich nach Sinnlichkeit und Intimität, wusste aber nicht, dass meine eigene Konditionierung mir dabei im Weg stand. Zum Beispiel, als Les mich überredete, an einer Tantra-Einführung teilzunehmen, und erwähnte, dass man mich vielleicht einladen würde, meine Kleider auszuziehen. Da sprang ich auf und rief: »Nein! Kommt überhaupt nicht in Frage, niemals!« Das war vor drei Jahren. Inzwischen fühle ich mich am Strand auch nackt pudelwohl.

Ich habe jetzt mehr Sexenergie als in meiner Teenagerzeit oder in den 20ern und 30ern. Die Lustgefühle kommen auf unterschiedlichste Weise. Ich brauche nur am Rücken oder an den Haaren gestreichelt zu werden, und schon fühle ich Wonne und Seligkeit, Lachen, Weinen.

Ich habe inzwischen viele verschiedene Arten von Orgasmus entdeckt. Worauf es dabei anzukommen scheint, ist meiner Energie nachzugeben, egal wo sie hinführt. Wenn ich komme, dann komme ich. Wenn nicht, ist es kein Problem. Was mir das meiste Vergnügen macht, ist mit meiner Energie tanzen zu lernen. Energie ist für mich die Verbindung mit dem Empfinden. Es kann überall im Körper ausgelöst werden. Fühlt sich an wie Champagner.

Ich war immer sehr bedacht auf mein Aussehen. Alles musste zusammenpassen. Die Frisur musste stimmen. Jetzt faszinieren mich meine körperlichen Veränderungen, ja ich freue mich sogar auf das Altwerden. Ich werde immer saftiger und fühle, dass es so weitergehen kann. Viel sexuelle Heilung ist passiert. Jetzt sind wir wirklich bereit für Tantra.

Les: Vor 16 Jahren war ich an einem Tiefpunkt; schlimmer konnte es nicht werden. Da halfen weder Beruhigungsmittel noch Alkohol. Es wurde unerträglich. Da machte mich ein alternativer Therapeut mit einem Mann meines Alters bekannt, der so strahlend aussah, dass es mir den Atem raubte. In diesem Moment sagte ich mir: »Das will ich auch haben, und ich werde überall hingehen und alles tun, um das zu bekommen, was ich in ihm sehe.« In den nächsten zehn Jahren besuchte ich jeden möglichen Kurs, jede Gruppe. Und die Dinge begannen sich zu verändern. Ich hatte 20 Jahre eine Beziehung gehabt, die ich verließ, weil ich mich nach Intimität sehnte, die ich mit meiner Partnerin nicht finden konnte.

Nach der ersten Tantra-Gruppe fühlte ich mich herausgefordert und lebendig. Die zweite Gruppe zeigte mir, dass Intimität bei mir selbst beginnen muss. Meine tantrische Reise handelt davon, mir meiner selbst bewusst zu werden, mich bewusst zu verändern oder bewusst zu bleiben. Es ist ein Tanz mit mir selbst, ein Tanz mit der ganzen Schöpfung.

Es hat drei Jahre mit Tantra gebraucht, bis ich mit einer Frau Intimität, Liebe, Mitgefühl, Wut, Traurigkeit, Orgasmus – das ganze wunderbare Spektrum an Emotionen – teilen konnte. Vor allem hat es mir eines gebracht: die Erlaubnis – meine und die meiner Partnerin –, der zu sein, der ich bin. Und gemeinsam diesen Weg zu gehen. Die Herausforderung geht weiter, mit allen Tiefen und Höhen. Ein guter Liebhaber zu sein hat mit Intimität zu tun, mit Präsenz, Intuition und Bewusstheit. Mit der Energie zu gehen, selbstsüchtig und selbstlos zugleich, mit allem zu tanzen, was ist. Wenn ihr guten Sex wollt, erschafft euch eine liebevolle, fürsorgliche, nährende Beziehung. Ohne das gibt es keinen guten Sex.

Praktisch gesehen bin ich 58 und nicht mehr 18. Wenn ich heute ejakuliere, geht meine Energie in den Keller. Ich habe dann drei bis acht Tage kein Interesse am Sex. Doch mit einer 13 Jahre jüngeren tantrischen Frau zu leben, das ist eine echte Herausforderung. Wenn ich auf tantrische Weise Liebe mache und orgasmische Energie im ganzen Körper oder auch nur im kleinen Finger spüre, lädt sich meine Energie wieder auf. Durch das Zurückhalten des Samens regeneriert sie sich, und die Erektion ist dann überhaupt kein Problem. Ich fühle mich heute oft genauso potent wie mit 20.

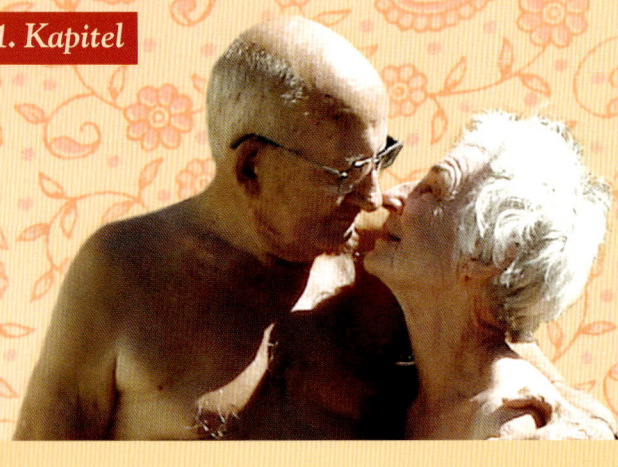

21. Kapitel

SINNLICHKEIT FÜR ÄLTERE

Die letzte Lebensphase steht in Resonanz mit den höchsten menschlichen Qualitäten von Liebe, Mitgefühl, Weisheit und spirituellem Erwachen. Diese Attribute können wie Blumen in einem gut gehegten Garten hervorleuchten, aber sie können sich auch in einem Dickicht von Wildwuchs verbergen. Wie diese Phase erlebt wird, hängt ganz davon ab, wie man sein Leben bis dahin gelebt hat. Es ist, als würde man auf einem hohen Berg stehen und auf seinen Lebensweg zurückblicken. Dieser Anblick wird entweder Freude und Genugtuung über ein gut gelebtes Leben oder Kummer über den Zickzackpfad mit den vielen verkehrten Wendungen bringen. Ein älterer Mann, der über sein Leben befragt wurde, sagte: »Meine Botschaft an die Jungen wäre: Macht das, was ich hätte machen sollen, und nicht, was ich gemacht habe.«

Diese Phase umfasst mehrere mögliche Siebenjahreszyklen: 69-76, 76-83, 83-90 etc. In jedem dieser Zyklen besteht die Möglichkeit, dass das Leben sich zum Übergang in den Tod hinbewegt, und damit stellt sich die Frage: »Habe ich meinen Lebenssinn erfüllt oder gibt es noch etwas zu lernen, zu teilen oder zu entwickeln?« Wenn die Lebensbestimmung erfüllt ist oder wenn man fühlt, dass keine weitere Entwicklung mehr in diesem Leben möglich ist, wird der physische Körper nicht mehr gebraucht und die Seele verlässt die Materie und geht wieder in den Geist ein.

> »Selbst in Runzeln gekleidet,
> liebste Philinna,
> bist du schöner als die Jungen.
> Lieber schmecke ich die Äpfel,
> die schwer von deinen Ästen hängen,
> als dass ich feste Mädchenbrüste kneife.
> Ich habe keine Lust aufs Junge.
> Dein Herbst überstrahlt
> den vergänglichen Frühling,
> dein Winter wärmt mehr
> als jede Sommersonne.«
> *Paulus Silentiarius* (6. Jh. n. Chr.)

Die Qualität, nicht die Länge eines Lebens ist das, was wirklich zählt. Hohes Alter muss nicht Krankheit, Pflegestation und bloßes Warten auf das Sterben bedeuten. Es ist absolut möglich, ein gesundes, glückliches Leben bis zum letzten Atemzug zu leben. Die Vorstellung, dass die Menschen als unschuldige Opfer unweigerlich durch Krankheit dahingerafft würden, nimmt ihnen die Fähigkeit, nach den Ursachen in ihrer Lebensweise und Umgebung zu suchen. Um das Geheimnis wahrer Gesundheit zu entdecken, sollte man seine eigene Einstellung und Lebensweise unter die Lupe nehmen. Ohne eine vitale, langlebige Gesundheit ist erfüllende Sinnlichkeit im Alter nicht leicht zu erlangen.

HOCHACHTUNG VOR DEM ALTER

In alten Stammesgesellschaften und östlichen Kulturen haben die Alten traditionell eine große Wertschätzung erfahren und galten als Hüter der Weisheit, die aus der Lebenserfahrung erwächst. In mündlich überlieferten Traditionen konnte fast eine ganze Lebensspanne nötig sein, um die Jahrtausende alte Weisheit zu erwerben, die von früheren Generationen weitergereicht und als kostbarer Schatz von den Älteren gehütet worden war. Diese Saat der Weisheit wurde immer weitergegeben, wodurch die Kontinuität der Würde eines Volkes garantiert war. Aus den Fehlern der Vorfahren zu lernen bedeutete, nicht deren Fehler zu wiederholen und von ihren Entdeckungen zu profitieren, so dass jede Generation weiser wurde als die vorhergehende. Die Jungen waren den Alten auf natürliche Weise zugewandt, wie junge Pflanzen der Sonne, und kamen so in den vollen Genuss der Weisheit eines ganzen langen Lebens. Das hohe Alter war deshalb nicht etwas, das man fürchten musste, sondern eine Zeit, in der man die Früchte eines gut gelebten Lebens ernten konnte. Die Alten wurden respektiert, geliebt und von der jüngeren Generation als Vorbilder gesehen und geschätzt.

Die spirituelle Weisheit nimmt mit dem Alter zu, und so oblag es den Ältesten, Heilung und spirituellen Segen zu vermitteln.

In Indien galt das Alter als die beste Zeit, um die weltliche Sphäre zu verlassen und sich ganz einem Leben der Meditation und Spiritualität zu widmen. Durch die Todesnähe beginnen viele weltliche Belange wegzufallen, während man dem Großen Licht näher und näher kommt. Im Alter spüren viele eine Präsenz, die sie ständig leitet. Im Antlitz eines geliebten alten Menschen können die Jüngeren eine erhabene Gelassenheit wahrnehmen, eine Liebe, die Zeit und Raum übersteigt. Diese Qualitäten werden durch eine regelmäßige Meditationspraxis gefördert.

»Okinawa in Japan hat die am längsten lebende Bevölkerung, die bisher dokumentiert wurde (wie Geburtsurkunden zeigen). Viele Bewohner Okinawas arbeiten noch mit 100plus im Garten, üben sich in Bewegungsformen, unternehmen Reisen und haben sogar noch Sex – bei bester körperlicher und mentaler Gesundheit. Eine 25-jährige Studie zeigte, dass die vitale Gesundheit dieser Menschen weder genetisch noch regional bedingt ist, wohl aber durch ihre Ernährungsweise, körperliche Betätigung und Lebenseinstellung. So sagte ein Mann, der zur Feier seines 105. Geburtstags zum Fischen ging: ›Es ist wichtig … das Leben zu genießen … und in der Nacht gut zu schlafen. Regt euch nicht über Kleinigkeiten auf, macht euch keine Sorgen über das Alter oder euer Aussehen und beklagt euch nicht über die natürlichen Wehwehchen und Schmerzen im Körper … Konzentriert euch auf die guten Dinge im Leben … und vergesst nicht zu lächeln!‹«

Aus: *The Okinawa Way, How to Improve Your Health and Longevity Dramatically* von Bradley Willcox MD, Craig Willcox PhD und Makoto Suzuki MD

LEBENDIGKEIT DER SINNE

Ältere Paare leiden oft an Impotenz und Verlust des sexuellen Interesses. Die Ursachen für körperliche Erektions- und Libidoschwierigkeiten nehmen im Alter zu, haben aber meistens seelische Wurzeln. Wenn die Libido nachlässt, neigt man zu Depressionen und vermeidet deshalb den sexuellen Kontakt. Zum Glück gibt Tantra die Möglichkeit, den Sex vom bloßen Fortpflanzungsdrang in die Kunst umzuwandeln, ständig innerlich in einer Ekstase zu leben, die nicht von den Genitalien abhängig ist. Wer die Kunst der sexuellen Ekstase durch Tantra kultiviert hat, wird sich leicht von der sexuell-biologischen Identität lösen können, ohne seine sinnliche Lebendigkeit zu verlieren.

Wer in dieser Lebensphase die Sinnlichkeit weiter erforschen will, stößt auf die Diskrepanz, dass Frauen tendenziell 5 bis 8 Jahre länger leben als Männer. Eine ältere Frau, die einen Liebhaber sucht, sollte daher sinnvollerweise einen jüngeren Mann wählen. Eine andere Diskrepanz besteht darin, dass die hormonell befeuerte Sexualität des Mannes, die mit etwa 18 Jahren ihren Höhepunkt erreichte, im Laufe des Lebens allmählich abnimmt. Beim älteren Mann lässt die Erektionsfähigkeit nach, ebenso wie der Drang zur Ejakulation. Wenn er aber die Empfindsamkeit des ganzen Körpers kultiviert hat, kann er seine Liebe weiter auf vielfache, liebevolle Weise ausdrücken und hat dadurch eine Fülle von erotischen Möglichkeiten für die sinnliche Vereinigung. Von der jugendlichen Triebhaftigkeit befreit, kann das Liebesspiel nun zu einer höchst beglückenden, spielerischen Entdeckungsreise für beide werden – vergleichbar den erregenden, nährenden Kuss- und Pettingspielen der Jugendlichen. Mit meditativer Bewusstheit gewinnt das Liebesspiel eine zeitlose Qualität, die alle körperlichen Grenzen überschreitet. Hinzu kommt noch, dass ein Mann, der gelernt hat, seinen Samen zu bewahren, auch weiterhin intensiv Liebe machen und seine Erektionsfähigkeit beibehalten kann.

Auch eine ältere Frau kann – je nach ihrem Gesundheitszustand – die sexuelle Erregung in all ihren Phasen weiterhin erleben, sogar mit mehrfachen Orgasmen. Sie wird ihr Begehren vielleicht nicht mehr mit der gleichen Intensität verfolgen wie in jüngeren Jahren, aber die vitale Libido bleibt bestehen. Bei manchen Frauen nimmt die Scheidenfeuchtigkeit allmählich ab, was ihre Libido beeinträchtigt. Das weist auf einen unausgewogenen Hormonspiegel hin, lässt sich aber durch natürliche Heilkräuter, gesunde Ernährung und Bewegung ausgleichen.

Libido bedeutet nicht unbedingt, dass man scharf oder geil ist. Es kann eine wonnige Sinnlichkeit im ganzen Körper bedeuten, die uns viele Seiten des Lebens lustvoll erleben lässt. Die sinnliche Energie kann sich ebenso im sexuellen Spiel ausdrücken wie in anderen kreativen Tätigkeiten. Am besten ist es, dem nachzugehen, was Freude und Lust bereitet.

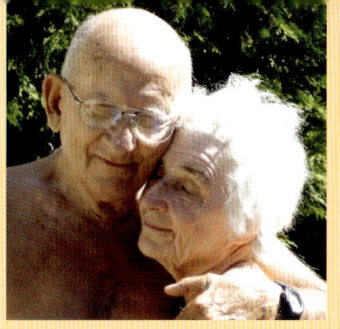

Al (85) und Kay (92) stammen aus Oregon, USA. Er ist Fotograf und liebt es, die Schönheit der Welt auf Film zu bannen. Für ihn ist Kay, in die er sich vor acht Jahren verliebte, die Liebe seines Lebens. Kay, eine Schriftstellerin, hat sieben Kinder, zehn Enkel und neun Urenkel. Ihre Liebe, ihr Humor und ihre Abenteuerlust halten sie beweglicher und gesünder als viele Menschen, die nur halb so alt sind wie sie.

Kay: Wir haben das Gefühl, wir waren schon in einem anderen Leben zusammen. Als wir uns als Liebende trafen, waren wir uns nicht fremd; es war eine Wiedervereinigung. Ich war selbst überrascht, als ich in seinen Armen flüsterte: »Du bist meine Seligkeit.«

Al: Wir haben gelernt, alles Hemmende fallen zu lassen. Alles andere geschieht wie von selbst.

Kay: Wenn wir unsere Kleider abwerfen und ins Bett springen, ist es, als würden wir gleichzeitig alle Hemmungen und Selbstkritik abwerfen. Wir probieren Neues aus, erforschen uns gegenseitig. Unsere Körper haben nicht mehr die jugendliche Anziehungskraft. Das Alter hat seine Spuren hinterlassen, es gibt Kampfnarben. Doch unsere Seelen sind reich und erfüllt. Wenn wir uns lieben, sind Körper und Seelen eins.

Unser Rat an andere ältere Paare: Respektiert und schätzt euren Partner, nehmt dankbar an, was euch geschenkt wird, dann wird jede Berührung, jede Liebkosung wundervoll sein. Vergesst eure Hemmungen, vergesst die Vergangenheit. Lernt euch kennen wie zwei glückliche Teenager, unschuldig und sorglos. Lebt im Augenblick.

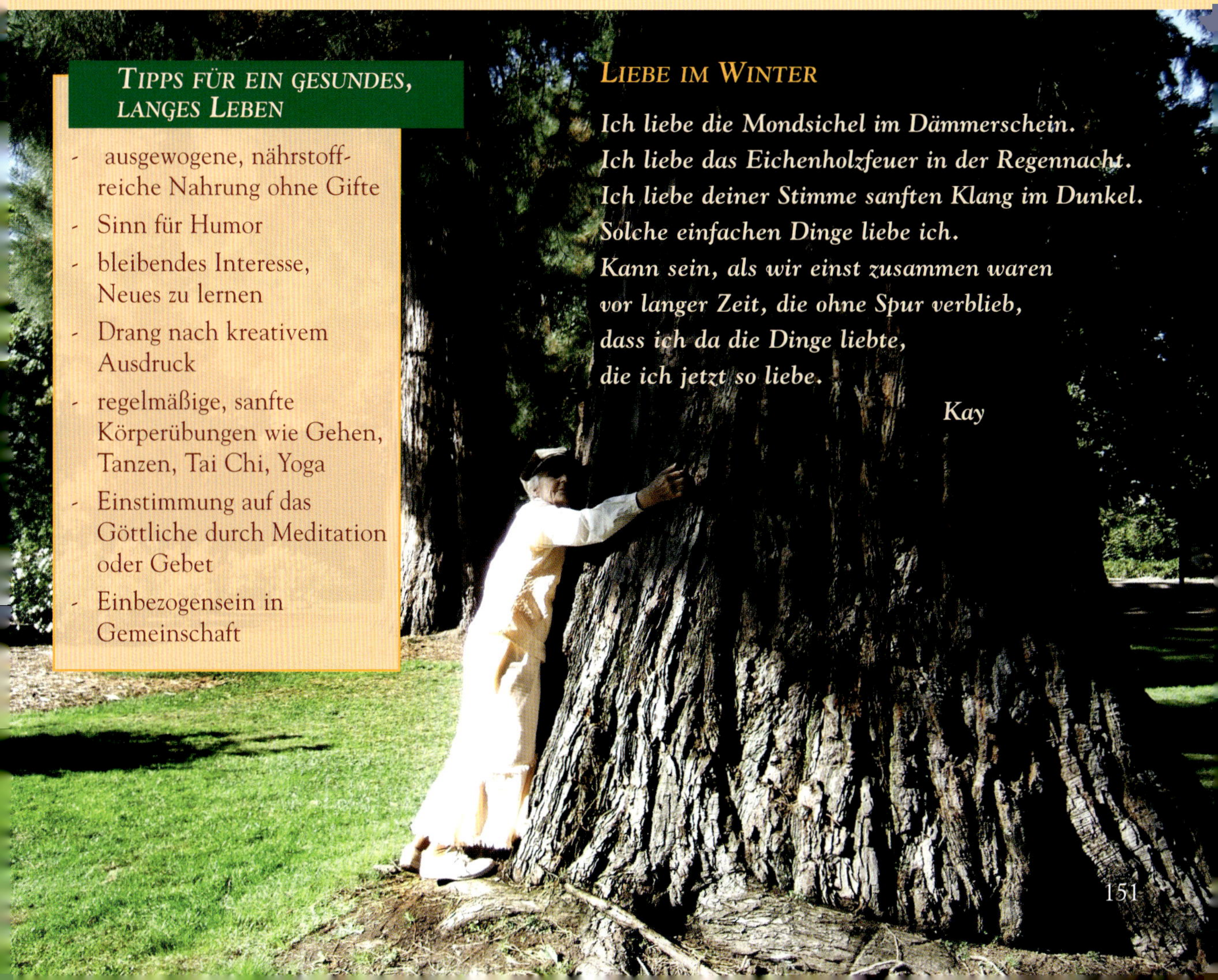

TIPPS FÜR EIN GESUNDES, LANGES LEBEN

- ausgewogene, nährstoffreiche Nahrung ohne Gifte
- Sinn für Humor
- bleibendes Interesse, Neues zu lernen
- Drang nach kreativem Ausdruck
- regelmäßige, sanfte Körperübungen wie Gehen, Tanzen, Tai Chi, Yoga
- Einstimmung auf das Göttliche durch Meditation oder Gebet
- Einbezogensein in Gemeinschaft

LIEBE IM WINTER

Ich liebe die Mondsichel im Dämmerschein.
Ich liebe das Eichenholzfeuer in der Regennacht.
Ich liebe deiner Stimme sanften Klang im Dunkel.
Solche einfachen Dinge liebe ich.
Kann sein, als wir einst zusammen waren
vor langer Zeit, die ohne Spur verblieb,
dass ich da die Dinge liebte,
die ich jetzt so liebe.

Kay

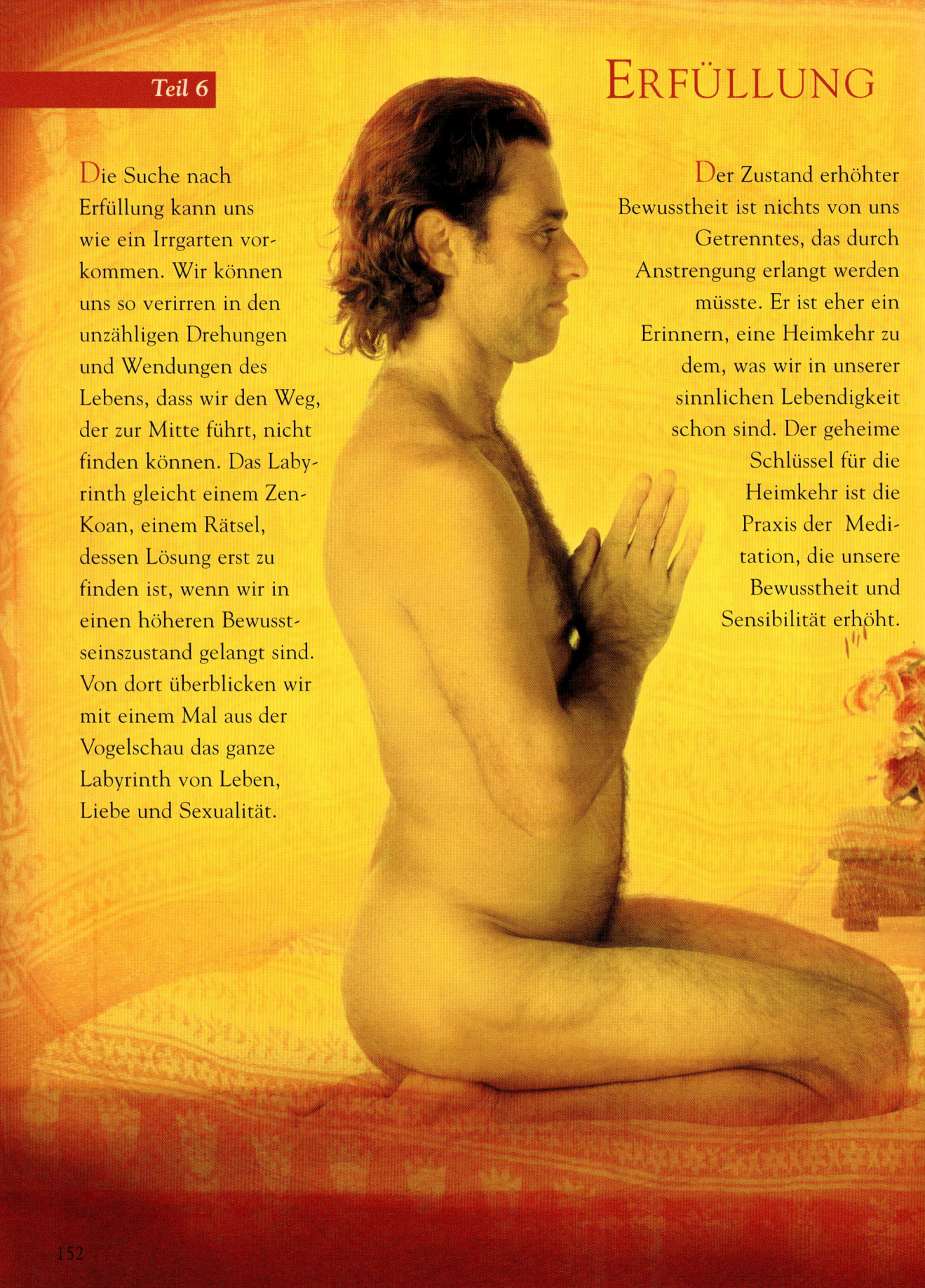

ERFÜLLUNG

Die Suche nach Erfüllung kann uns wie ein Irrgarten vorkommen. Wir können uns so verirren in den unzähligen Drehungen und Wendungen des Lebens, dass wir den Weg, der zur Mitte führt, nicht finden können. Das Labyrinth gleicht einem Zen-Koan, einem Rätsel, dessen Lösung erst zu finden ist, wenn wir in einen höheren Bewusstseinszustand gelangt sind. Von dort überblicken wir mit einem Mal aus der Vogelschau das ganze Labyrinth von Leben, Liebe und Sexualität.

Der Zustand erhöhter Bewusstheit ist nichts von uns Getrenntes, das durch Anstrengung erlangt werden müsste. Er ist eher ein Erinnern, eine Heimkehr zu dem, was wir in unserer sinnlichen Lebendigkeit schon sind. Der geheime Schlüssel für die Heimkehr ist die Praxis der Meditation, die unsere Bewusstheit und Sensibilität erhöht.

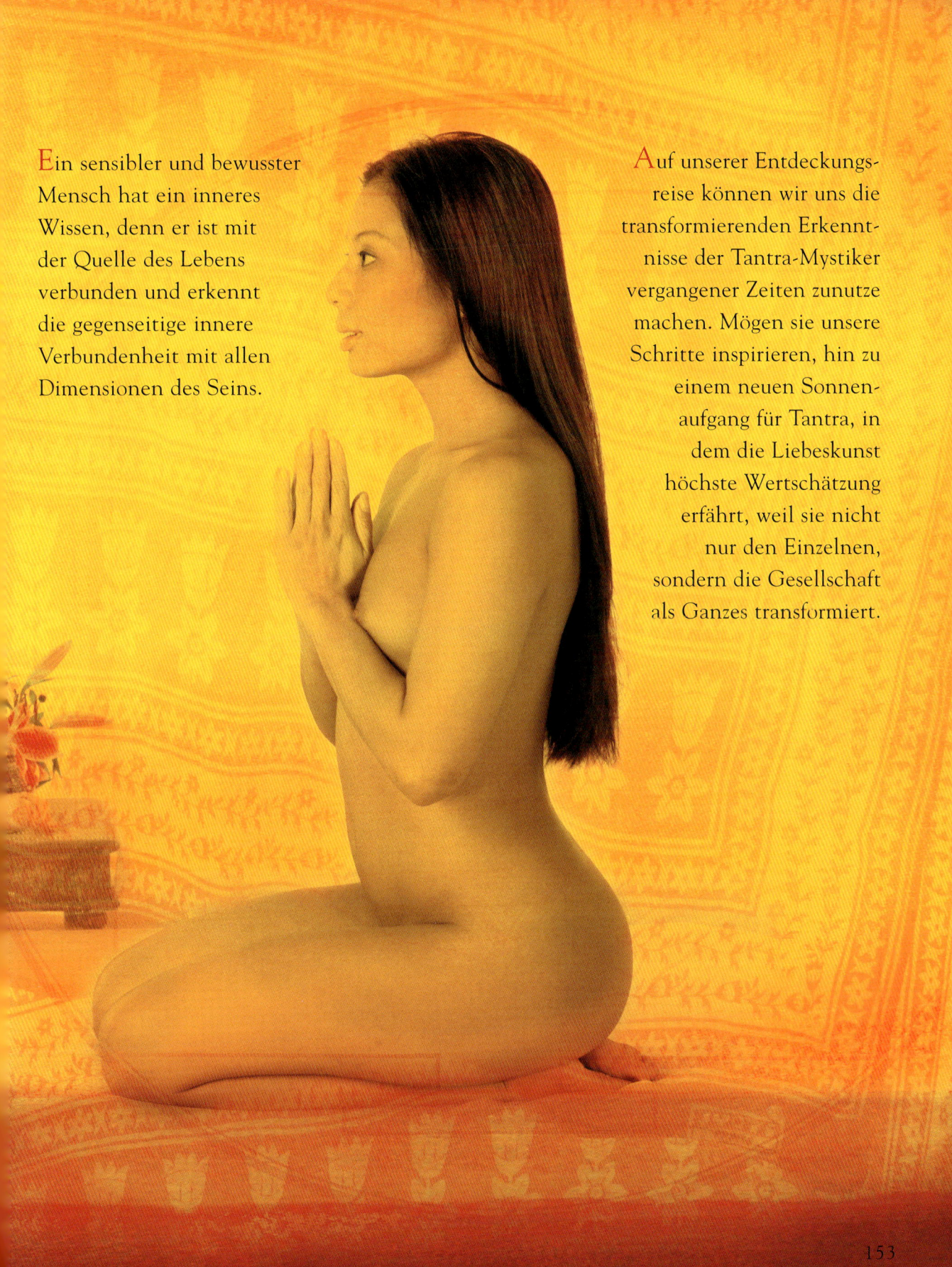

Ein sensibler und bewusster Mensch hat ein inneres Wissen, denn er ist mit der Quelle des Lebens verbunden und erkennt die gegenseitige innere Verbundenheit mit allen Dimensionen des Seins.

Auf unserer Entdeckungsreise können wir uns die transformierenden Erkenntnisse der Tantra-Mystiker vergangener Zeiten zunutze machen. Mögen sie unsere Schritte inspirieren, hin zu einem neuen Sonnenaufgang für Tantra, in dem die Liebeskunst höchste Wertschätzung erfährt, weil sie nicht nur den Einzelnen, sondern die Gesellschaft als Ganzes transformiert.

153

22. Kapitel

DIE SINNE IM SEXUELLEN SPIEL

»Wir alle, auf so verschied'ne Weise,
denken uns Gott
jenseits der Sinne und Gefühle,
und doch:
Nur in der Essenz des Liebens
ist Gott zu finden.«

Gesang der indischen Baul-Mystiker
(frei übersetzt nach D. Battacharya)

Sensibilität bedeutet einerseits deine Antwort auf die Stimulation der Sinne, andererseits eine gesteigerte Bewusstheit von dir selbst und anderen in Beziehungen. Wenn deine Sensibilität erwacht ist, erlebst du das Leben in allen seinen Dimensionen viel intensiver. Durch die Sinne kannst du die Welt um dich herum sehen, hören, fühlen, riechen und schmecken. Und ebenfalls durch die Sinne erlebst du eine subjektive Erfahrung von Glück und orgasmischer Lust. Wenn deine Sinne abstumpfen, wirst du dich eher traurig und depressiv fühlen. Mit erhöhter Sensibilität entdeckst du das spontane Entzücken. Dann werden deine innere und deine äußere Welt vor Lebendigkeit sprühen.

Jedes Sinnesorgan funktioniert wie eine Schwingtür. Nach der einen Seite öffnet es sich für körperlichen Genuss oder Schmerz, nach der anderen Seite für die Ausweitung der Seele und des spirituellen Bewusstseins. Je mehr du deine sinnliche Bewusstheit erweiterst, desto größer ist das spirituelle Erwachen.

Beim Liebesspiel mit oder ohne Partner kannst du die Fähigkeit zum Erwachen der Sinne körperlich wie spirituell steigern, indem du deine Aufmerksamkeit auf die verschiede-nen Sinne fokussierst. Auf diese Weise kannst du deine Erlebnisfähigkeit insgesamt bis zum höchsten Potenzial steigern.

Jeder der Sinne kann Schmerz ebenso wie Vergnügen bereiten. Viele Menschen haben ihre Sinne abgetötet, um traumatische Erfahrungen oder Konditionierungen zu bewältigen, die ihnen Angst machen, wirklich lebendig zu sein. So kann es geschehen, dass du im Verlauf deiner Reise zur Erweckung deiner Sensibilität Erinnerungen aufspürst und wieder erlebst, die aus Zeiten stammen, da du aus Selbstschutz einen oder mehrere deiner Sinne abgespalten hast. Wenn solche Erinne-rungen auftauchen, erlebst du womöglich starke Emotionen. Diese emotionale Befreiung zuzulassen ist äußerst heilsam. Wenn Wut hochkommt, lass sie an einem Sandsack oder großen Kissen aus – und brülle dabei wie ein Löwe. Anschließend setze dich ein paar Minuten still hin und entdecke, wie lebendig und strömend deine Energie nun geworden ist.

Wenn Traurigkeit hochkommt, lass die Tränen fließen. Tränen sind wie ein Gewitterregen, der die Luft reinigt, dein Herz öffnet und dir tiefe Einsichten bringt. Wenn du kannst, weine in den Armen eines geliebten Menschen – so entsteht eine tiefe Intimität.

Hast du erst einmal herausgelassen, was dich davon abhielt, wirklich lebendig zu sein, kannst du das jähe Ausbrechen von Freude, Ausweitung und Lebenslust erleben. Dein Körper und deine Seele geben dir die Botschaft: Erfüllung ist möglich, wenn du bereit bist, dich zu öffnen und deine Sensibilität auf allen Ebenen zu erweitern. Der natürliche Zustand unseres Seins ist Seligkeit. Wenn du die Ausweitung deiner Sinneswahrnehmung zulässt, wird sie dich langsam aber sicher dahin führen, dass selbst so einfache Dinge wie das Atmen ekstatisch werden.

Auf den Seiten 156-161 findest du einfache Übungen zum Öffnen und Steigern der Sinne.

*»Wir haben die Schwingungen
der Liebe geschmeckt,
die Sinnesfreude geleckt,
das Heilige berührt,
die kosmischen Klänge getanzt,
das Gefühl des Herzens gesungen
und das Licht gezähmt.«*

Anne-France,
Teilnehmerin
einer Tantra-Gruppe

»Ich dachte, ›Bewusstheit der Sinne‹ hätte hauptsächlich etwas mit Massage und Berührung zu tun, aber offenbar hat es ein tiefes Bedürfnis in mir erfüllt: mehr in Kontakt zu sein mit allem, was ich bin, im Einklang zu sein mit dem Rhythmus des Lebens.«

Valerie,
Teilnehmerin einer Tantra-Gruppe

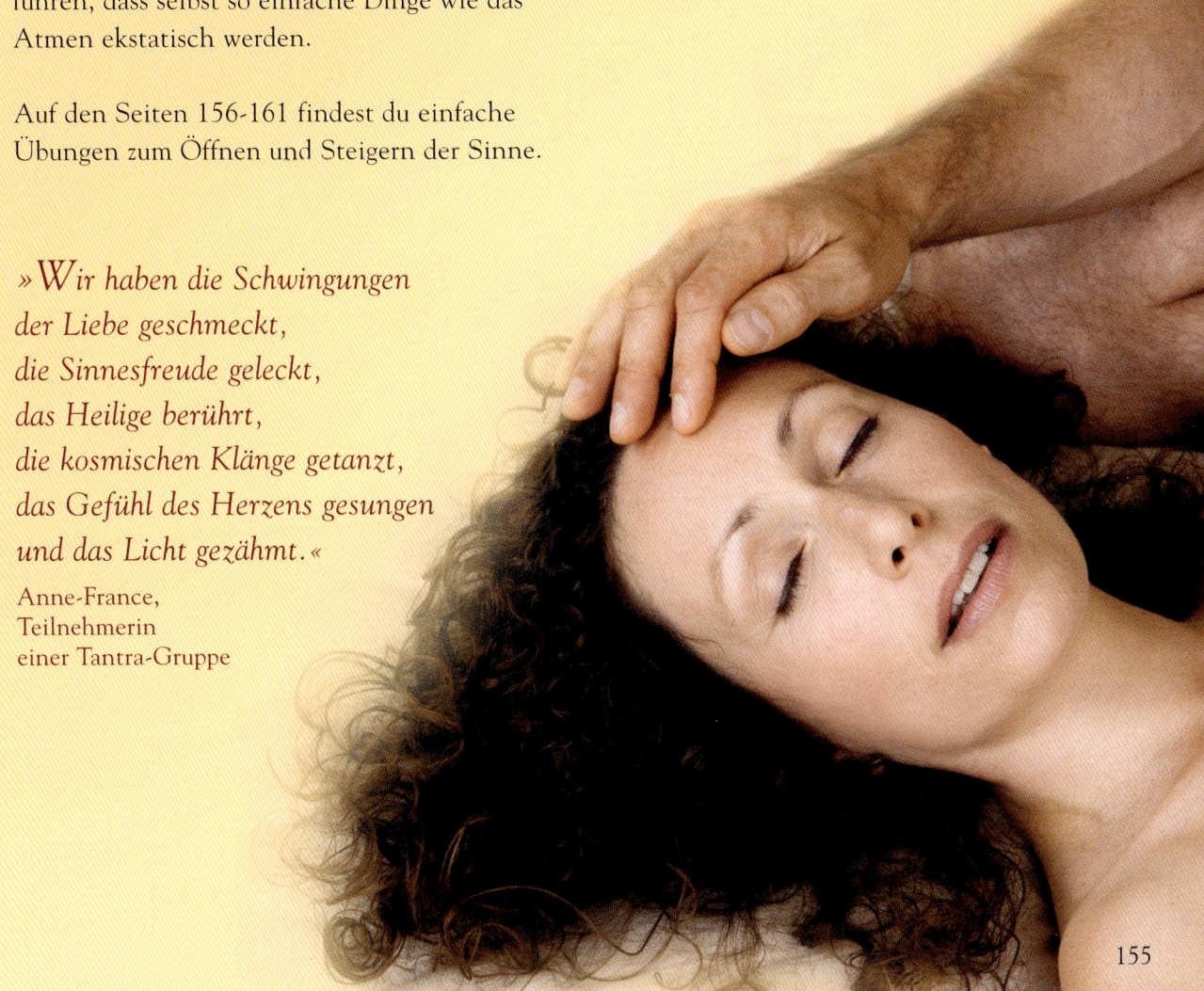

155

Berührung

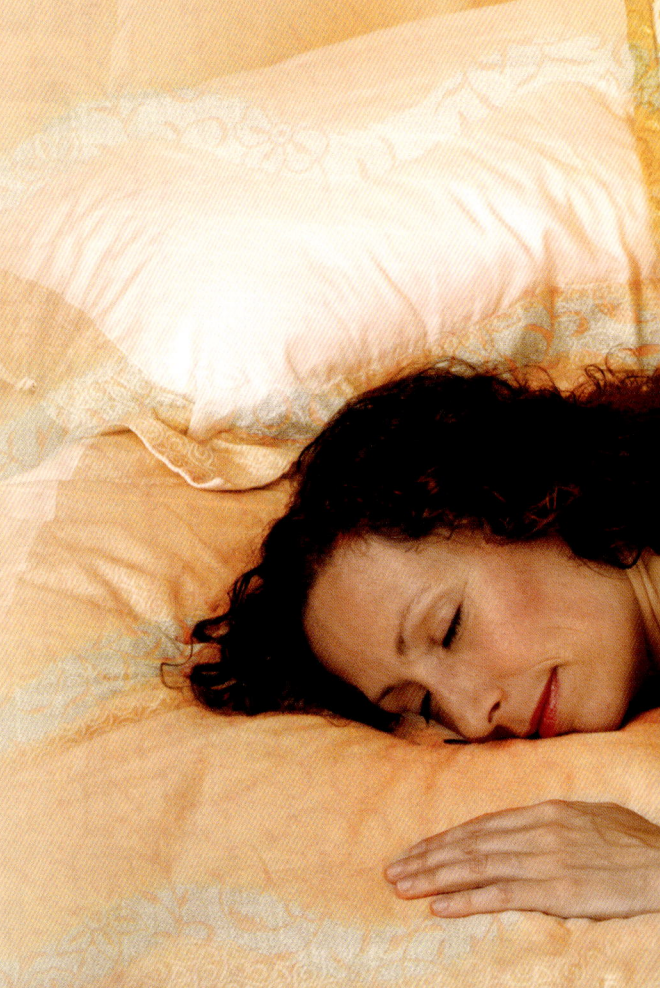

»Während du liebkost wirst,
süße Prinzessin,

gehe in der Liebkosung auf
wie im ewig währenden Leben.«

Shiva Sutra

Streichelmeditation

Wähle als Begleitung zu dieser Meditation eine ganz weiche, süße und melodische Musik. (Ich nehme *Monsoon Point* von Al Gromer Khan.)

✦ Die empfangende Partnerin liegt unbekleidet auf dem Bauch. Der gebende Partner sitzt daneben und streichelt ihren Körper ganz sanft von Kopf bis Fuß. Nimm dazu immer nur eine Hand, hauptsächlich die Fingerspitzen, und bewege sie langsam und gleichmäßig. Deine Berührung sollte leicht sein, aber nicht so leicht, dass es kitzelt. Sie soll keine sexuelle Erregung bringen, sondern die Empfindsamkeit im ganzen Körper wecken. Die Empfangende konzentriert sich völlig auf den gegenwärtigen Augenblick und gibt sich ganz der Erfahrung einer angenehmen Berührung hin. Diese Liebkosung schenkt zugleich Wohlgefühl und tiefe Entspannung, so dass die Empfangende durch ihre erhöhte Sensibilität in einen erweiterten Bewusstseinszustand kommt.

✦ Nach 10 Minuten bitte die Empfangende, sich auf den Rücken zu drehen. Streichle nun ihre Vorderseite, vom Kopf bis zu den Zehen, ebenfalls 10 Minuten lang. Danach sitze still da und überlasse sie für ein paar Minuten sich selbst.

✦ Die Empfangende liegt während der ganzen Erfahrung still da. Um die richtige Stimmung herzustellen, kann der Gebende von Zeit zu Zeit das Shiva Sutra (siehe oben) rezitieren.

✦ Dann wechselt die Rollen und wiederholt die Streichelmeditation. Vielleicht wollt ihr nach der Meditation zum Liebemachen übergehen.

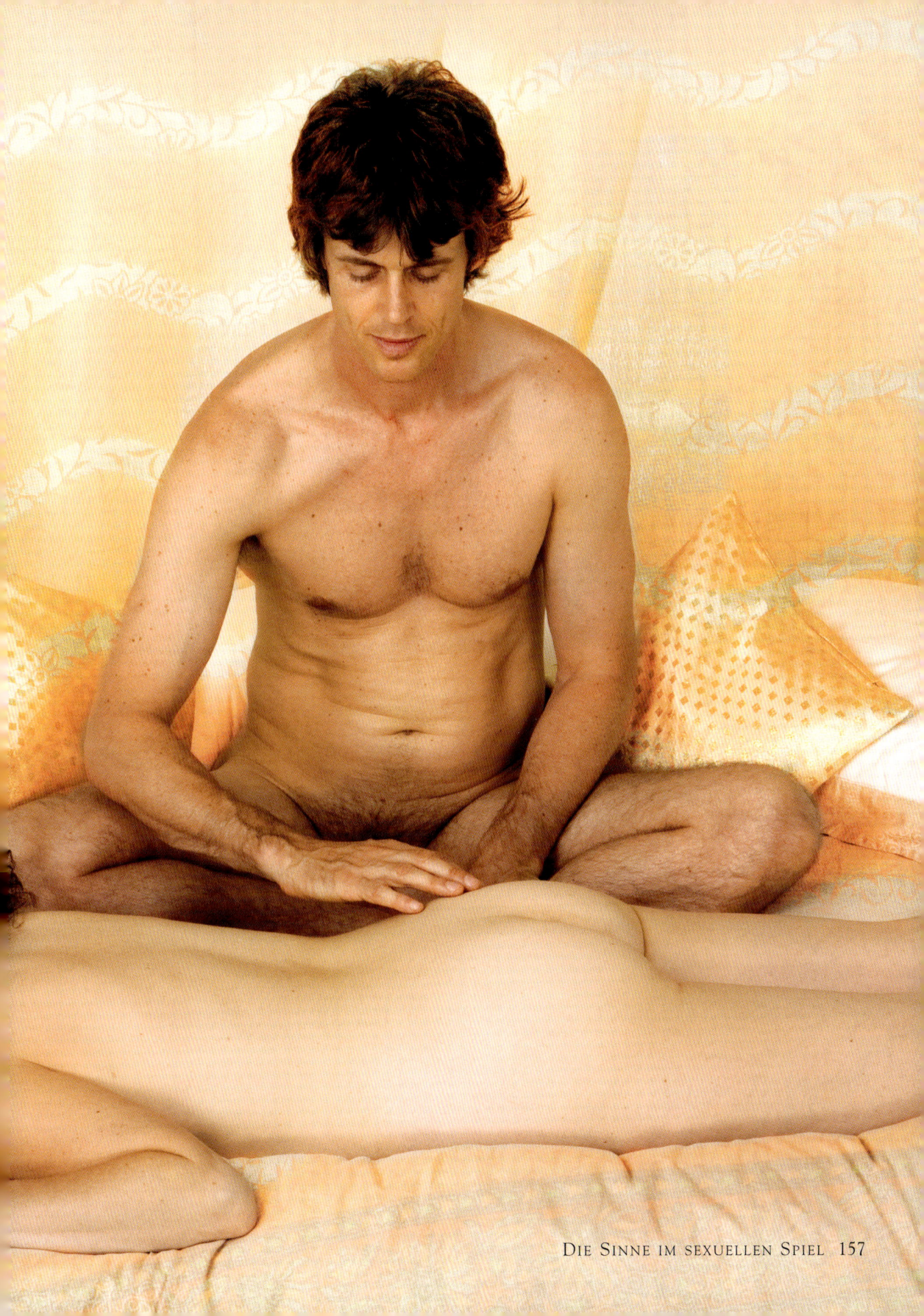

Riechen & Schmecken

Ein Festessen, das du nie vergisst

✦ Bereitet ein sinnliches Mahl mit verschiedenen Gerüchen und Geschmacksrichtungen vor. Verwendet am besten nur frische Zutaten, die weder verpackt noch tiefgekühlt und frei von chemischen Zusätzen sind. Gut eignen sich Currys und andere pikant gewürzte Speisen. Vermeidet Knoblauch, weil er desensibilisierend wirkt und durch seinen starken Geruch und Geschmack alles übertönt. Ein guter Wein oder ein anderes hochwertiges Getränk sollte nicht fehlen.

✦ Nehmt euch ausreichend Zeit, um in dieser genussvollen Erfahrung schwelgen zu können.

✦ Verbindet eurem Partner die Augen und setzt ihn so bequem, dass er sich auf Wunsch zurücklehnen kann. Füttert ihn ganz langsam, lasst ihn jeden Bissen riechen und schmecken. Verwendet dazu nach Belieben eure Finger oder eine Gabel. Der Empfänger kann genussvolle Laute von sich geben, während er das Essen mit erhöhter Empfindsamkeit genießt. Ihr könnt ihm das passende Shiva Sutra (rechts) von Zeit zu Zeit ins Ohr flüstern.

✦ Ihr könnt diese Übung auch nackt durchführen, was die Erfahrung kreativ bereichert.

Ein Bauch eignet sich wunderbar als Teller, und welches Dessert könnte besser schmecken, als wenn es von einer Brust, einem Lingam oder einer Yoni abgeleckt wird! Ein von den Lippen des Geliebten genippter Wein wird zum Nektar der Götter.

✦ Ihr könnt entweder dem Partner das ganze Mahl servieren, ehe ihr die Rollen wechselt, oder beispielsweise alle 10 Minuten wechseln.

✦ Diese Übung kannst du auch allein machen. Bereite alles vor, setze dich nackt hin und iss mit den Händen. Kaue ganz langsam und genieße jeden Bissen mit geschlossenen Augen.

> »Beim Essen oder Trinken
> werde zum Geschmack der Speise
> oder des Getränks und sei erfüllt.«
>
> Shiva Sutra

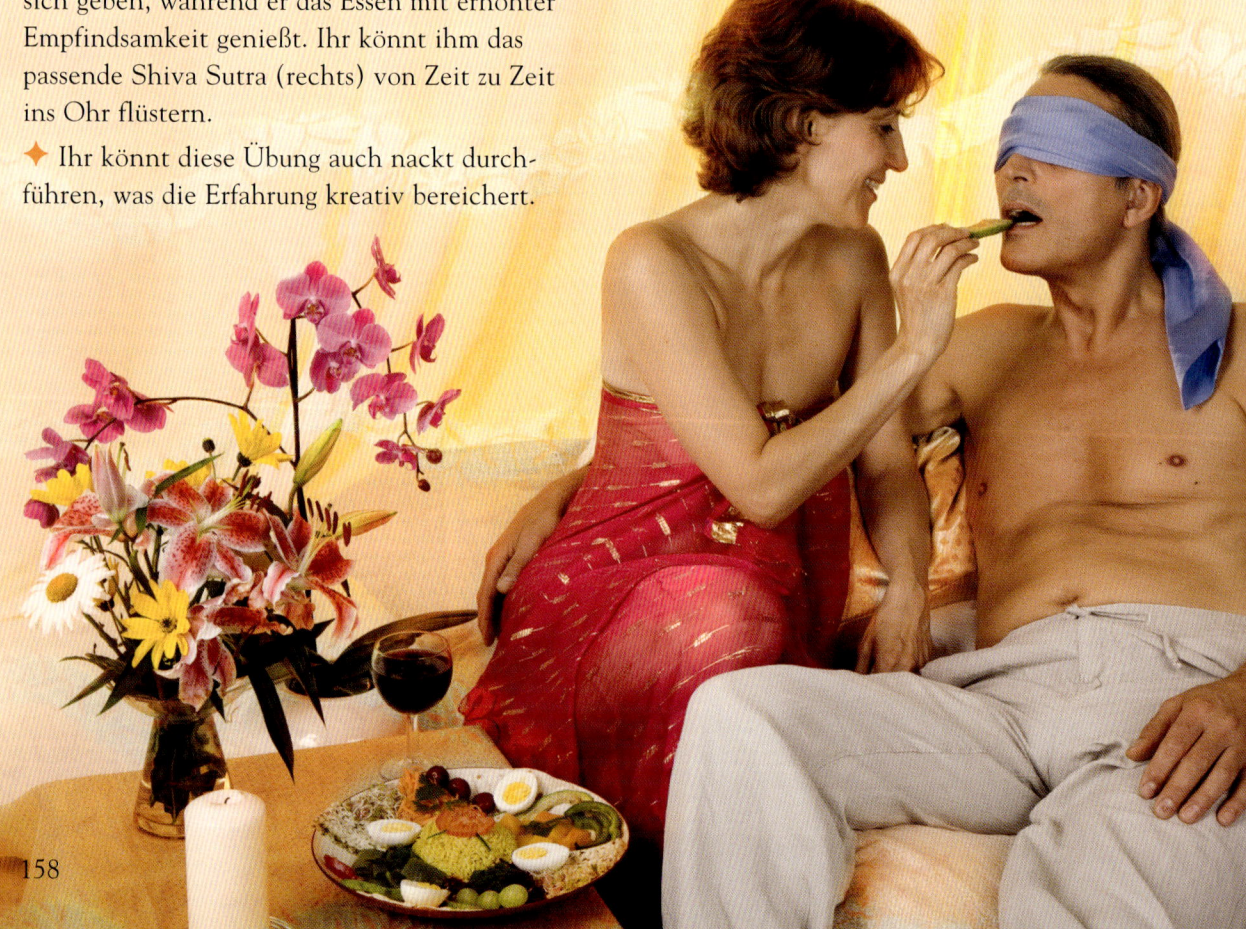

Schauen mit den Augen der Liebe

Diese Meditation verbindet die Augen mit dem Herzen. Unser normales An-Schauen wandeln wir in einen weichen, empfangenden Blick um.

✦ Sitzt euch gegenüber und schaut euch etwa 10 Minuten in die Augen. Nehmt einfach nur den Blick des Partners auf. Diese Art zu sehen nennt man den Yin-Blick. Er stellt Empfänglichkeit her und aktiviert die rechte Gehirnhälfte. Die Öffnung des rechten Gehirns fördert das Gefühl von Liebe, und wenn Liebe da ist, könnt ihr die Gaben wahrnehmen, die in dem, was ihr seht, enthalten sind.

✦ Diesen Blick könnt ihr auch beim Liebemachen anwenden.

✦ Um dies allein zu üben, schau dir selbst im Spiegel erst einmal 5 Minuten wie gewohnt in die Augen. Das ist der nach außen gerichtete Yang-Blick. Dann lass die Augen im Spiegel noch einmal 5 Minuten in dich hineinschauen, indem du entspannt zum Yin-Blick wechselst. Danach betrachte einen Baum oder eine Blume für 5 Minuten. Dann lass dich von dem Baum oder der Blume 5 Minuten lang anschauen.

✦ Bei diesen beiden Übungen kannst du den Unterschied am besten sehen, wenn du zuerst mit Yang- und dann mit Yin-Augen schaust. Es balanciert die linke und die rechte Gehirnhälfte aus.

> »Betrachte liebevoll irgendein Objekt.
> Schweife nicht ab
> zu einem anderen Objekt.
> Hier, in der Mitte
> dieses Objekts –
> der Segen.«
>
> Shiva Sutra

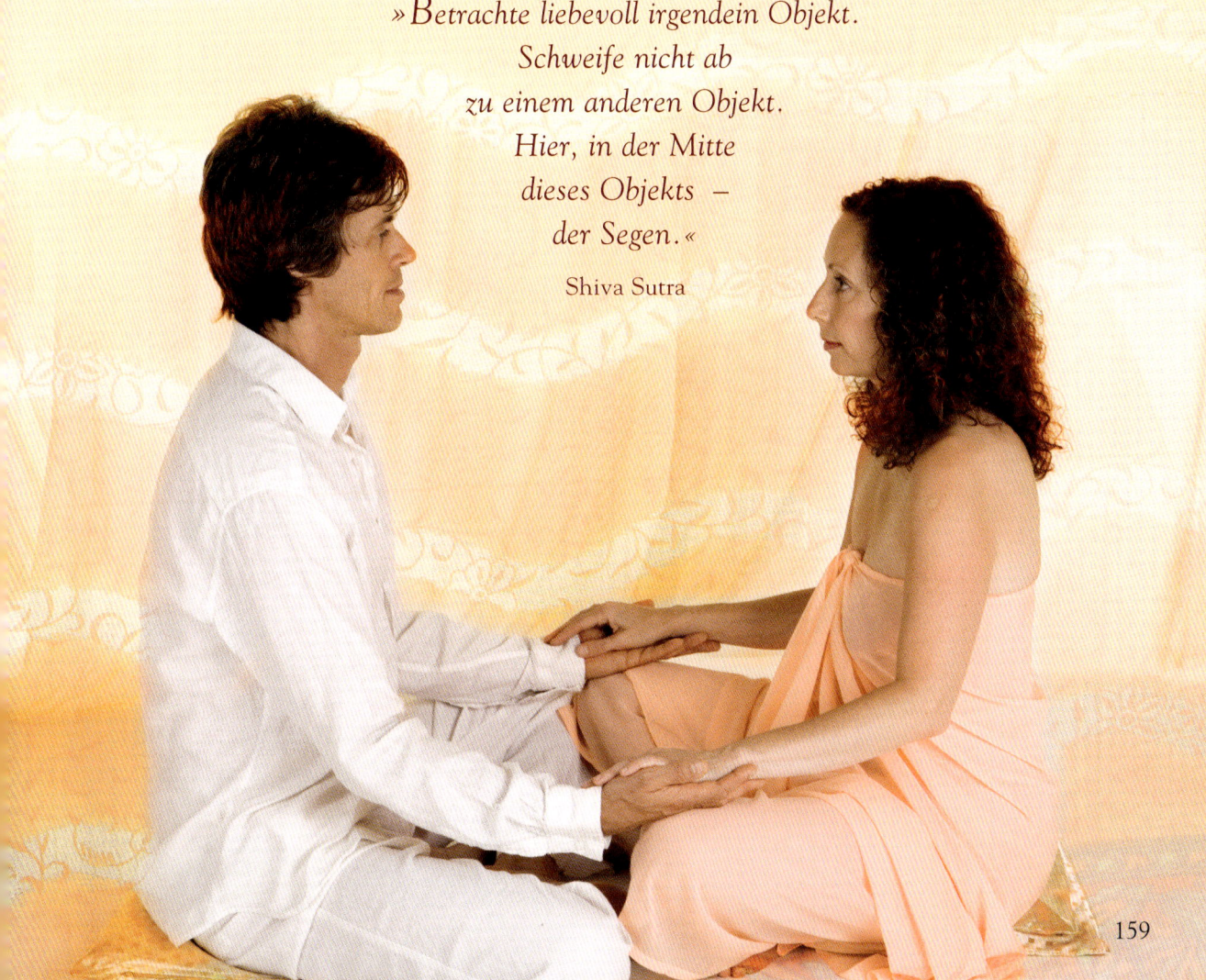

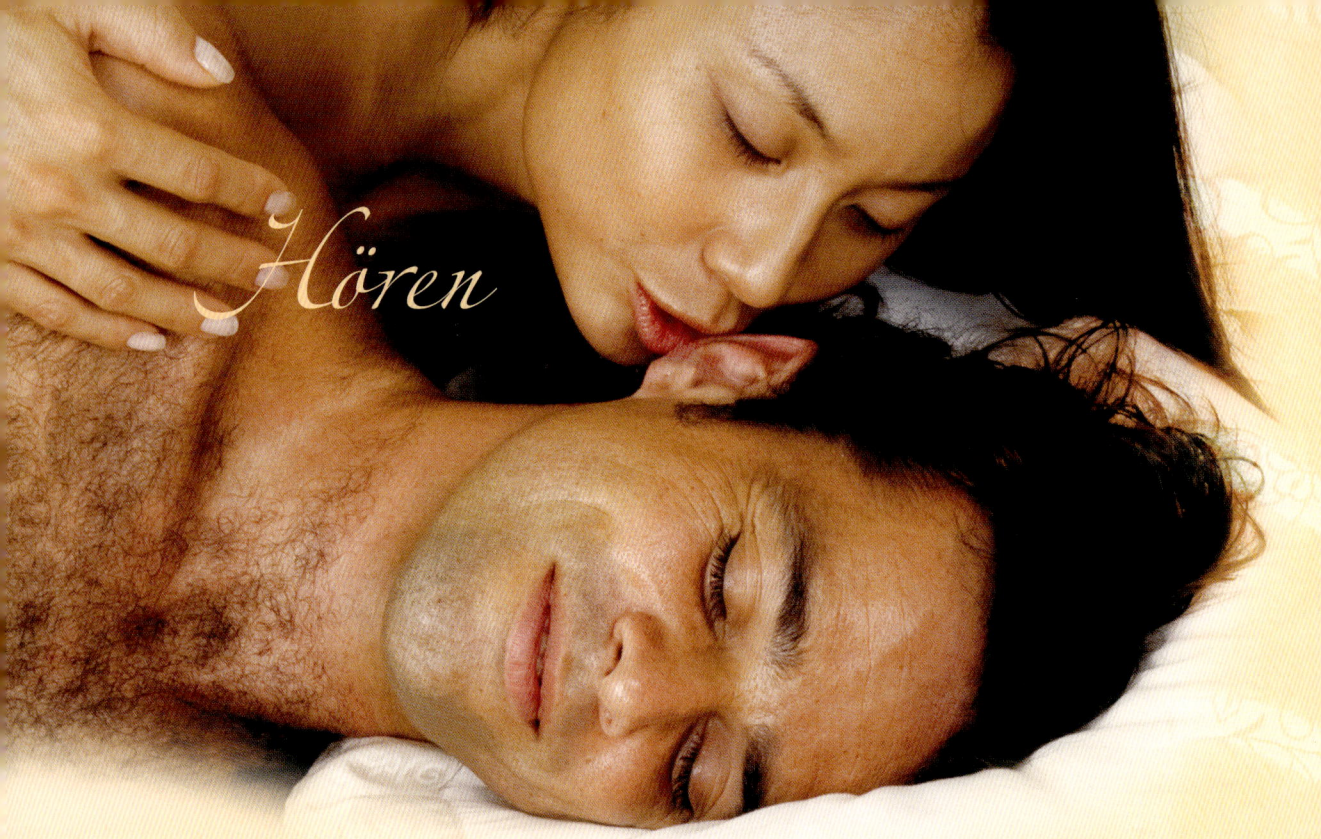

Hören

Liebemachen ohne Zensur

Diese Methode ist ganz einfach, erfordert aber ein bisschen Mut. Die beiden Partner müssen einverstanden sein, so Liebe zu machen.

✦ Während ihr euch liebt, erzählt ihr euch gegenseitig, was ihr von einem Augenblick zum nächsten erlebt, ohne euch zu zensieren. Beim Sex ereignet sich ein ganzer Strom von zahlreichen rasch ablaufenden Empfindungen, Erfahrungen, Sehnsüchten und Stimmungen. Gebt euch die Erlaubnis, alles auszudrücken.

✦ Es geht hier nicht um einen Dialog – die beiden Partner können gleichzeitig sprechen. Es ist auch nicht angezeigt, den Partner in irgendeiner Form zu bewerten oder kritisieren. Seid ganz auf eure eigenen sinnlichen Erfahrungen in jedem Moment fokussiert, insofern es sich auf euer gemeinsames Erleben des Liebesakts bezieht. Ihr könnt Leidenschaft, Begehren, Poesie, Lachen und Weinen ausdrücken – alles, was im gegenwärtigen Augenblick aufsteigt.

✦ Normalerweise halten wir beim Liebemachen viele Gefühle unter Verschluss, ohne sie auszudrücken. Das blockiert die Energie. Der Liebesakt kann sich nicht auf so wunderbar befreiende Weise vollziehen, wie es möglich wäre. Mit dieser Methode befreit ihr euch von Hemmungen und drückt eure Wahrheit leidenschaftlich in der gemeinsamen Erfahrung aus.

✦ Wenn es euch Freude macht, wiederholt die Erfahrung sieben Mal und vertieft damit die Transformation. Beim siebten Mal seid ihr in tiefer, wahrhaftiger Kommunikation verankert.

✦ Willst du diese Übung allein praktizieren, so tue es, während du dich selbst befriedigst. Es ist wichtig, alles laut auszusprechen, weil es nicht die gleiche Wirkung hat, wenn du nur innerlich redest. Weine, lache, sag dir, wie schön du bist, wie sexy du bist und wie sehr du dich liebst. Mache einfach immer weiter und drücke alles aus, was hochkommt, ohne Zensur.

Humor – der sechste Sinn

Vier Minuten Lachmeditation

Manche tibetischen Mönche praktizieren diese Meditation in ihren Klöstern, und es ist eine großartige Methode, um den Tag zu beginnen. Lachen stärkt das Immunsystem und ist sehr gut für die Gesundheit und ein langes Leben. Außerdem hilft es dir, orgasmisch zu werden.

Ernsthaftigkeit ist als Krankheit anzusehen, weil sie bewirkt, dass uns die ganze Welt öde und schwer erscheint. Es gibt den Ausspruch: »Lache, und die Welt lacht mit dir. Weine, und du weinst allein.« Das Lachen transformiert dein Leben, es hilft dir, Illusionen zu überwinden und dem Ursprung der Schöpfung näher zu kommen – diesem kosmischen Witz, in dem wir alle Mitspieler sind.

Praktiziere diese Meditation 21 Tage lang jeden Morgen, um ihre volle Wirkung in deinem Leben zu erfahren. Danach kannst du weitermachen oder die Übung nur noch gelegentlich anwenden.

✦ Wenn du morgens aufwachst, noch ehe du die Augen öffnest, strecke dich etwa eine Minute lang wie eine Katze, als wäre dein ganzer Körper ein einziges, großes Gähnen.

✦ Lache aus dem Bauch und beziehe dabei den ganzen Körper mit ein. Lache drei Minuten laut heraus.

✦ Öffne die Augen und beginne deinen Tag.

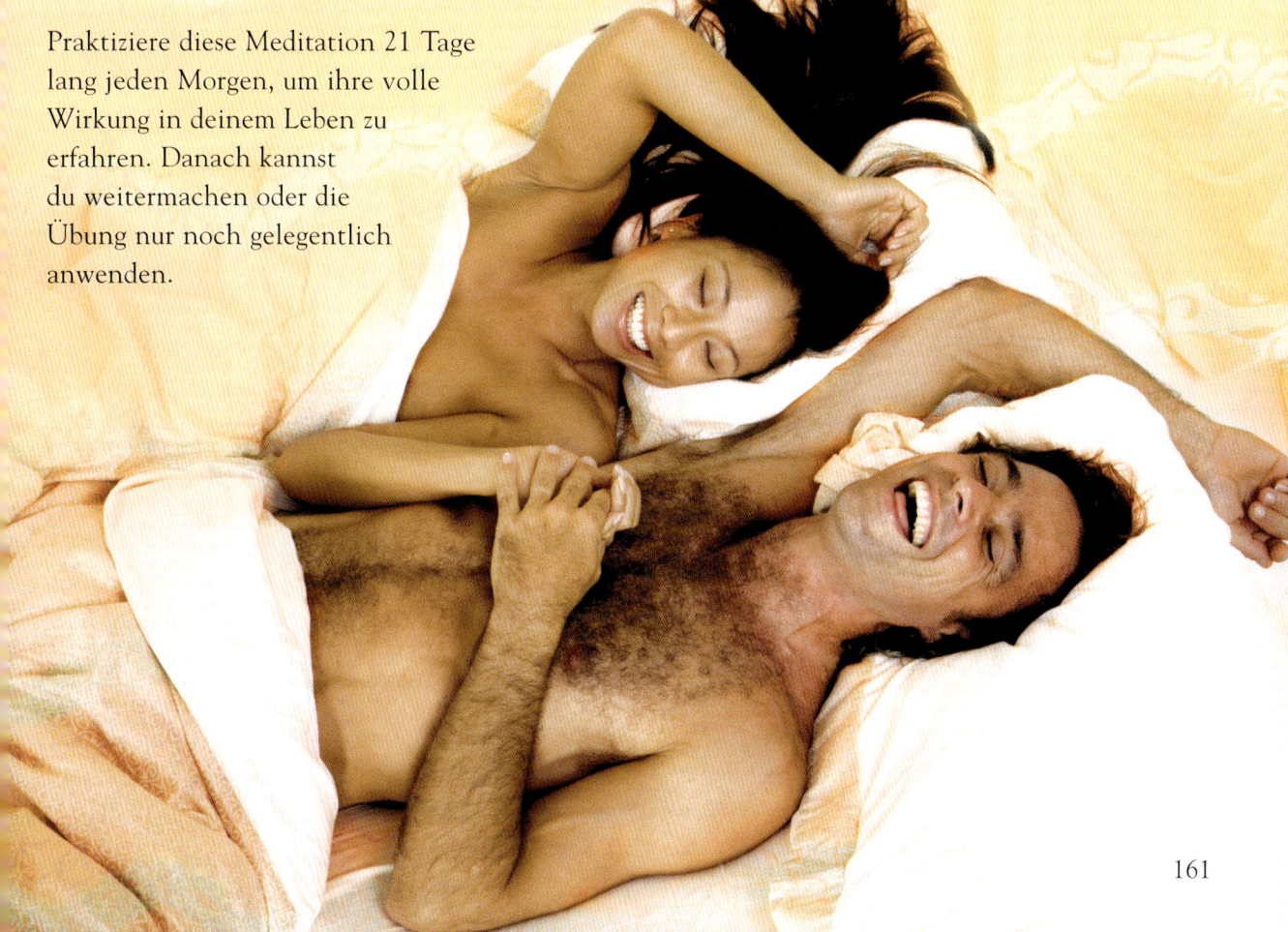

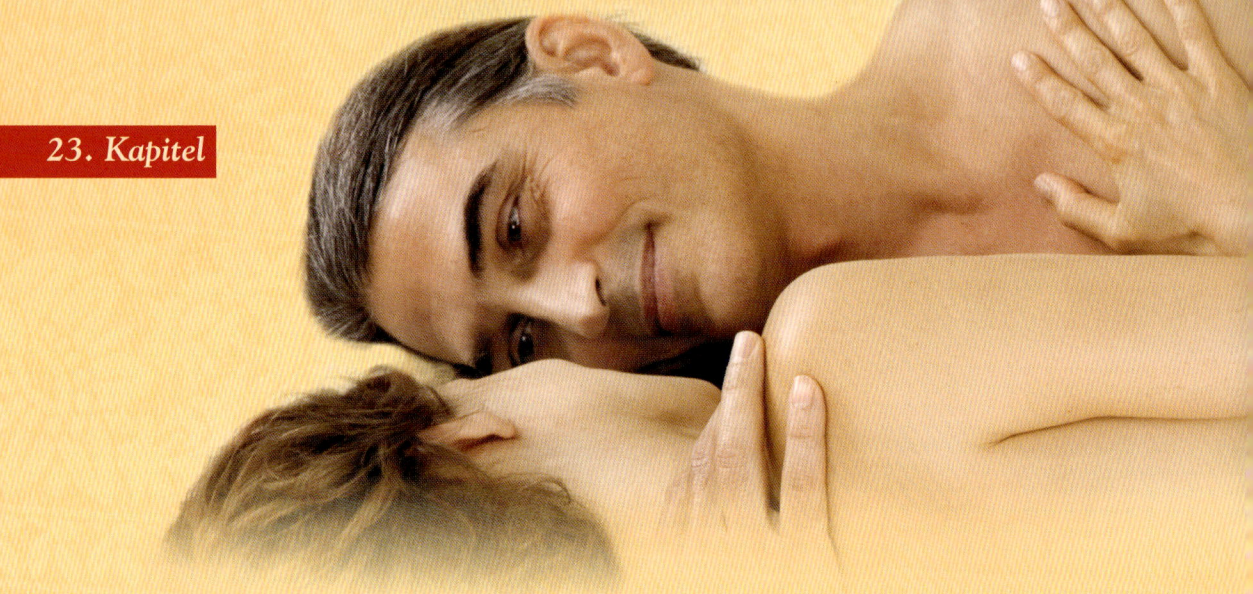

23. Kapitel

KOMMUNIKATION ZWISCHEN LIEBENDEN

» Was wünschen sich Männer von Frauen?
Den Anblick befriedigten Begehrens.
Was wünschen sich Frauen von Männern?
Den Anblick befriedigten Begehrens. «

Aus: *The Notebook* (1793) von William Blake

Eine offene, reiche, nährende Kommunikation zwischen Liebenden ist eine subtile Kunst. Sie verlangt den aufrichtigen Wunsch, die Liebe in ihrer ganzen Fülle zu erfahren. Wahre Kommunikation gebiert Kommunion – beide fühlen sich gesehen, verstanden, geliebt und im Einklang miteinander. Vielleicht fragst du, wie dies zwischen zwei so grundverschiedenen Wesen wie Mann und Frau möglich sein soll. Ich kann aus meiner eigenen Erfahrung sagen, dass es möglich ist. Und ich habe es auch bei Paaren erlebt, mit denen ich gearbeitet habe. Darum weiß ich: Es ist für jeden erreichbar.

Wer sich auf die Liebe wirklich einlässt, gibt sich hin – aber nicht der Persönlichkeit des Partners, sondern der Liebe selbst. Ihrem Wesen nach ist die Liebe zu einem anderen Menschen solcherart, dass sie erfordert, loszulassen, empfänglich zu sein und sich hinzugeben. Viele Paare machen den Fehler zu glauben, sie müssten sich der Persönlichkeit des Partners hingeben, und das ist gewöhnlich der Punkt, an dem die Egos aufeinanderprallen. Die Persönlichkeit ist im Grunde nichts als eine Maske, die wir vor der Welt aufrechterhalten – voller falscher Vorspiegelungen, hinter denen wir unsere wahre Verletzlichkeit verbergen. Natürlich reagieren Menschen recht zimperlich bei dem Gedanken, dieser Maske Ja zu sagen. Es gibt Momente, in denen man mit jeder Faser dagegen rebelliert. Das Prinzip der Liebe an sich – namenlos und formlos, jedoch alles durchdringend – liegt jenseits der Persönlichkeit. Wer zulassen kann, einen Schritt tiefer zu gehen, und sich diesem Prinzip der Liebe überlässt, kann von seinem Partner ein ganz anderes Bild bekommen. Dieser wird zu einem Kanal, durch den die grenzenlose Liebe erfahren wird.

Die zehn Tipps auf den Seiten 163-165 können euch helfen, eine tiefe und nährende Kommunikation mit eurem Partner aufzubauen.

Zehn Tipps für tiefere Kommunikation

Eins Schaue deinen Partner mit dem weichen Yin-Blick an (siehe Seite 159). Frisch verliebte Paare fühlen sich total im Einklang. Sie tragen eine »rosarote Brille« – rosa steht für die Liebe. Sie schauen spontan mit empfänglichen Augen, ohne sich dessen bewusst zu sein. Durch den bewussten Einsatz kann der empfängliche Blick das Herz für die Liebe öffnen – und damit für die große heilende Kraft, die Verständnis, Mitgefühl und Erfüllung ermöglicht. Geht mit diesem Blick in jede Art von Kommunikation.

Zwei Wenn ihr heikle Themen besprecht, redet immer vom »Ich« aus. Das »Du« führt schnell zu Schuldzuweisungen und den damit zusammenhängenden Projektionen. Wenn deine Worte Kritik, Urteile oder Vorwürfe enthalten, wird dein Partner sich verschließen, als Schutz. An diesem Punkt reißt dann der Kommunikationsfluss ab. Gehst du aber vom »Ich« aus, wirft es dich auf dich selbst zurück und du kannst so leichter die Wurzeln deiner Verletzlichkeit in einer Sache bloßlegen.

Beispielsweise kannst du statt »Du hast mich verletzt« sagen »Ich fühle mich verletzt«. Schließe die Augen und finde den Ursprung deines Gefühls der Verletzung. Es ist gut möglich, dass du dieses Muster schon lange in dir trägst. Decke die erste damit verbundene Erinnerung auf und beschreibe sie laut. Wenn du die Wurzeln freilegst, wird das Thema auf magische Weise von der emotionalen Ladung befreit. Dann kannst du im Augenblick freier und spontaner mit der Lebensenergie umgehen. Statt reflexartig zu reagieren, wirst du imstande sein, auf die Situation zu antworten.

Wenn einer der Partner den Mut hat, seine Verletzlichkeit zu zeigen, wird der andere Partner automatisch und unausweichlich von einer Welle von Liebe und Verständnis erfasst, und er wird ebenfalls sein Herz öffnen. Vorwürfe sind immer eine Verteidigungswaffe. Wenn sie eingesetzt werden, bleiben beide verschlossen und defensiv, um sich zu schützen. Selbstoffenbarung ist eine Öffnung, durch die das Einswerden möglich wird, die »Kommunion«.

Drei Öffne du dich als Erstes. Häufig spielen beide Partner das gleiche Defensivspiel: »Ich werde mich nur öffnen und verletzlich zeigen, wenn mein Partner es zuerst tut.« Die Angst, sich zu öffnen, ist schlicht die Angst, seine Wunden und Verletzbarkeit zu zeigen und so schutzlos dazustehen, dass man leicht verletzt werden kann. Diese Angst rührt aus der Kindheit, als du zart und abhängig warst. Wenn du dich als Erwachsener bewusst entscheidest, dich zu öffnen, übernimmst du damit für dich selbst Verantwortung und triffst die Wahl, alles anzunehmen, was das Leben dir darbietet, und dadurch zu wachsen. Offenheit und Verletzlichkeit sind dann befreiende Mittel zur eigenen Kraft. Liebe heißt, den Mut zu haben, dem geliebten Menschen deine Wunden zu zeigen. Er wird zum Spiegel, der deine Entfaltung zur Ganzheit, Heilung und Weisheit unterstützt.

Vier Wenn Ärger und Wut da sind, die sich über deinen Partner ergießen wollen, ist es besser, sie an einem Kissen auszulassen. Wut ist völlig okay. Es ist reine Lebensenergie, die wie ein Vulkan explodiert, wenn sie kein Ventil findet. Verurteile dich nicht wegen deiner Wut, sondern finde einen heilsamen Weg, sie auszudrücken. Wenn du sie an deinem Partner auslässt, entstehen unnötige Wunden. Mit einem Kissen auszuflippen tut keinem weh, reinigt die Luft und setzt frische kreative Energie frei. In jedem Haushalt sollte es einen Boxsack oder ein dickes rotes Kissen geben, an dem man seine Wut auslassen kann. Knie dich davor hin und lass alles raus, hau auf das Kissen, erwürge es, kreische und brülle es an. Danach schließ die Augen und setz dich 5 Minuten still davor hin, lass den Aufruhr sich legen und sei Zeuge von Körper, Geist und Emotionen. Mit dieser Technik durchbrichst du die Kette des Aufschaukelns von Gewalt und Missbrauch.

Fünf Wenn du etwas mitteilen möchtest, tu es vom Herzen her. Wenn du dich vom Herzen abschneidest, um dich zu schützen, und nur aus dem Kopf redest, wirst du eine bedrückende

Atmosphäre schaffen. Wenn du deine Wahrheit aus dem Herzen sprichst, egal wie sie aussieht, ist es unmöglich, den anderen zu verletzen. Das Herz, wo die Liebe wohnt, ist der große Heiler.

Sechs

Vergiss nicht, dass alles, was du einem anderen gibst, zu dir zurückkommt. Wenn du Hass willst, sei voller Hass; wenn du Liebe willst, sei Liebe. Wenn du feinfühligen, tiefen, bedeutsamen Sex haben willst, sei selbst feinfühlig und tief. Wenn du einen leidenschaftlichen, sexy Liebhaber haben willst, sei selbst leidenschaftlich und sexy. Wenn du einen Seelengefährten finden willst, sei mit dir selbst und mit anderen in einer Seelenverbindung.

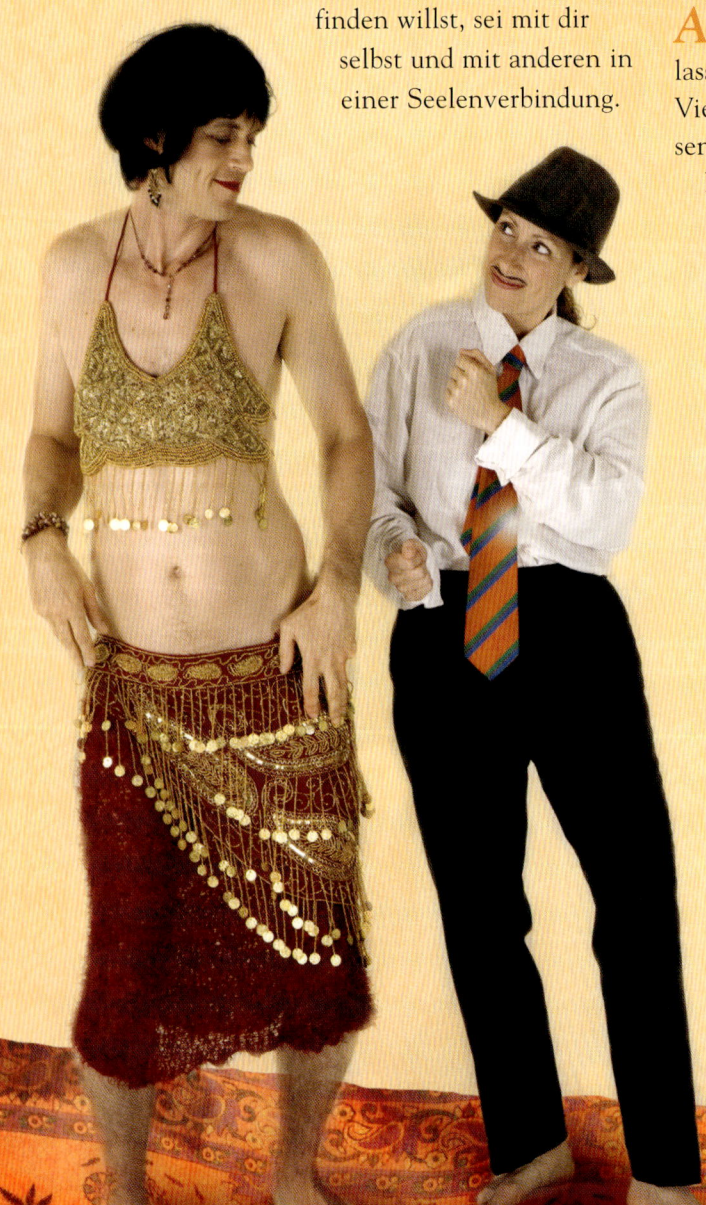

Sieben

Rollentausch kann eine wertvolle Bereicherung für eine Liebesbeziehung sein. Trefft dazu eine Verabredung. Der Mann zieht Frauenkleider an, je sexier, desto besser, und die Frau verkleidet sich in Männerkleidern.

Legt eine sinnliche Musik auf und kommt zusammen, als wärt ihr in einem Club. Bleibt in euren vertauschten Rollen, während ihr euch kennen lernt. Flirtet und tanzt miteinander und zeigt dem anderen schließlich einen langsamen, erotischen Striptease. Wenn ihr wollt, könnt ihr danach mit vertauschten Rollen Liebe machen. Aus dieser Erfahrung könnt ihr viel lernen.

Acht

Alle diese Tipps für die Kommunikation lassen sich auch auf den Liebesakt anwenden. Viele sind von ihrem Sexualleben frustriert, wissen aber nicht, wie sie es ändern können. Ein klares, nicht urteilendes Kommunizieren deiner Wahrheit aus dem Herzen, mit dem weichen Yin-Blick, wird Wunder wirken. Habt keine Angst zu sagen, was ihr braucht, und seid bereit, es euch selbst als Erstes zu geben. Du möchtest, dass der Mann dich auf bestimmte Weise an der Klitoris berührt? Dann mach du es ihm vor. Wenn du es ihm ohne Hemmungen zeigst, wird dein Partner schnell den Dreh raushaben. Willst du als Mann in eine voll bereite, feuchte Yoni hineinkommen und einen Ganzkörperorgasmus erleben, während deine Partnerin Gott dankt, dass es dich gibt? Dann lerne, wie du strahlend und orgasmisch im ganzen Körper sein kannst, und du wirst es mit Sicherheit in einer Partnerin finden.

Neun Deine Fantasievorstellungen entstehen aus verschiedenen Anteilen deiner selbst und versuchen dir etwas zu zeigen. Wenn du sie verstehst, anstatt sie zu verdrängen, kannst du transformiert werden.

- Fantasien aus einem *verdrängten Anteil* des Selbst entstehen durch Hemmungen oder durch Konditionierung. Viele Menschen erlauben sich nicht, ihren sexuellen Impulsen auf natürliche Weise nachzugeben und sie zu genießen. Der Verstand sucht dann andere Wege, um die ungelebte Energie in Gedanken und Fantasien auszudrücken. Tantra hilft, den natürlichen Energiefluss zu öffnen und eine gesunde, befriedigende Sexualität wiederzuerlangen.

- Fantasien aus einem *ungelebten Anteil* des Selbst entstehen durch Stagnation im Energiesystem, die ihren Ursprung in der Kindheit hat. So können zum Beispiel sadomasochistische Fantasien von Erfahrungen körperlicher Bestrafung in der Kindheit herrühren, die zu der Prägung führten, dass sich »Liebe« auf diese Art ausdrückt. Fantasien von Vergewaltigung, sexueller Dominanz, Urinieren oder Defäkieren auf den Partner sind symptomatisch für Kindheitstraumata. Solche Traumata können durch therapeutische Aufarbeitung der Kindheit mittels Psychotherapie, Rückführung, Familienstellen, Farblichttherapie oder Hypnose geheilt werden.

- Fantasien mit *instinkthaftem Ursprung* sind natürliche Fantasien, die von unserer Tiernatur herrühren. Fantasien von Sex in verschiedenen Positionen, flotte Dreier, Oralsex und ähnliche Fantasien sind ganz natürlich und können spielerisch erforscht werden. Man muss eine Fantasie nicht wirklich leben. Wenn man sie spielerisch ausagiert, erfüllt sie sich und man wird davon frei. Wenn deine Fantasien weder dir noch jemand anders Schaden zufügen und dein Partner bereit ist, sich auf sie einzulassen, kann es Spaß machen, mit Selbstakzeptanz und Verspieltheit daranzugehen. Ihr könntet eine Liebessitzung den Fantasien des Mannes widmen und eine andere den Fantasien der Frau. Der Partner in der unterstützenden Rolle sollte den von ihm übernommenen Part bis zum Ende der Liebessitzung spielen.

- Fantasien können auch von der *Seelenebene* herrühren. Die Seele trägt in sich den Wunsch, eine Kommunikationsverbindung zu schaffen, durch die das Licht des Geistes sich verkörpert. Der Orgasmus ist eine Öffnung zum direkten Verschmelzen mit Seele und Geist. Fantasien auf dieser Ebene sind etwa die Sehnsucht, mit der/dem Geliebten eins zu werden; die Sehnsucht, Seelengefährten zu werden; der Wunsch, so eng miteinander zu verschmelzen, dass Trennung und Verlassenwerden außer Frage stehen; der Wunsch, die/der Geliebte möge intuitiv deine tiefsten Sehnsüchte, Geheimnisse und Wünsche erkennen; der Wunsch nach sexueller Vereinigung, die ewig währt; der Wunsch, auf allen Ebenen – mental, emotional, körperlich und spirituell – in Liebe zu sein.

Die Wunschvorstellung, die heilige Sexualität und die transzendente Liebe entdecken zu wollen, ist etwas völlig Gesundes. Sie ist essenziell die Sehnsucht nach Tantra und dem spirituellen Erwachen über die Sinnlichkeit.

Zehn Vergiss nicht, dass die Liebe, die du erlebst – die Höhen ebenso wie die Tiefen – nicht von dem Menschen abhängt, der zurzeit dein Liebeskanal ist. Liebe ist allgegenwärtig, und dein Liebespartner ist nur ein Anlass, der dir den Zugang verschafft. Mit dem Partner kannst du eine tiefe Erfahrung deines eigenen Potenzials machen: eins zu werden mit dem Pulsschlag des Universums. So wie ein Fisch vielleicht den Ozean nicht erkennt, weil er darin lebt, können wir den Ozean der Liebe vielleicht deshalb nicht erkennen, weil wir darin leben. Der Geliebte erinnert uns daran. Und wenn der geliebte Mensch aus unserem Leben verschwindet, heißt das nicht, dass die Liebe selbst verschwindet. All die Schritte, die du unternommen hast, um die Liebe tief zu umarmen, sind für immer deine eigenen. Liebhaber kommen und gehen – die Liebe bleibt.

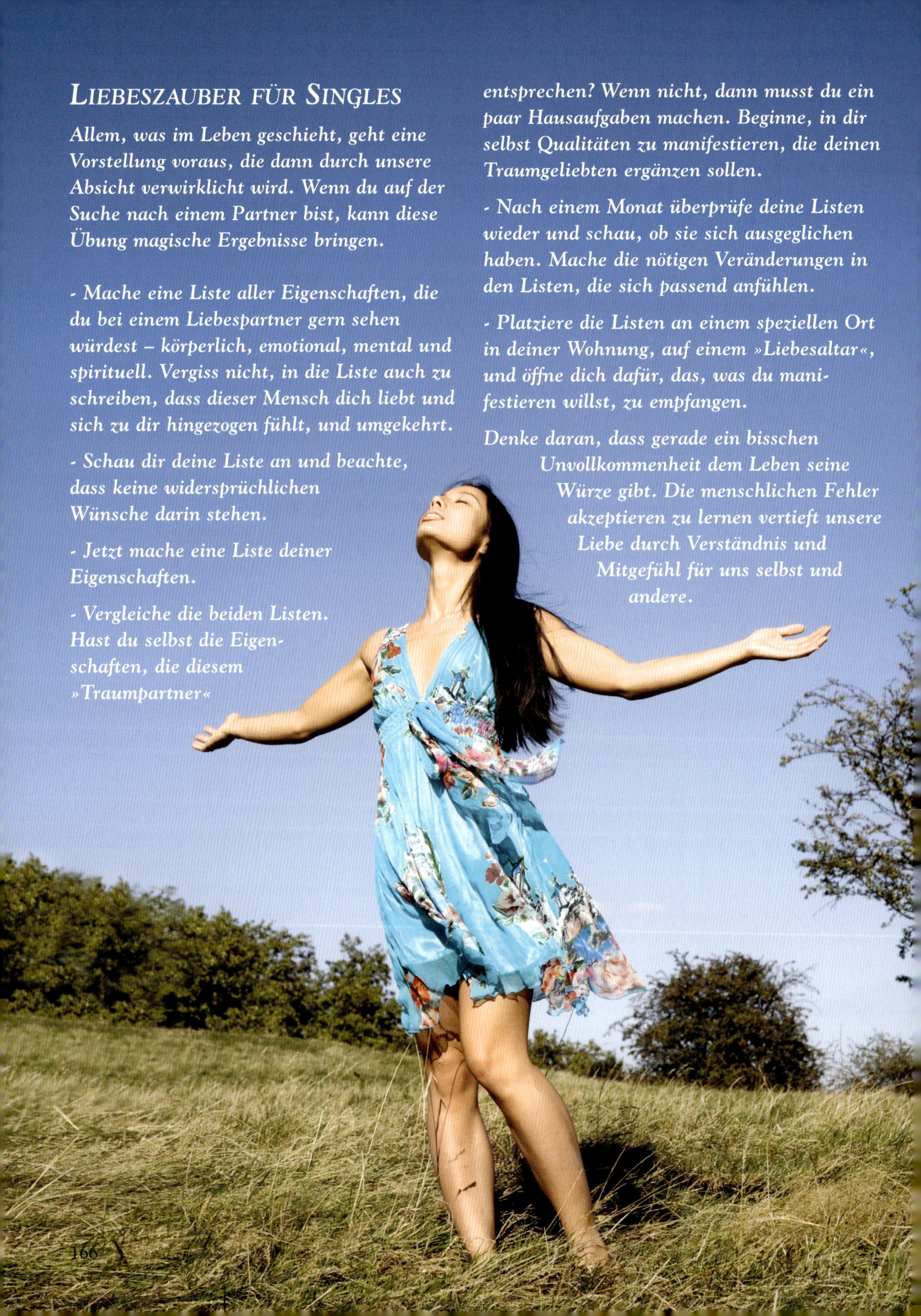

LIEBESZAUBER FÜR SINGLES

Allem, was im Leben geschieht, geht eine Vorstellung voraus, die dann durch unsere Absicht verwirklicht wird. Wenn du auf der Suche nach einem Partner bist, kann diese Übung magische Ergebnisse bringen.

- Mache eine Liste aller Eigenschaften, die du bei einem Liebespartner gern sehen würdest – körperlich, emotional, mental und spirituell. Vergiss nicht, in die Liste auch zu schreiben, dass dieser Mensch dich liebt und sich zu dir hingezogen fühlt, und umgekehrt.

- Schau dir deine Liste an und beachte, dass keine widersprüchlichen Wünsche darin stehen.

- Jetzt mache eine Liste deiner Eigenschaften.

- Vergleiche die beiden Listen. Hast du selbst die Eigenschaften, die diesem »Traumpartner«

entsprechen? Wenn nicht, dann musst du ein paar Hausaufgaben machen. Beginne, in dir selbst Qualitäten zu manifestieren, die deinen Traumgeliebten ergänzen sollen.

- Nach einem Monat überprüfe deine Listen wieder und schau, ob sie sich ausgeglichen haben. Mache die nötigen Veränderungen in den Listen, die sich passend anfühlen.

- Platziere die Listen an einem speziellen Ort in deiner Wohnung, auf einem »Liebesaltar«, und öffne dich dafür, das, was du manifestieren willst, zu empfangen.

Denke daran, dass gerade ein bisschen Unvollkommenheit dem Leben seine Würze gibt. Die menschlichen Fehler akzeptieren zu lernen vertieft unsere Liebe durch Verständnis und Mitgefühl für uns selbst und andere.

LIEBESZAUBER FÜR PAARE

Diese machtvolle Übung kann einen Tag, eine Woche oder sogar einen Monat in Anspruch nehmen. Folge deinem eigenen Rhythmus und übe regelmäßig, bis du bereit bist für den Austausch mit deinem Partner.

Wenn dein Partner ebenfalls diese Übung macht, wird ihre transformierende Kraft verstärkt. Es ist jedoch wichtig, dem anderen nicht zu verraten, was auf der Liste steht, solange ihr nicht beim letzten Schritt angekommen seid, weil es sonst den Prozess stören und ein positives Ergebnis erschweren könnte. Da jeder sein eigenes Tempo hat, muss vielleicht einer auf den anderen warten, bis ihr zum Austausch bereit seid.

✦ Mache eine Liste von allem, was du an deinem Partner, oder deiner Partnerin, nicht magst – körperlich, emotional und mental.

✦ In einer Spalte daneben mache eine Liste von allem, was du an deinem Partner liebst – körperlich, emotional und mental

✦ Vergleiche die beiden Listen. Welche ist länger? Gibt es etwas, das du von der »Mag-ich-nicht«-Liste streichen kannst? Gibt es etwas, das du der »Liebe-ich«-Liste hinzufügen kannst? Fahre damit fort, in einem oder mehreren Durchgängen, bis deine »Liebe-ich«-Liste ganz lang und die »Mag-ich-nicht«-Liste auf ein bis zwei Hauptpunkte zusammengeschrumpft ist.

✦ Erstelle parallel dazu ebensolche Listen über dich selbst. Wenn du an deinen Listen arbeitest, betrachte dich nackt im Spiegel. Unser Körper spiegelt häufig unsere Zu- oder Abneigungen uns selbst gegenüber. Versuche, bei jedem Durchgang eine oder mehrere Eigenschaften von der »Mag-ich-nicht«-Liste

zu streichen und der »Liebe-ich«-Liste Qualitäten hinzufügen. Wenn die »Liebe-ich«-Liste sehr lang geworden ist und die »Mag-ich-nicht-«Liste nur noch ein oder zwei Punkte enthält, bist du bereit, dich mit deinem Partner darüber auszutauschen.

AUSTAUSCH

✦ Schreibe die neuen Listen, zu denen du in der Übung gelangt bist, ins Reine und verbrenne die alten.

✦ Setze dich mit deinem Liebespartner zusammen und sprich aus dem Herzen über das, was du herausgefunden hast. Vergiss, was ursprünglich auf der »Mag-ich-nicht«-Liste stand. Bleibe beim Inhalt der jetzigen Listen. Erzähle dem Partner von allen Qualitäten, die du an ihm liebst, und auch an dir

✦ Als Nächstes lass deinen Partner wissen, dass es an dir ein oder zwei Dinge gibt, die du selbst nur schwer lieben kannst. Bitte um Vorschläge, was dir helfen könnte, diese Knoten aufzulösen.

✦ Dann lass deinen Partner wissen, dass es an ihm oder ihr ein oder zwei Dinge gibt, die du nur schwer akzeptieren kannst. Bitte auch hier um Vorschläge, wie ihr diese Knoten in eurer Beziehung auflösen könntet.

✦ Am Ende dieser gemeinsamen Übung mögt ihr einen kreativen Weg gefunden haben, wie ihr mit Hindernissen für eure Liebe umgehen könnt. Sich auf das was man liebt zu fokussieren, wirkt wie ein magischer Zauber, um die Liebe zum Blühen zu bringen. Je mächtiger die Liebe, desto leichter sind Missverständnisse, Wunden und unbewusste Verhaltensmuster aufzulösen.

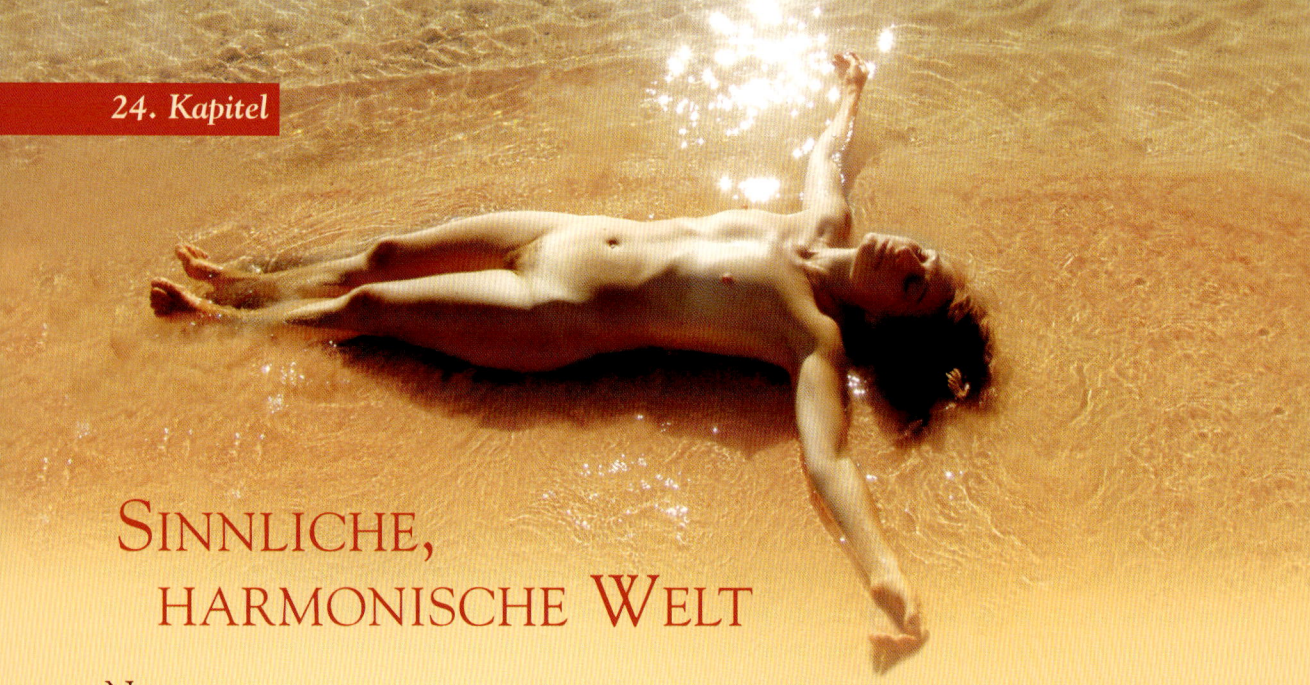

24. Kapitel

SINNLICHE, HARMONISCHE WELT

»Nach und nach wirst du sehen: Alles ist ein Tanz – mit dem Wind, dem Himmel, den Strahlen der Sonne, die durch die Wipfel herabfließen, mit der Erde. Du selbst bist es, der tanzt, der den Puls des Kosmos zu fühlen beginnt. Alles ist sexuell. Im Fluss zu schwimmen ist sexuell. Geschlechtsverkehr ist nicht das Einzige, was sexuell ist. Alles, was deinen Körper total pulsieren lässt, frei und ungehemmt, ist sexuell.«

Aus: *Zen, the Path of Paradox* von Osho

Wenn du mit deiner Sinnlichkeit völlig im Fluss und lebendig bist, erscheint dir die ganze Welt leuchtend. Anderen Menschen begegnest du mit einem Lächeln auf den Lippen, überfließend vor Freude und Energie. Vielleicht kennst du das: Nach einer wunderbaren Liebesnacht schwebst du am nächsten Tag über dem Boden. Dein Schritt ist beschwingt, du fühlst dich überreich beschenkt und willst die ganze Welt umarmen. Die Natur scheint zu funkeln, und selbst profane Dinge lassen sich mit spielerischer Leichtigkeit vollbringen.

Die Tatsache, dass dies geschieht, beweist, dass dieser Seinszustand, dieses natürliche Hochgefühl, zu den körperlichen Ressourcen gehört, die uns jederzeit zugänglich sind. Dieses »High« wird durch guten Sex aktiviert, ohne jedoch von ihm abhängig zu sein. Das Kleinkind lebt in einem ständigen, natürlichen High – im Einklang mit dem Leben, schwebend im Meer der Liebe. Auch Tiere sind in diesem Zustand. Wer einer Katze oder einem Hund in die Augen schaut, sieht ihre Freude, ihren Frieden und wird von der gleichen Qualität angesteckt. Unsere Tiere lehren uns, in einem frohen und entspannten, friedvollen Zustand zu sein.

EINE LIEBESAFFÄRE MIT DEM LEBEN

Du kannst lernen, deine schlummernde sinnliche Lebendigkeit zu erwecken, um das Sprudeln von Freude und Glück ständig in dir zu erleben. Orgasmisch und ins Leben verliebt zu sein kann dein Dauerzustand werden. Am besten aktivierst du es, wenn du dir erlaubst, mit allen Sinnen zu leben. Lass orgasmische Energie sich im ganzen Körper ausbreiten, auch beim alltäglichen Tun. Während du den Garten besprengst, werde eins damit. Tanze mit den Wassertropfen, mit den Bäumen, die sich im Winde wiegen. Werde zur wärmenden Sonne, wie sie die Blumen küsst. Werde zur Biene, die den Nektar trinkt, zum Schmetterling. Trinke den Duft reicher Erde. Werde eins mit der Natur und tanze mit ihr!

Immer wenn du still sitzt, ob am Strand oder im Bus, richte deine Aufmerksamkeit auf den Atem. Benutze den Atem, um überall im Körper die Freude zu aktivieren. Der natürliche, fließende Akt des Atmens ist eine lustvolle, ständige, innere Massage. Atem ist Leben und birgt alle Geheimnisse, die dich pulsierend und ekstatisch sein lassen.

Wir Menschen sind zum Tanzen geboren. Der Körper hat Freude an der Bewegung. Viele Körperfunktionen, etwa der Lymphfluss, werden durch körperliche Betätigung aktiviert. Am besten sind Bewegungsarten, die uns Spaß machen, wie Wandern in der Natur, Schwimmen im Meer oder Tanzen. Freies Tanzen ist eine leicht praktikable Methode, uns von Blockaden zu befreien, die Vitalenergie ins Fließen zu bringen und die innere Ekstase zu erleben. Schenke dir freudvolle Bewegung, dann entdeckst du bald, wie orgasmisch du von Natur aus über längere Zeit sein kannst. Wenn meine 92-jährige Mutter Schmerzen oder Unwohlsein verspürt, legt sie sich Tanzmusik auf, tanzt 20 Minuten völlig selbstvergessen, und alles Unbehagen vergeht. Sie weiß um ein uraltes Geheimnis von Gesundheit und Langlebigkeit, das die tanzenden Völker Afrikas oder Brasiliens schon seit ewigen Zeiten kennen.

EKSTASE IM ALLTAG

Berührung ist ein wesentlicher Faktor bei der Erweckung sinnlichen Vergnügens. So wie du mit deiner Haut umgehst, hat einen großen Einfluss darauf, wie du die Welt erlebst.

In Holland gibt es eine anerkannte Universität für Persönlichkeitsentwicklung mit Namen *Humaniversity*. Dort veranstaltet man sogenannte »Soziale Meditationen«. Bei einer davon trifft man sich auf einem öffentlichen Platz und lernt gemeinsam, wie man Fremde perfekt umarmt. Stell dir das mal vor: Ein Hauptplatz in der Stadt, voller Menschen, die lernen, wie man präsent und liebevoll mit anderen zusammen sein kann, indem man sich gegenseitig umarmt.

Umarmen und Kuscheln sind der beste Weg, um Wonne und Wohlbefinden herzustellen. Die Kunst des Umarmens besteht darin, zu fühlen und präsent zu sein mit der Person, die man im Arm hat. Atmet ein paar Atemzüge gemeinsam und geht in Kontakt mit dem ganzen Körper. Manche Leute fühlen eine Scheu, jemanden zu umarmen, weil es in ihrer Gesellschaft einen sexuellen Anstrich haben kann. Es ist aber ein ganz natürlicher, wichtiger Ausdruck in jeder unserer Lebensphasen.

Die Qualität, die den Orgasmus ausmacht – das ekstatische Loslassen in einen Zustand jenseits von Zeit und Denken –, lässt sich auch im alltäglichen Leben umsetzen. Wenn ein tiefes Lachen aus deinem Bauch hervorbricht, hat es etwas von einem Orgasmus. Eine ähnliche Totalität ist in vielen Dingen möglich: Versuche mal, aus dem Teetrinken eine orgasmische Erfahrung zu machen, nackt im Vollmond zu tanzen, mit dem Mond und den Sternen Liebe zu machen. Experimentiere damit, diese Qualität von Feiern und totalem Let-go in alle Bereiche deines Lebens zu tragen und dabei zu entdecken, wie die Welt es dir zurückspiegelt. Denn so wie du als Individuum innerlich bist, wirst du von außen zurückgespiegelt.

Eine New Yorker Studie zeigte, dass eine Gegend, die wegen ihrer Gewalttätigkeiten berüchtigt war, zu ganz bestimmten Zeiten an bestimmten Tagen gewaltfrei war, was man sich zunächst nicht erklären konnte. Weitere Nachforschungen ergaben, dass der Rückgang der Gewalt offenbar damit zusammenhing, dass ein bestimmter Busfahrer auf seiner Strecke unterwegs war. Er verströmte so viel Liebe und Fröhlichkeit, dass es sich auf die Menschen entlang seiner Route positiv auswirkte und sie achtsamer miteinander umgingen. Das Gegenteil ist aber ebenfalls möglich. Es wurde nachgewiesen, dass an Tagen nach einem Boxkampf im Fernsehen die Gewaltbereit- schaft der Menschen steigt.

EINE HARMONISCHE GESELLSCHAFT

Viele Menschen träumen von einer besseren Welt, in der fürsorgliches Miteinander und Freude regieren. Die Hoffnung, dies durch äußere Veränderungen in der Gesellschaft herbeizuführen, hat sich als Illusion erwiesen. Die Gesellschaft besteht aus Individuen und kann sich nur durch die Transformation des Einzelnen verändern. Darum müssen wir anfangen, uns selbst zu trans- formieren. Wenn wir überfließen vor sinnlicher und freudiger Lebendigkeit, werden auch die Menschen um uns herum davon profitieren. Ein einziger Same kann die ganze Erde grün machen.

Als ich nach Indien fuhr und meinen Tantra- Meister fand, suchte ich die Essenz des Lebens.

Als ich im Laufe der Zeit Heilung und Seligkeit fand, begann diese Energie in das Geben von Einzelsitzungen überzufließen. Als ich dann mit der Zeit das Geheimnis des Glücks in Beziehungen entdeckte, floss diese Energie in die Tantra-Gruppen über, die ich anbot. Jetzt findet diese überfließende Freude im Schreiben von Büchern ihren Ausdruck. Wenn Menschen von dieser überfließenden Energie berührt werden, entzündet sich auch ihre Sehn- sucht nach persönlichem Wandel, und sie machen sich auf den Weg. Und eines Tages werden auch sie überfließen und andere berühren.

Zunehmende persönliche Bewusstheit, sinnliche Erfüllung und Liebe sind die Schlüsselfaktoren für eine harmonische, liebevolle Gesellschaft. Wenn ein einzelnes Herz durch die Liebe entfacht wird, verbreitet sie sich wie ein Flächenbrand, hin zu anderen Herzen, und im kollektiven Unbewussten entsteht ein See von Liebe. Dieses Energiefeld inspiriert überall die Menschen, zu ihrem inneren Potenzial von Erfüllung, Liebe und Bewusstheit aufzuwachen. Das Gute lässt sich definieren als etwas, das sich in einem Zustand von erweitertem Bewusstsein ereignet, was erhöhte Sensibilität zur Folge hat. Die beiden oben genannten Beispiele illustrieren, wie sensibel das kollektive Unbewusste auf die Schwingungen anderer Menschen reagiert. Das, was du bist, erschafft die Welt.

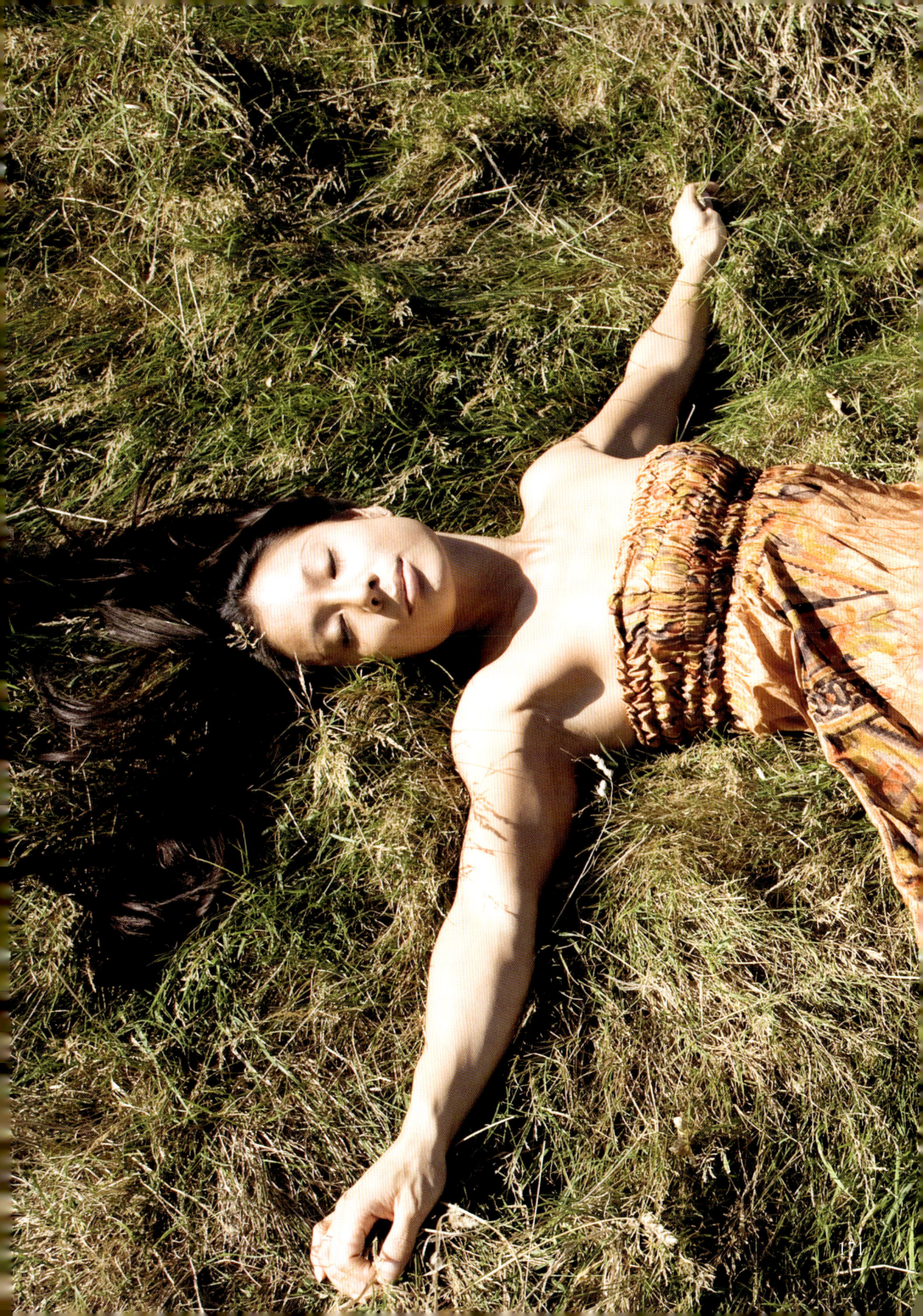

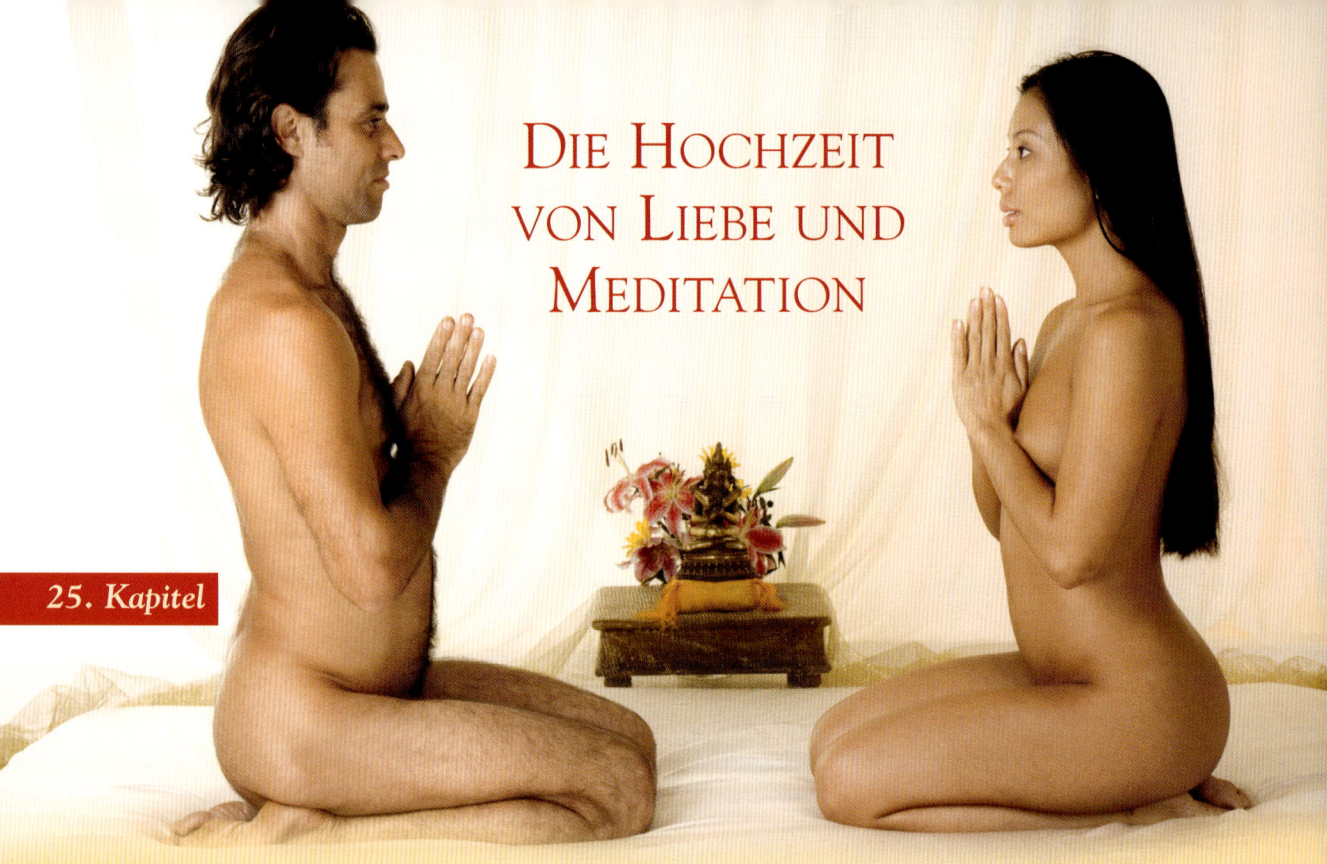

DIE HOCHZEIT VON LIEBE UND MEDITATION

25. Kapitel

»Hier in diesem Körper sind die heiligen Flüsse,
hier sind die Sonne und der Mond
und sämtliche Pilgerstätten,
keinen anderen Tempel fand ich
so glückselig wie meinen eigenen Körper.«

Saraha Doha, tantrische Schrift
(frei übersetzt nach Nik Douglas)

Tantra ist ein ganzheitlicher Lebensansatz, der Wissenschaft, Medizin, Astrologie, Mathematik, Musik, Kunst, Architektur, Andacht, Meditation, Sexualität und Sinnlichkeit einschließt. Tantra beinhaltet das Praktizieren von Methoden zur persönlichen Transformation und spirituellen Erweckung. Diese transformierende Erfahrung umfasst zwei Komponenten: Meditation und Liebe.

Meditation bedeutet nicht urteilendes, bewusst wahrnehmendes Zeuge-Sein. Wenn du zu einem nicht wertenden Beobachter deines eigenen Körpers, deiner Gefühle und Gedanken wirst, kannst du die feineren Aspekte dieser Dimen-sionen deines Seins entdecken. Diese Aspekte sind göttlich, weil jeder Aspekt des Lebens aus der göttlichen Quelle stammt. Wenn der Meditierende – ein Wissenschaftler der Innenwelt – den Zustand reinen Gewahrseins erreicht, wird er eins mit der göttlichen Essenz. Dieser Zustand wird häufig als »Erleuchtung« bezeichnet. Der Meditierende erkennt sein Einssein als Mitschaffender im göttlichen Spiel des Lebens. Er wird sich bewusst, dass alle Schwingungen, die von ihm ausgehen, die gesamte Schöpfung beeinflussen. Diese Erkenntnis aktiviert in ihm das Gefühl von Verantwortung als Mitschaffender. Der Meditierende entwickelt eine feinfühlige Empfindsamkeit und eine scharfe, durchdringende Intelligenz. Das Aroma dieses Zustands ist Liebe und Mitgefühl.

Der Weg der Meditation wird oft von Männern gewählt, da seine wissenschaftliche Herangehensweise der Denkungsart des Mannes entgegenkommt. Frauen wählen eher den Weg der Liebe, weil die Qualität der Hingabe des Herzens ihrem Wesen mehr entspricht.

Auf dem Weg der Liebe gibt es in der Regel ein Objekt der Hingabe, dem der oder die sich Hingebende (Devotee) sich fügt und dessen göttliche Energie die Gnade der Transformation bewirkt. Dieses Objekt der Hingabe könnte man sich wie einen Wasserfall eines höheren Bewusstseins vorstellen, das sich in das empfängliche Herzensgefäß des Devotee ergießt. Die Gefühle, die dabei im Devotee aufsteigen, führen ihn oder sie zu höheren Ebenen der Wahrnehmung und des Bewusstseins. Die überwältigende Liebe, die der Devotee dabei empfindet, ist wie ein Feuer, das alles Unreine verbrennt, bis schließlich nur noch die reine Flamme des Bewusstseins übrig bleibt.

Diese transzendente Liebe ist die sublimierte Dimension dessen, was wir »Liebe« nennen. In der gewöhnlichen Liebe sind Leidenschaft und viele andere Emotionen mit enthalten. In der transzendenten Liebe wird die gewöhnliche Liebe in ihren höheren Aspekt umgewandelt durch völlige Hingabe an ein höheres Bewusstsein. Der Devotee erlangt die Erfahrung und das Verständnis, dass das ganze Universum nur aus Liebe besteht – alles andere ist Illusion. Dieses Verständnis ruft innere Ekstase, Mitgefühl, erhöhte Sensibilität und Intelligenz hervor. Der Devotee erkennt das ganze Leben als Manifestation des Göttlichen. Und der Duft dieser Erkenntnis ist Dankbarkeit.

VERWIRKLICHE DEIN POTENZIAL

Der Weg der Meditation kann im Alleingang recht nüchtern sein; er entspricht dem Weg des wissenschaftlichen Forschers. Der Weg der Liebe kann im Alleingang dazu führen, dass man die Bodenhaftung verliert und von Halluzinationen erfüllt ist; er entspricht dem künstlerischen Temperament. Ähnlich wie Mann und Frau sind die beiden Wege ent-

> »Die Meditationen haben mich für das Erleben meiner tiefsten Sehnsüchte geöffnet, für das Wissen um meine weiblichen Wurzeln, für eine tiefe Verbindung mit Mutter Erde. Diese tiefe Verbindung fühle ich beim Liebemachen wie nie zuvor: Ich werde zur Erde, öffne mich, gebe mich dem Universum hin. Das hat mich auf völlig neue Art für meinen Partner geöffnet. Ich erlebe die wahre Energie von Mann und Frau. Wir haben eine wunderbare Liebesverbindung von einer Tiefe, die ich nie für möglich hielt, von der ich nur träumen konnte.«
>
> *Rachel, Teilnehmerin einer Tantra-Gruppe*

gegengesetzte und gleichzeitig komplementäre Aspekte ein und derselben Wahrheit. In meiner Tantra-Richtung sind die beiden Wege miteinander vereinigt. Das Symbol dieser Vereinigung und in Stein gemeißeltes Objekt der Verehrung in Tantra-Tempeln ist das in der Yoni ruhende Lingam. Das Lingam repräsentiert die Göttlichkeit in ihrem männlichen, die Yoni in ihrem weiblichen Aspekt. Die Botschaft ist eindeutig: Männliches und weibliches Genital sind als komplementäre Gegensätze geschaffen, die zur Manifestation der Schöpfung beide nötig sind. Diese einfache Logik lässt sich auch auf den spirituellen Weg anwenden. Überall dort, wo zwei Gegensätze sich als komplementäre Entsprechungen zu einem Ganzen verbinden, genau in diesem Zusammentreffen der Gegensätze entdecken wir die höchste Wahrheit.

Mit demselben einfachen Schlüssel lassen sich alle kosmischen Geheimnisse entschleiern. Im Tantra wird der Mensch als Mikrokosmos betrachtet, der den Makrokosmos spiegelt. Daher verwenden tantrische Meditationen den Körper und seine Funktionen als Gegenstand der Meditation – ein Sprungbrett ins kosmische Bewusstsein. Tantra bezieht alles, was Körper und Geist betrifft, in seine wissenschaftliche Erforschung ein. Sämtliche Aspekte menschlicher Erfahrung verdienen dabei Beachtung. Wenn sich diese Haltung mit dem weiblichen, herzorientierten, hingebungsvollen Vorgehen verbindet, wird jeder Lebensaspekt als göttlich angesehen. Der Körper wird als Tempel betrachtet; der Liebesakt zwischen Mann und Frau ist heilig und wird hoch geachtet, denn er ermöglicht es, die höchsten spirituellen Zustände erfahrbar zu machen. Mann und Frau, so gegensätzlich und komplementär sie auch sein mögen, werden Lehrer füreinander, weil sie im Verstehen und Einswerden der Zweiheit zum Erwachen des Bewusstseins finden.

Jeder Liebende spürt im Innersten das Potenzial, das der Liebesakt enthält. Darum hoffen so viele Menschen, die vollkommene Liebe zu finden, und darum verzweifeln sie, wenn es ihnen nicht gelingt, sie zu finden. Es ist ein wesentliches menschliches Verlangen, Gott durch die menschliche Liebe zu erfahren. Wenn wir Teilnehmer erleben, die zum ersten Mal eine tantrische Erfahrung haben, rufen sie oft aus: »Ich habe immer gewusst, dass es möglich ist! Davon träume ich schon lange! Ich wusste nur nicht, wie ich dahin komme.« Tantra ist ein aufsteigendes Erinnern – die Erinnerung an unsere wahre Natur und unser angeborenes Potenzial.

> »Die Tantra-Meditation hat mir einen Raum eröffnet, in dem ich mich loslassen und spielerisch mit dem umgehen kann, was mich vorher daran gehindert hatte, mich als unendliche Liebe und Funken von Licht zu erleben. Durch sie habe ich gelernt, mich mit mir selbst und meinem Seelengefährten zu verbinden. Es ist wie ein ›Heimkommen‹.«
>
> *Sally, Tantra-Teilnehmerin*

DIE PRAXIS TANTRISCHER METHODEN

Weil sich im Tantra alles um Methoden dreht, ist dieser Weg nur demjenigen vollkommen verständlich, der diese Methoden praktiziert und dadurch transformiert wird. Darum wurde Tantra traditionell immer persönlich vom Meister an den Schüler weitergegeben.

Die Methoden und Übungen in diesem Buch helfen, die Verbindung von Liebe und Meditation durch die Tantra-Praxis zu verankern. Bevor ihr damit beginnt, weiht als Erstes euren Raum. Schenkt ihm eure liebevolle Aufmerksamkeit – durch Saubermachen, Dekorieren mit einem schönen Tuch, Blumen, Räucherstäbchen und Kerzen. Dann ladet das höhere Bewusstsein ein, euch durch seine Gegenwart zu unterstützen.

Euer Einstieg in tantrische Meditation wird auch dadurch unterstützt, dass ihr Termine für eure Praxis verabredet und diese Termine dann einhaltet, egal was passiert. Diese einfache Maßnahme hilft euch, die Tantra-Praxis als Priorität in eurem Leben zu behandeln. Tantrische Meditationen können, je nach Methode, von wenigen Minuten bis zu einer Stunde dauern, so dass sie auch im aktivsten Alltag noch Platz finden.

Saritas CDs mit Tantra-Meditationen sind im Quellenteil auf Seite 189 aufgelistet.

BIORESONANZ

Diese Tantra-Meditation kann mit einem Liebespartner praktiziert werden, um Resonanz und Harmonie in die Mann-Frau-Dynamik zu bringen.

1. Phase: (10 Minuten)
Sitzt euch gegenüber, die Handflächen berühren sich und die Finger liegen leicht auf dem Handgelenk des Partners auf. Mit geschlossenen Augen und normalem Atem beobachte als unbeteiligter Zeuge deinen Atem, deine Gedanken und Emotionen. Diese Position stellt automatisch eine harmonische Bioelektrizität in deinem Körper und zwischen euch her.

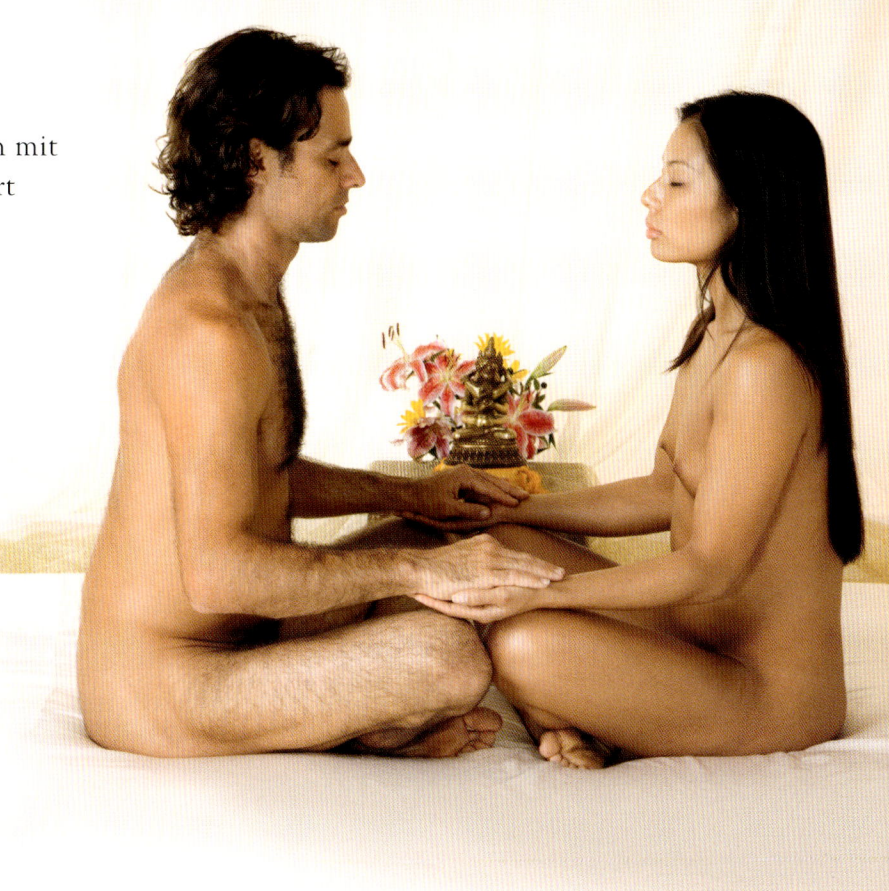

2. Phase: (3 Minuten)
Legt beide gleichzeitig den Mittelfinger eurer rechten Hand auf das Herz-Chakra des Partners, in der Mitte der Brust. Das erzeugt zwischen euch eine Resonanz des Herzens.

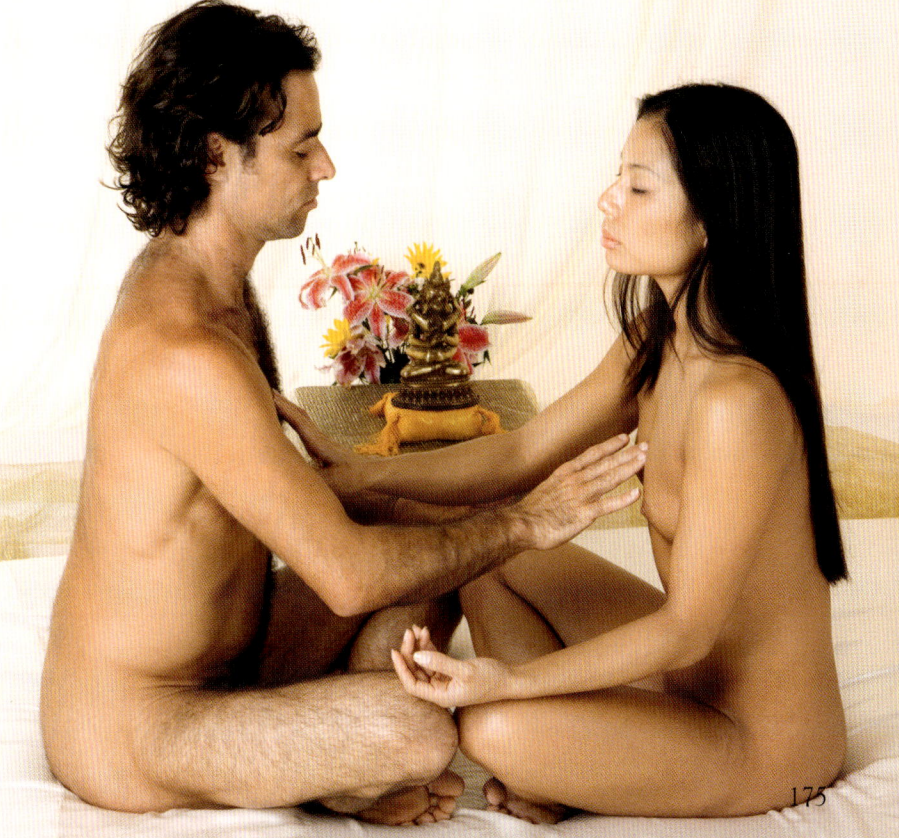

3. Phase: (3 Minuten)
Legt beide gleichzeitig den
Mittelfinger eurer rechten Hand
auf das Dritte Auge des Partners,
zwischen den Augenbrauen.
Dadurch entsteht eine Resonanz
eurer Intuition.

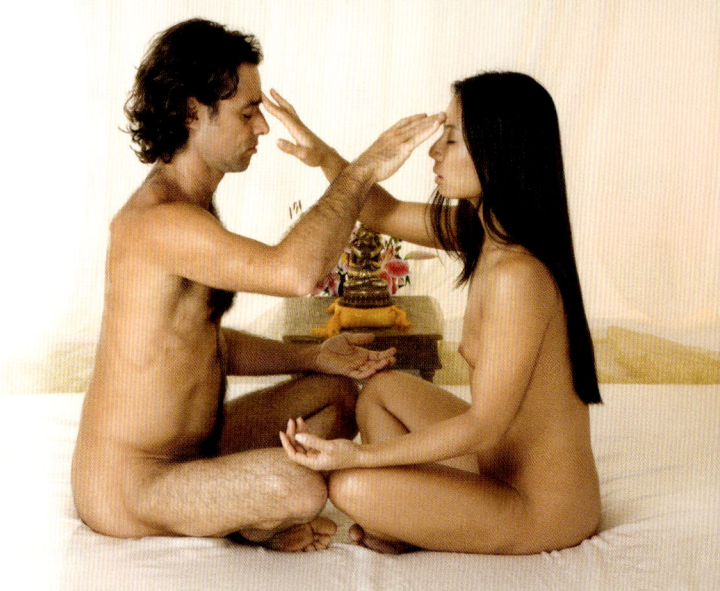

4. Phase: (10 Minuten)
Mit aufeinander gelegten
Handflächen (siehe 1. Phase) stellt
durch gemeinsames Summen eine
Resonanz der Stimme her. Summen
aktiviert das Scheitel-Chakra und
den Zentralkanal und erweckt so
die spirituelle Energie.

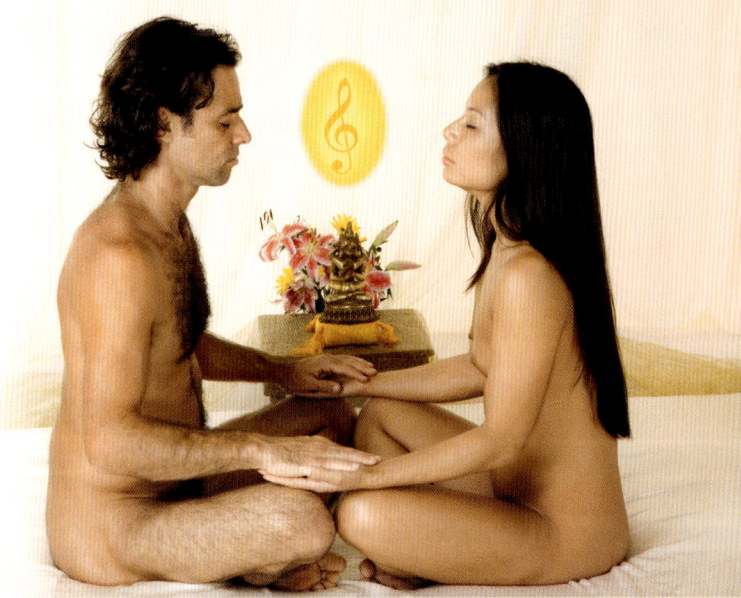

5. Phase: (10 Minuten)
Berührt abwechselnd den Partner
am ganzen Körper, überall dort,
wo ihr ihn erreichen könnt.
Die Berührung ist liebevoll und
bestimmt, um die Resonanz des
physischen Körpers zu verankern.
Dann streichelt die Aura des
Partners mit euren Händen,
außerhalb des physischen Körpers.
Der Empfangende sitzt die
ganze Zeit mit geschlossenen
Augen still da.

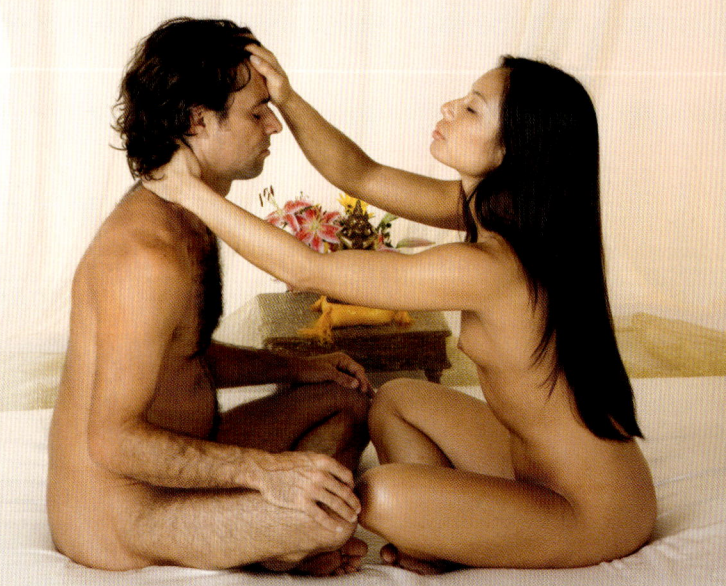

6. Phase: (10 Minuten) Ihr könnt beide die Augen offen oder geschlossen halten. Sitzt euch wie zuvor gegenüber oder kommt in der Yab-Yum-Stellung zusammen, mit dem Lingam in oder außerhalb der Yoni, je nach Wunsch. Ist das Lingam in der Yoni, dann bewegt euch nicht in Richtung Entladung, sondern entspannt euch in diesem Zustand des »Einstöpselns« (siehe S. 109). Praktiziert für eine Weile den Kreisatem: Während der ersten 5 Minuten atmet der Mann durch sein Lingam aus, während die Frau durch ihre Yoni einatmet, den Atem nach oben führt und durch das Herz ausatmet. Währenddessen atmet der Mann durch sein Herz ein, lässt den Atem nach unten sinken und atmet ihn durch sein Lingam aus, und so weiter. Wenn ihr wollt, kann einer von euch den Atemzyklus durch Handgesten anzeigen. Für weitere 5 Minuten dreht den Atemzyklus um: Die Frau atmet durch ihre Yoni aus, während der Mann durch das Lingam einatmet. Er führt den Atem nach oben und atmet dann durch das Herz aus. Währenddessen atmet die Frau durch ihr Herz ein, lässt den Atem nach unten sinken und atmet dann durch ihre Yoni aus, und so weiter. Diese Phase aktiviert die positiven Pole bei beiden Partnern und hilft, ihre inneren männlichen und weiblichen Aspekte zu erwecken, um die Erfahrung von Transformation durch Tantra zum Erblühen zu bringen.

7. Phase: Mit einem Namaste (siehe S. 100 unten) schaut euch in die Augen und verneigt euch, so dass die Scheitel-Chakras sich berühren, um eurer Dankbarkeit für die gemeinsame Meditation Ausdruck zu geben.

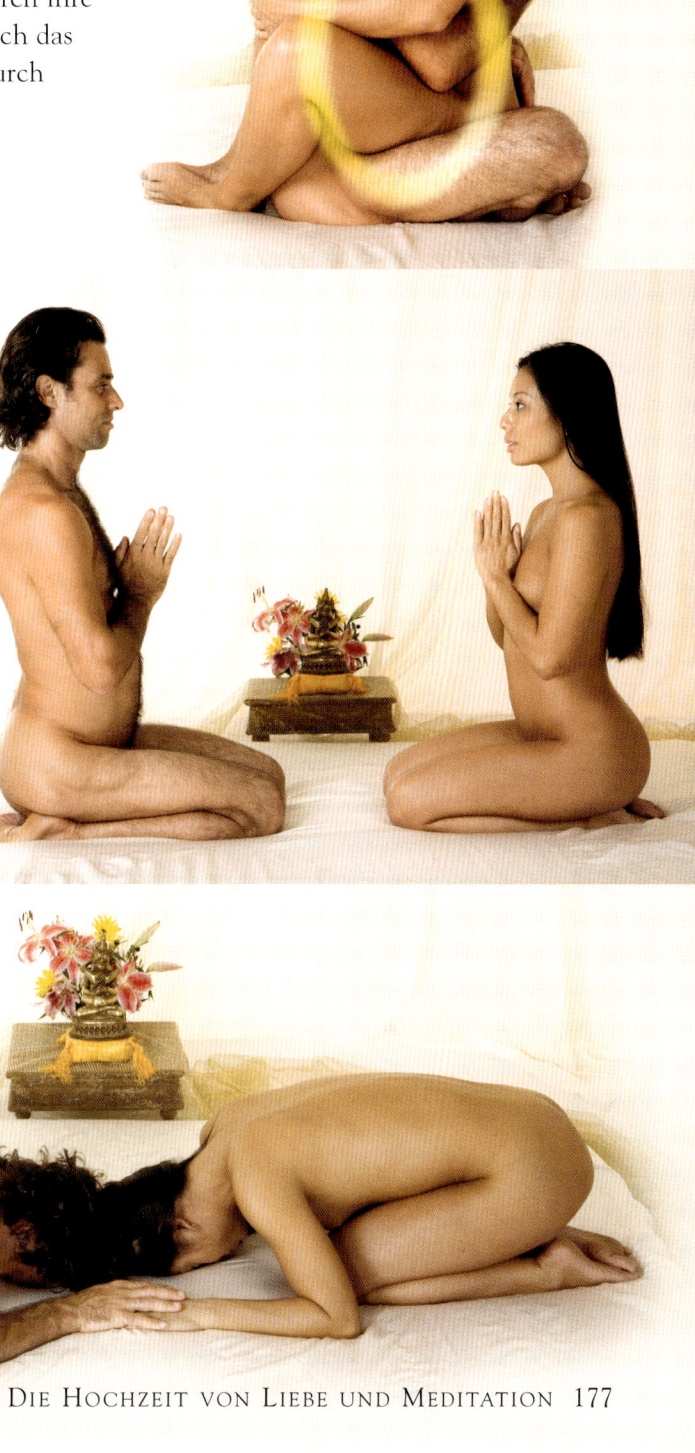

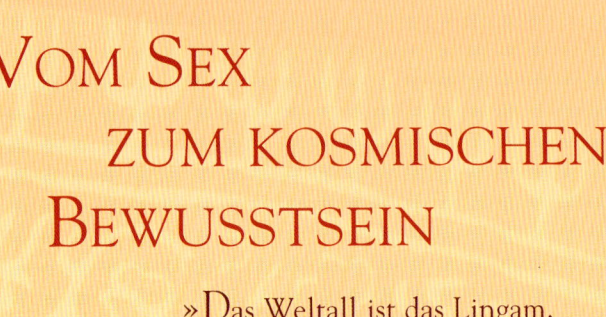

VOM SEX
ZUM KOSMISCHEN
BEWUSSTSEIN

26. Kapitel

> »Das Weltall ist das Lingam,
> die Erde ist seine Yoni.
> Darin alle Götter wohnen.«

Skanda Purana,
alte indische Chronik

Die Reise vom Sex zum kosmischen Bewusstsein ist ein großartiger Beitrag des Tantra für die Welt. Die Menschen haben nur diese eine Energie, die in ihrem rohen, nicht verfeinerten Zustand als Sexenergie auftritt. Durch die Praxis des Tantra wird die sexuelle Energie verfeinert und den Weg zum spirituellen Erwachen öffnen. Das kosmische Bewusstsein ist die Blüte eines Lebens, in dem die Sexualität mit tantrischer Intelligenz gelebt wird.

In Indien ist die Lotosblüte seit eh und je das Symbol des spirituellen Erwachsens. Sex ist wie der Schlamm, aus dem die prachtvolle Lotosblume emporwächst; ohne Schlamm gäbe es keinen Lotos. Dieses einfache Bild enthält die Essenz der ganzen Tantra-Vision. Ein Mensch auf dem Weg des Tantra wird die rohe Energie des Sex sehr achten und sich gleichzeitig darum bemühen, diese Energie zu ihrem höchsten Potenzial zu entfalten.

Wenn ihr von eurer sexuellen Energie abgeschnitten seid, seid ihr gleichzeitig von eurem Potenzial für erweitertes Bewusstsein abgeschnitten, denn ihr seid ein organisches Ganzes – Verstand, Körper und Gefühle wirken zusammen als eine organische Einheit.

Viele Menschen haben Angst vor ihrer Sexualität, weil sie diese mit animalischer Triebhaftigkeit verbinden. Sie meinen, wenn sie ihre Sexualität voll annehmen, würde es bedeuten, in einen untermenschlichen Zustand abzusinken und in einer Abwärtsspirale extremer Ausschweifung jegliche Zivilisiertheit und Kultur zu verlieren. In der Tat ist das genaue Gegenteil der Fall. Wenn die Sexualität unterdrückt wird, wird sie nur ins Unterbewusstsein verdrängt, wo sie sich ausbreitet und verstärkt, bis sie schließlich in Perversionen aller Art ein Ventil findet. Verdrängte Sexualität peinigt den darin gefangenen Menschen durch qualvolle Träume und Fantasievorstellungen.

Wenn eine ganze Kultur die Vorstellung übernimmt, die Sexualität müsse unterdrückt werden, schafft sie ein Umfeld, das Gewalt, Depression und Fanatismus züchtet. Letztlich bricht in solch einer Gesellschaft in großem Stil ein zügelloses, pervertiertes und pornografisches Verhalten aus. Da diese Art von sexuellem Ausdruck bar jeder Intelligenz ist, birgt sie die

Gefahr von Unbewusstheit, Verrohung und Verzweiflung. Dann gibt es keinen Weg, diese Energie zu verfeinern und ihre Höherentwicklung zu einer Lotusblüte der Liebe und Bewusstheit zu unterstützen.

Ein Baum, der daran gehindert wird, gerade in die Höhe zu wachsen, nimmt einen anderen Weg und windet sich vielleicht um einen Fels herum. Jeder Baum ist so programmiert, dass er nach dem Licht strebt, und er wird dies tun, selbst wenn er sich auf eine krumme und verkrüppelte Weise nach dem Licht recken muss. In uns allen ist eine Sehnsucht, dem Licht des höheren Bewusstseins entgegenzuwachsen. Das geht aber nur, wenn man bewusst in der Sexualität verwurzelt ist, so wie ein Baum in der Erde verwurzelt ist. Wird das natürliche Wachstum behindert, finden die Menschen krumme Wege, mit ihrer sexuellen Energie in Kontakt zu sein, weil sie davon abhängig sind, um zu überleben, sich weiterzuentwickeln und zur Blüte zu kommen.

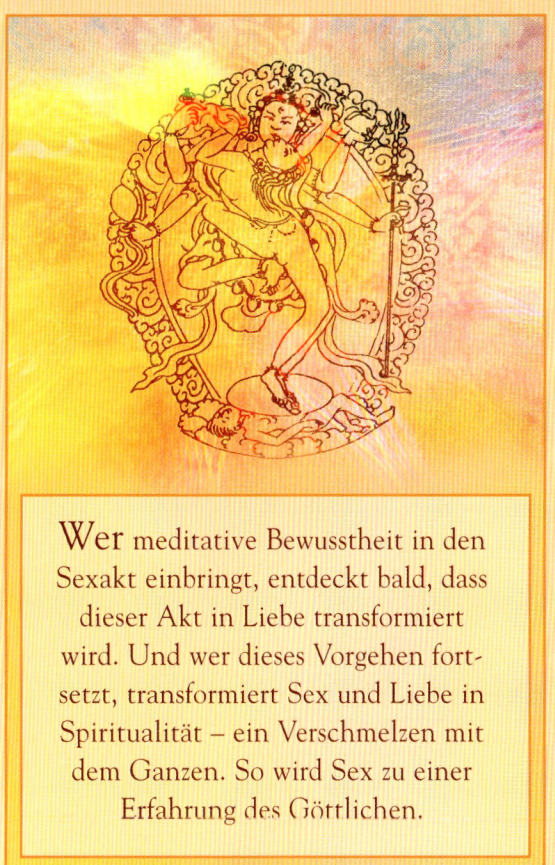

Wer meditative Bewusstheit in den Sexakt einbringt, entdeckt bald, dass dieser Akt in Liebe transformiert wird. Und wer dieses Vorgehen fortsetzt, transformiert Sex und Liebe in Spiritualität – ein Verschmelzen mit dem Ganzen. So wird Sex zu einer Erfahrung des Göttlichen.

SPIRITUELLES ERWACHEN

Tantra ist eine Lebensart, die den Menschen so akzeptiert, wie er ist. Tantra wendet die Meditationswissenschaft auf die menschliche Situation an, um sie zum höchsten Potenzial zu vervollkommnen. Wer meditative Bewusstheit in den Sexakt einbringt, entdeckt bald, dass dieser Akt in Liebe transformiert wird. Und wer dieses Vorgehen fortsetzt, transformiert Sex und Liebe in Spiritualität – ein Verschmelzen mit dem Ganzen. Auf diese Weise wird Sex zu einer Erfahrung des Göttlichen. Es gibt einen Ausspruch im Tantra, dass Sex und Samadhi (spirituelles Erwachen) eins sind. Zu dieser Erkenntnis gelangt, wer Tantra praktiziert.

Die indische Rudra-Vina ist ein Musikinstrument, das aus zwei großen Kürbissen gebaut wird, die an beiden Enden eines zentralen Halses sitzen. Sie ist dem Menschen nachgebildet, sagt man: am einen Ende der Kopf, am anderen der Steiß, in der Mitte das Rückgrat. Die Saiten verlaufen den Hals entlang, und der Musiker spielt die Musik des Lebens zwischen den beiden Polen, indem er den Hals aktiviert und die Resonanz zwischen den Polen schwingen lässt. Die Musik der Rudra-Vina, heißt es, käme dem tonlosen Ton am nächsten, dem Höchsten Ton, symbolisiert durch das Aum. Natürlich bedarf es der Übung, um diese sublime Musik zu spielen. Die Disziplin und Hingabe, die der Musiker zum Erlernen dieses Instruments aufbringen muss, lässt sich ebenso auf die sexuelle Beziehung anwenden. Das Wunder von Sex und Samadhi offenbart sich dir dann als die zwei Pole einer Energie, die letztlich eins werden.

Fünf Schritte vom Sex zum kosmischen Bewusstsein

Wenn du diese fünf Schritte befolgst und die in früheren Kapiteln beschriebenen Techniken anwendest, kannst du deine sexuelle Energie bis zu ihrem höchsten Potenzial verfeinern.

EINS Bringe meditative Bewusstheit in den Sexakt. Das bedeutet, nicht Kontrolle zu üben, sondern den vollen Ausdruck der Sexualität im Kontext von Meditation und heiliger Andacht zuzulassen.

ZWEI Befreie blockierte emotionale Energien. Du solltest mit deinem Fühlen in Kontakt sein und deine Gefühle ausdrücken können, ohne die andere Person psychisch zu verletzen oder zu schädigen.

DREI Entwickle deine außersinnliche Wahrnehmung. Erwecke die Sinne, damit die Empfindsamkeit eines jeden Sinns aktiviert wird. Das Erwachen der verborgenen Sinne ist als Öffnung des Dritten Auges, des Dritten Ohrs, des zweiten Tastsinns, des zweiten Geruchs- und Geschmackssinns bekannt.

VIER Die obigen Schritte führen zur Erweckung des Genius. Wenn du genug Raum in dir geschaffen hast, um sämtliche Widersprüche des Lebens aufnehmen zu können, öffnet sich das Tor zur Weisheit. An diesem Punkt des Zusammenkommens wirst du Wahrheit und Genie entdecken, die in jedem Individuum ihren einzigartigen Ausdruck finden.

FÜNF Der letzte Schritt ist das erwachte Bewusstsein – das Erblühen des tausendblättrigen Lotus im Scheitel-Chakra. Man nennt es auch die Schlange, die sich in den eigenen Schwanz beißt oder das Einssein von Ursprung und Ziel. Dort werden Sex und Samadhi als eine einzige Energie erfahren. Im Tantra heißt dies Mahamudra, die große Geste, die aus dem kosmischen Orgasmus hervorgeht. Dann bist du fähig, das Ganze zu umarmen. Du wirst aus dem Bekannten ins Unbekannte, in den Abgrund jenseits des Denkens gelangen. Du wirst zu einem offenen Kanal für das universelle Bewusstsein.

Rory *(Soul-Mate-Paartraining, Stufe 7):*
»Das Paartraining für Seelengefährten ist das wichtigste, zentrierteste, liebevollste, integrierendste, expansivste und spirituellste Training, das ich je besucht habe. Es durchtrennt die Dualität und bietet einen reichen, sicheren und liebevollen, aber auch herausfordernden Raum, in dem Körper, Denken, Fühlen und Spiritualität miteinander in Harmonie kommen. Als 57-jähriger Geistlicher habe ich bei all meiner erfahrungsorientierten persönlichen Wachstumsarbeit nie einen solchen inneren Frieden erlebt und erlangt wie in diesem Kurs. Ich habe gelernt, immer mehr im ›Jetzt‹ zu leben.«

Rachael *(Soul-Mate-Paartraining, Stufe 6):*
»Die Meditationen haben mich dafür geöffnet, meine tiefste Sehnsucht zu erfahren, meine weiblichen Wurzeln und eine tiefe Verbindung zur Mutter Erde zu finden. Ich fühle diese tiefe Verbindung beim Liebemachen in einer Art, wie ich es noch nie erlebt: Ich werde zur Erde, die sich öffnet und dem Universum hingibt. Diese Erfahrung lässt mich meinen Partner auf eine Weise erleben wie nie zuvor: Ich erlebe die Energie von Mann und Frau in der Wahrheit. Wir haben eine so wundervolle, tiefe Liebesverbindung, wie ich sie mir erträumt, aber nie für möglich gehalten habe.«

Divyam *(Soul-Mate-Paartraining, Stufe 6):* »Was ich an diesem Training von Anfang an geliebt habe, war die direkte Erfahrung von Tantra – das zu umarmen, was ist. Und die unglaubliche Transformation, die geschieht, wenn ich in die Gegenwart komme, zu mir selbst, in meine Liebe und sexuelle Energie, einfach so wie es ist. Jede Stufe des Trainings bot einen schönen, innigen Raum, in dem ich mich immer tiefer in mich selbst und in meine Geliebte hineinbegeben konnte. Von diesem Ausgangspunkt hat sich eine unglaubliche Reise entfaltet. Hand in Hand tanzen wir auf diesem spannenden Weg, haben alt vertraute Pfade verlassen und betreten gemeinsam das Neue, wie zwei Schlangen, die ihre alte Haut abstreifen und nun nackt dem Unbekannten begegnen. Ich habe mich auf dieser Reise

von Sarita unglaublich geliebt und unterstützt gefühlt, ermutigt, der Offenbarung des Mysteriums zu vertrauen und sämtliche Aspekte, die lichten wie die dunklen, zu ehren. Ich bin sehr dankbar für diese Gelegenheit, in Liebe zu wachsen in einem Umfeld so liebevoller Freunde. Dieses Training ist eine Liebesbombe!«

Martin *(Soul-Mate-Paartraining, Stufe 7):* »In diesem Training sind ganze Leben von Weisheit und Erfahrung enthalten ... Es ist eine Reise in die Liebe, mit der Liebe, durch die Liebe, über die Liebe hinaus ... um im Ganzen aufzugehen. Mir fehlen die Worte, um meine Dankbarkeit auszudrücken.«

Edith *(Sacred Sexuality Kurs 2010):* »Ich warte nicht mehr auf etwas, denn ICH BIN ICH. Ich fühle mich total lebendig, jede Zelle pulsiert vor Liebe. Ich will einfach nur fühlen, wie mich die Sonnenstrahlen bescheinen, und mich in eine herrliche Blumenwiese werfen. Die kleinsten Dinge machen mir die größte Freude: einen Grashalm zu berühren und zu wissen, er ist anders als der Grashalm neben ihm, aber trotzdem dasselbe ... so wie wir Menschen. Ich befinde mich in wahrer ekstatischer Freude. ICH BIN HIER und ich bin ich, in meiner Kraft und meinem Potenzial erweckt durch Saritas Arbeit. Ich stehe zu deren Wahrheit, Liebe und Weisheit und weiß, dass darin genug Stärke und Potenz für alle enthalten ist, um ihr göttliches Selbst zu erkennen und zu verwirklichen.«

Veethi: »Der Grad an Vertrauen und Liebe und der Humor haben ein solches Fundament in mir geschaffen, dass nun alles möglich ist. Was für ein Jubel! Alles ist in Bewegung, so viel müheloser Wandel! Die Transformation der Gruppe war erstaunlich. Das ist die schönste Reise, die ich je gemacht habe.«

Keerti *(Soul-Mate-Paartraining, Stufe 6):*
»Eine Reise zu den innersten Geheimnissen der Liebe in mir. Eine Reise, diese Liebe mit meiner Liebsten zu teilen und darin zu verschmelzen. Eine Reise zu den Sternen, zurück nach Hause.«

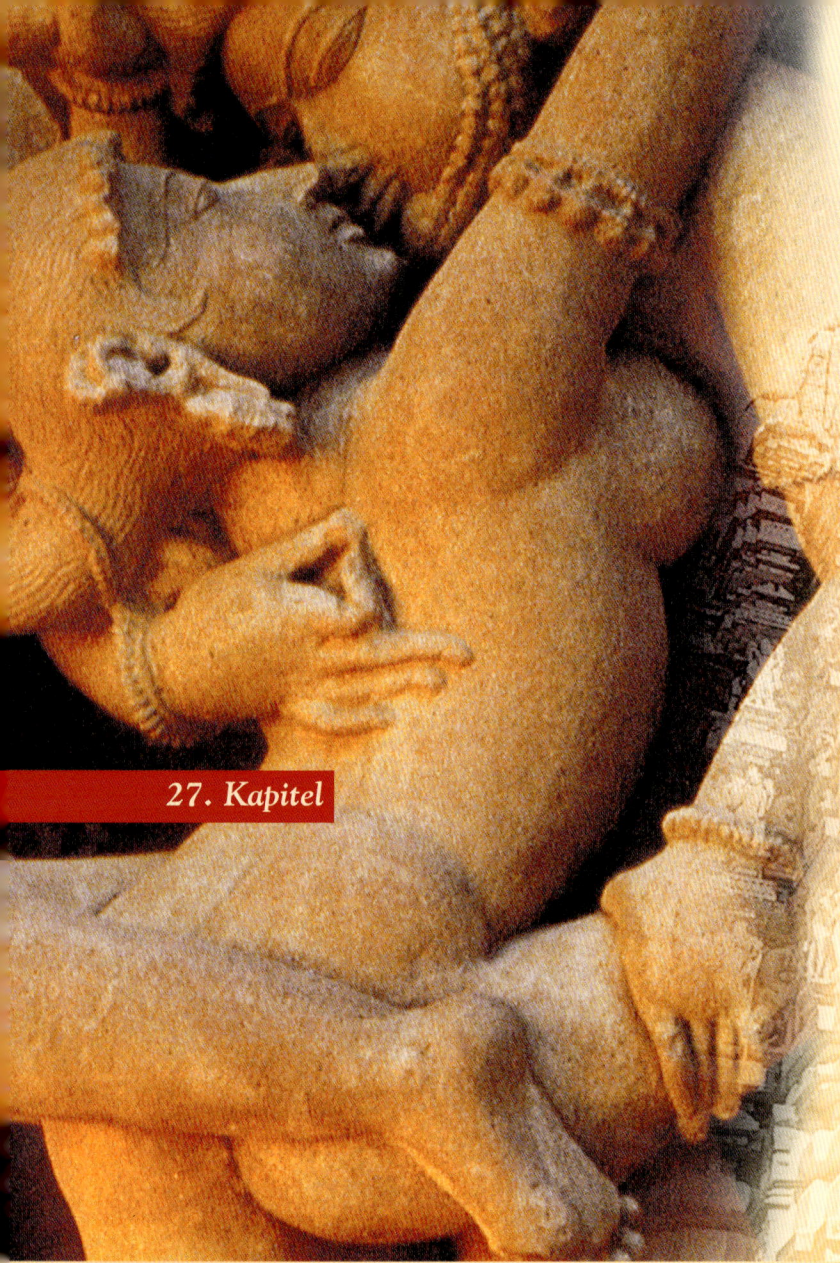

27. Kapitel

DIE WEISHEIT DER ALTEN

»Das Geschlecht enthält alles –
Körper, Seelen, Bedeutungen,
Beweise, Reinheiten, Feinheiten,
Ergebnisse, Erlässe,
Gesänge, Gebote, Gesundheit,
Stolz, das Mysterium
der Mutterschaft,
die Milch des Samens,
alle Hoffnungen, Wohltaten
und Schenkungen,
all die Leidenschaften,
Lieben, Schönheiten und
Wonnen dieser Erde ...
Sie alle sind enthalten
im Geschlecht als seine Teile
und seine Rechtfertigungen.«

Aus: *Poem der Zeugung* (1856)
von Walt Whitman

Tantra hat tiefe Wurzeln in der indischen Vorgeschichte. Es entsprang der Verschmelzung zweier unterschiedlicher religiöser Ansätze: Der eine sah im weiblichen Prinzip (Shakti) den höchsten Ursprung des Lebens, der andere im männlichen Prinzip (Shiva), und beide feierten sie das Heilige im Profanen, den Körper als Mikrokosmos im Makrokosmos. Der Shiva-Ansatz wurzelte in der Kultur der Assyrer vor mehr als 60.000 Jahren. Gemäß den Shiva Puranas waren die Assyrer Meister einer Sonnentechnologie und hatten drei großartige

Städte, eine davon am Himmel. Die Wurzeln von Shakti gehen zurück auf die Muttergöttin und Fruchtbarkeitsriten, die von den Urvölkern auf der ganzen Welt praktiziert wurden. Das Symbol, das diese Verschmelzung ausdrückt, ist Ardhanarishvara, eine Gottheit, die halb Mann, halb Frau ist.

Die alten tantrischen Weisen verstanden, dass die Essenz des Lebens im Zusammentreffen der entgegengesetzten, aber komplementären Polaritäten besteht. Nach ihrer Auffassung hatten Sonne und Mond, Sterne, Meere, Flüsse,

Berge – alles, was in den Himmeln und auf Erden existiert – im menschlichen Körper ihre Entsprechung. Aus diesem (holografischen) Verständnis entwickelten sie ihre Kosmologie, durch die sensible Verehrung und wissenschaftliche Analyse des männlichen und des weiblichen Körpers, mit besonderer Fokussierung auf die Geheimnisse der Geburt, des Todes und der Unsterblichkeit, die in der Geschlechtlichkeit verschlüsselt sind. Die tantrische Kosmologie beruht allein auf der tiefen Innenschau mittels machtvoller, das Bewusstsein steigernder Verfahren. Wer durch das Praktizieren dieser Verfahren zum kosmischen Bewusstsein gelangte, galt als Verkörperung von Shiva oder Shakti und damit als spiritueller Meister.

Die Präsenz von Shiva oder Shakti im Liebespartner zu erkennen, macht aus einer gewöhnlichen sexuellen Vereinigung eine wahrhaft göttliche, heilige und erhabene Erfahrung. Um dies zu ermöglichen, sind die tantrischen sexuellen Praktiken in Rituale eingebettet und werden in einem meditativen Kontext praktiziert. Diese Techniken und Rituale wurden von Gurus vermittelt, die durch die Praxis der Meditation zum kosmischen Bewusstsein gelangt waren und durch die Erlangung innerer Weisheit die unmittelbare, lebendige Übertragung von Tantra auf ihre Schüler weiterzugeben vermochten. Einer der berühmtesten Tantra-Meister, der als Inkarnation Shivas galt, hinterließ der Welt 112 Meditationstechniken zur Erlangung des erweiterten Bewusstseins. Viele dieser Techniken benutzen die Erweckung der Sinne als Tor zu höheren Bewusstseinszuständen und einige das Liebemachen als Meditation.

Die tantrische Gesellschaft gründete auf dem Prinzip der Erlangung des höheren Bewusstseins durch die Praxis von Meditation in Verbindung mit Liebe. Daraus entstanden atemberaubende Meisterwerke der Architektur, bildenden Kunst und Musik und eine blühende, lebensbejahende

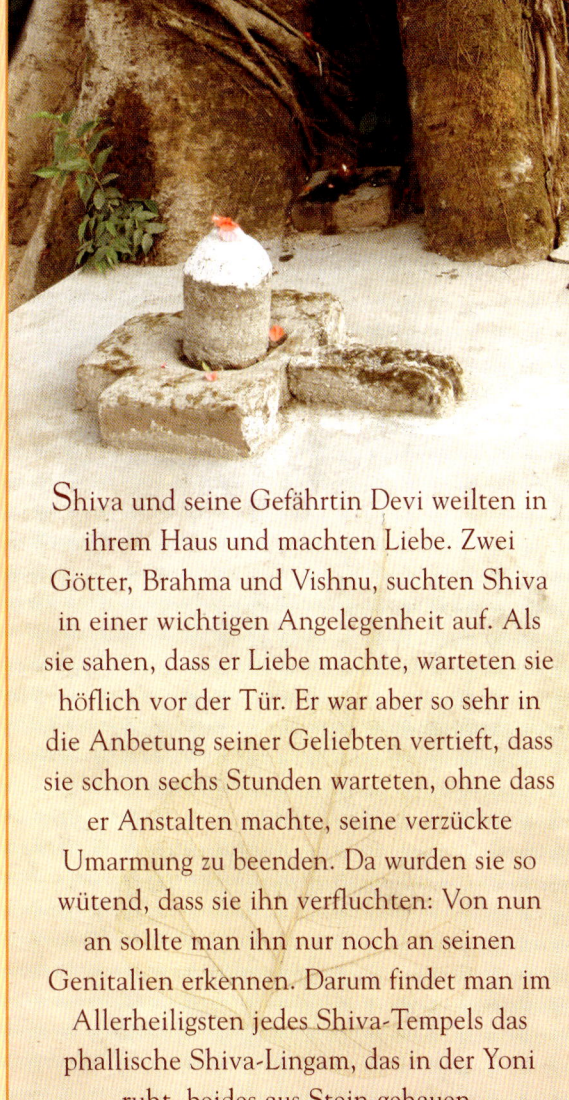

Shiva und seine Gefährtin Devi weilten in ihrem Haus und machten Liebe. Zwei Götter, Brahma und Vishnu, suchten Shiva in einer wichtigen Angelegenheit auf. Als sie sahen, dass er Liebe machte, warteten sie höflich vor der Tür. Er war aber so sehr in die Anbetung seiner Geliebten vertieft, dass sie schon sechs Stunden warteten, ohne dass er Anstalten machte, seine verzückte Umarmung zu beenden. Da wurden sie so wütend, dass sie ihn verfluchten: Von nun an sollte man ihn nur noch an seinen Genitalien erkennen. Darum findet man im Allerheiligsten jedes Shiva-Tempels das phallische Shiva-Lingam, das in der Yoni ruht, beides aus Stein gehauen.

Kultur. Die jüngste Tantra-Renaissance fand etwa von der Zeit Christi bis zur islamischen Invasion Indiens um 1100 n. Chr. statt. Einige der unzähligen Tantra-Tempel, die in dieser Periode in Indien errichtet wurden, sind heute noch zu sehen. Die bekanntesten unter ihnen, die Tempel von Khajuraho, sind berühmt für ihre herrlichen Steinfiguren an den Außenwänden, die Männer und Frauen in allen möglichen sexuellen Positionen abbilden. Dem westlichen Verständnis mutet diese Anbetung des Sexakts oder die Verehrung der Genitalien in einem Tempel völlig fremdartig an. Sie beruht aber auf einer profunden Intelligenz und hat weitreichende Implikationen. Wenn die Genitalien göttlich sind, werden die spirituellen Prinzipien für jeden Menschen leicht zugänglich. Es bedeutet, dass wir jedes Mal, wenn wir Liebe machen, mit dem Göttlichen in Kontakt treten. Deshalb gebührt dem Liebesakt die größte Hochachtung als Gefäß für alles Heilige und Erhabene. Jeder Liebesakt wird so zum Gebet.

Der Anbruch eines neuen Zeitalters

In den Puranas, den altindischen Chroniken, sind die Schöpfungszyklen beschrieben, die in vier Abschnitte oder Yugas eingeteilt sind und die vier Beine eines Tisches symbolisieren. Im ersten Goldenen Zeitalter (Krita) hat der Tisch vier Beine; die menschliche Gesellschaft ruht auf einer stabilen Grundlage, fest verankert in Wahrheit, Weisheit, Liebe und Kreativität. Diese Phase währt 24.195 Jahre. Im zweiten Yuga (Treta) hat der Tisch nur drei Beine; es müssen Verhaltensregeln und Rituale eingeführt werden, um die Balance zu bewahren. Der zweite Abschnitt dauert 18.146 Jahre. Im dritten Yuga (Dvapara) hat der Tisch nur zwei Beine; es ist eine Epoche des Zweifels und der Unsicherheit, die 12.097 Jahre währt. Im vierten Yuga (Kali), dem Zeitalter der Unwissenheit und Konflikte, besitzt der Tisch nur noch ein Bein – alles wackelt, alles ist im Chaos, überall herrscht Krieg. Dieses Zeitalter dauert 6.048 Jahre. Die Zivilisation zerfällt, um schließlich einem neuen Goldenen Zeitalter zu weichen, mit dem der erste Schöpfungszyklus abermals beginnt. Dieser erste Zyklus geht mit einer tantrischen Lebenseinstellung Hand in Hand.

Gegenwärtig befinden wir uns im Abenddämmern des Kali-Yuga, dem Zeitalter der Unwissenheit, das 3606 Jahre v. Chr. begann. Diese Dämmerung des vierten Yugas begann 1939 und soll 2442 n. Chr. enden. Im Zeitalter des Chaos haben die Menschen eine große Chance, spirituell zu erwachen, weil sich die kosmischen Kräfte intensivieren. Ebenso intensiviert sich aber auch der Prozess von Zerstörung und Unwissenheit. Jeder von uns hat nun die Wahl: Wir können die Abwärtsspirale in die Massenzerstörung nehmen oder uns mit der Aufwärtsspirale zu einem neuen Sonnenaufgang emporschwingen. Wenn die Mehrheit der Menschen an der Unwissenheit und Gewalttätigkeit, die dem Kali-Yuga innewohnen, festhält, wird eine Katastrophe verheerenden Ausmaßes eintreten. Im Abenddämmern des Kali-Yuga lassen sich aber auch die ersten schwachen Anzeichen jener Qualitäten erahnen, die vom neuen Sonnenaufgang künden.

Das Kaula-Tantra, eine andere alte Schrift, sagt voraus: »Es wartet eine Bruderschaft von Tantrikas darauf, zum Leben zu erwachen. Diese Bruderschaft wird aufwachen, wenn das Ende des Kali-Zeitalters naht. Im Sinne des machtvollen weiblichen Lebensprinzips wird diese tantrische Bruderschaft die vergiftete Welt transformieren. Dann werden an dem ekstatischen Punkt des Übergangs von dem einen Zeitalter in das nächste die treuen Weggefährten des selbstlosen Pfades ans Ziel gelangen.«

Mit der Zeit werden immer mehr Menschen die wahre Bedeutung von Tantra als einer natürlichen und verfeinerten Einstellung zum Leben, zur Liebe und zur Spiritualität erkennen und verstehen. Da nur ein zutiefst erfüllter, glücklicher Mensch frei sein kann, ist wahre Freiheit erst möglich, wenn die Göttlichkeit wieder in das Geschlechtliche einkehrt. Die Erfüllung stellt sich ein, wenn Geschlecht und Spiritualität sich zu einem harmonischen Tanz der Lebensenergien verbinden.

Tantra stellt jedem Mann und jeder Frau die Schlüssel bereit, um diese Verbindung von Sexualität und Spiritualität im eigenen Dasein zu erleben und zu feiern. Wenn die Trennung von Sex und Spirit in jedem Individuum geheilt wird, werden auch die Dynamik zwischen Mann und Frau sowie die Gesellschaft als Ganzes geheilt. Damit ist nicht gesagt, dass wir in eine sogenannte »Goldene Zeit« zurückgehen müssen, um uns eine goldene Zukunft zu erschaffen. Das natürliche Lebensgesetz bewegt sich von der Ordnung zum Chaos und von dort zu einer höheren Ebene der Ordnung. So werden immer höhere Ebenen der Evolution möglich.

Wenn es uns gelingt, den gegenwärtigen Evolutionssprung zu akzeptieren und auch das Chaos anzunehmen und daraus zu lernen, wird unsere Lernkurve uns zu einer völlig neuen Entwicklungsstufe vorantreiben, die alle bisherigen Kulturen an Wahrheit, Weisheit, Liebe und Kreativität übertrifft.

Ein wesentlicher Aspekt dieses Szenarios wird es sein, die harmonische Verbindung der männlichen und weiblichen Energien zu fördern. In jedem von uns liegt die Kraft und die Möglichkeit, dass diese neue Morgen-dämmerung Wirklichkeit wird, wenn wir unsere Sexualität mit der Intelligenz von Tantra leben. Das Schöne an dieser Vorgehensweise ist, dass wir durch die Sinneslust zur Weisheit gelangen können, durch eine intime, sinnliche Feier all dessen, was unsere Lebendigkeit ausmacht. Jedes Mal, wenn ihr die göttliche Natur der Sexualität erlebt, stimmt ihr euch auf den neuen Morgen der Menschheit ein, seid ihr im Einklang mit der Erneuerung allen Lebens.

»Wenn mein Geliebter heimkehrt,
verwandle ich meinen Körper
in einen Tempel des Glücks
und biete ihn als Freudenaltar dar.
Mein herabgelassenes Haar reinigt ihn,
und mein Geliebter weiht diesen Tempel.«

Gesang der indischen Baul-Mystiker

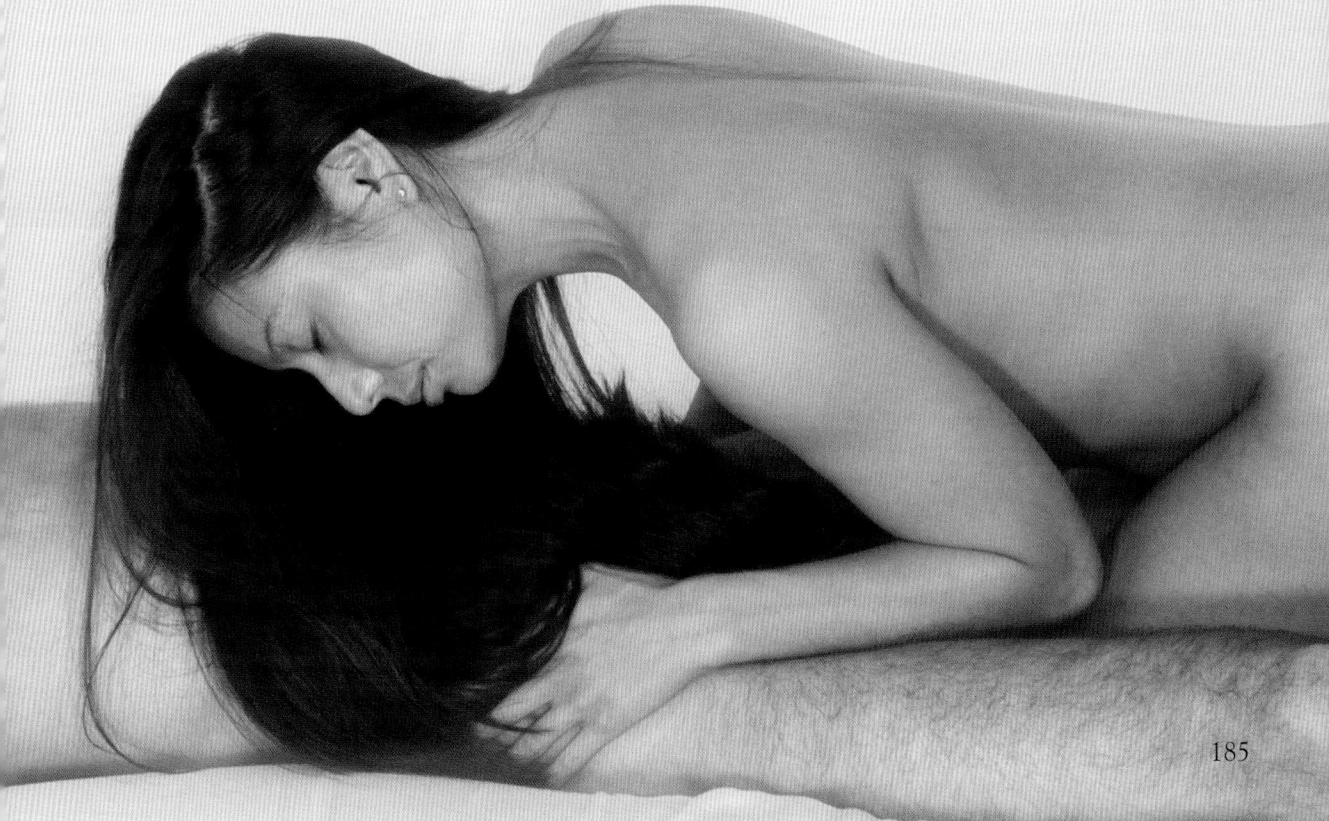

AUSWAHLMENÜ DER ÜBUNGEN

Aus dieser »Tantra-Speisekarte« könnt ihr jeweils eine passende Übung oder Meditation für euch auswählen:

EIN RENDEZVOUS MIT DIR SELBST S. 19
Lerne, dich selbst zu lieben, zu achten und zu ermächtigen – das Geheimnis wahrer Attraktivität.

LASST YONI UND LINGAM SPRECHEN S. 24
Paarübung für Liebende vor dem Liebemachen. Gebt euren Genitalien eine Stimme, um euch von Hemmungen zu befreien. Es fördert und vertieft Intimität und Verständnis zwischen den Liebenden. Diese Übung bringt Bewusstheit ins Becken und hilft bei der Klärung sexueller Störungen.

HULDIGUNG DER YONI, HULDIGUNG DES LINGAM S. 26, 27
(Für Liebespaare) Orale Sexpraktik. Mit einer Haltung von heiliger Ehrfurcht werden erotische Intimitäten und Praktiken göttlich.

DIE VERBINDUNG ZWISCHEN SEX UND SPIRIT ÖFFNEN S. 36
(Für Liebespaare) Massagetechnik, kann als Teil des Vorspiels praktiziert werden. Erweitert die Lustfähigkeit, überwindet Blockaden zwischen Kopf und Becken und bringt mehr Erfüllung im Sex.

FEIERE DEIN FRAUSEIN S. 42
Entdecke deine Sinnlichkeit, als wäre es das erste Mal. Werde zur Kaiserin der Liebe. Finde heraus, was dir besondere Lust bereitet. Hierdurch kannst du deine Orgasmusfähigkeit im Beisein des Geliebten fördern. Hilfreich auch bei sexuellen Störungen oder Blockaden.

SELBSTBEFRIEDIGUNG ALS TEIL DES LIEBESSPIELS S. 43
(Für Liebespaare) Lernt von eurem Partner, was ihn oder sie sexuell anturnt. Diese Übung vertieft die Intimität und eure Fähigkeit, Lust zu schenken.

LIEBE DICH SELBST ALS MANN S. 46
Diese Übung enthüllt dir das Geheimnis, als Mann mehrfache Orgasmen zu haben. Hilft auch bei Sexstörungen.

ERWEITERUNG DER ORGASMUSFÄHIGKEIT S. 52
(Für Liebespaare) Erweckt die Energie der positiven Pole beim Liebemachen, um Ganzkörperorgasmen erleben zu können.

DEN ALLTAG ORGASMISCH LEBEN S. 57
Übung, die dazu beiträgt, einen transformierenden orgasmischen Lebensstil im Alltag zu schaffen.

SEXUELLE STÖRUNGEN BEI MANN UND FRAU S. 63
Hilfreiche Informationen für die Transformation von frühzeitiger Ejakulation, Impotenz (Erektionsstörungen), verzögerter Ejakulation, Frigidität, Vaginismus und Orgasmusunfähigkeit der Frau mit dem Mann.

CHAKRA-TANZ-MEDITATION S. 80
Zum Öffnen, Ausgleichen und Feiern des Chakrasystems. Gibt ein Gefühl von sexuell und spirituell ausgeglichener Harmonie. Tanzen ist eines der besten Trainings, um beim Liebemachen spontan und durchlässig zu sein.

MASSAGE DER POSITIVEN POLE S. 86
Vorspiel für Liebespaare. Gleicht die männlichen und weiblichen Pole aus. Ein Paar, dessen Chakras ausgeglichen sind, erlebt größere sexuelle Erfüllung. Diese Massageübung hilft auch, die Beziehungsdynamik auszugleichen, und fördert den weiblichen Orgasmus.

WERDE ZUR MONDGÖTTIN S. 91
Diese Übung für die Frau allein oder zusammen mit anderen Frauen macht dir deine Göttinnennatur bewusst, verbindet dich mit den Mondzyklen und stärkt das Weibliche.

WERDE ZUR EMOTION S. 95
Allein zu praktizieren. Diese Übung kann dir helfen, dich von negativen Emotionen zu befreien. Sie befreit die Männer von der Gewohnheit der Ejakulation zur emotionalen Entladung, fördert Präsenz und Pulsieren beim Liebemachen und lässt dich Gelassenheit entdecken.

TIPPS, UM IN LIEBE AUFZUSTEIGEN S. 99
Hinweise, wie du Intimität in der Liebe entwickeln und nähren kannst, um Sex und Seele zu verbinden.

EIN AMBIENTE FÜR PRICKELNDES LIEBEMACHEN S. 100
(Für Liebespaare) Um euer Liebesleben aufzupeppen, wenn es routinemäßig und langweilig geworden ist. Hiermit könnt ihr erkennen, was ihr braucht, um euch erfüllt zu fühlen.

MEDITATION FÜR DAS AUFSTEIGEN IN LIEBE S. 100
(Für Liebespaare) Diese Meditation lädt eine kosmische sexuelle Erfahrung jenseits von Zeit und Denken ein. Hilfreich, um »in Liebe aufzusteigen«.

SPIELEN MIT VERSCHIEDENEN POSITIONEN S. 101-105
Hilfreicher Überblick über die 13 Grundpositionen, der euch als Inspiration dienen kann, um euer sexuelles Repertoire zu erweitern.

Mit verschiedenen Positionen zu spielen kann die Mann-Frau-Dynamik ausgleichen und beiden mehr Erfüllung bringen.

LIEBEMACHEN IM YIN S. 109 (Für Liebespaare)
Wenn das weibliche Prinzip beim Liebemachen voll zur Geltung kommen kann, bedeutet es für Männer und Frauen viel Tiefe, Intimität und Entspannung in der sexuellen Vereinigung. Hilfreich zur Bewahrung des Samens und bei sexuellen Störungen.

LIEBEMACHEN IM YANG S. 114 (Für Liebespaare)
Eine Technik, durch bewusstes Entfachen der Leidenschaft zu sexueller Ekstase zu gelangen.

NATARAJ: DER TANZENDE SHIVA S. 115
Tanzmeditation; kann allein, mit Partner oder in der Gruppe gemacht werden. Man sagt, Shiva habe die Welt durch seinen Tanz erschaffen. Frei tanzen zu lernen ist hilfreich, um ein besserer Liebhaber zu werden, denn Sex ist ebenfalls ein Schöpfungstanz.

ERFORSCHUNG DER GIPFEL UND TÄLER DER LIEBE S. 117 (Für Liebespaare)
Liebemachen in Yin und Yang ist der Schlüssel zur sexuellen Erfüllung. Es kann das Sexualleben eines Paares revolutionieren. Hilfreich zur Samenbewahrung und Regeneration der Libido auch bei sexuellen Störungen.

INTELLIGENTE VERFEINERUNG DES SEX S. 124
Wertvolle Hinweise für eine positive Sexbeziehung.

VERSCHÖNERT EURE LIEBESSESSION S. 125
Stimmung, Ambiente und eure Einstellung spielen eine wichtige Rolle beim erfüllenden Sex. Probiert diese Geheimnisse zur erotischen Luststeigerung aus.

MEDITATION FÜR KINDER S. 133
Sollte gemeinsam mit einem Erwachsenen gemacht werden. Kinder haben so viel Energie, und die Erwachsenen wissen damit bisweilen nicht umzugehen. Diese Meditation, die speziell für Kinder entwickelt wurde, hilft, die Energie von Kindern in eine sehr positive Richtung zu lenken und Harmonie in der Klasse oder im Familienleben herzustellen.

SEXTIPPS FÜR MÄDCHEN S. 136
SEXTIPPS FÜR JUNGEN S. 137
Für Jugendliche kann der Eintritt in die Welt des sexuellen Ausdrucks ein verwirrender, herausfordernder und schwieriger Übergang sein. Diese Tipps für Jungen und Mädchen bringen wertvolle Klarheit und Verstehen; sie unterstützen die Jugendlichen dabei, intelligente Entscheidungen für sexuelle Beziehungen und ihren Lebensstil zu treffen.

TIPPS FÜR DIE EINSTIMMUNG AUF DEN LIEBESPARTNER S. 141
Gut für alle Liebenden, besonders empfohlen für junge Erwachsene. Wertvolle Tipps für den Übergang zur Entspannung vor dem Liebemachen.

UMARMEN ALS MEDITATION S. 146
Gut für alle Liebenden, besonders empfohlen für Paare im mittleren Alter. Dies ist eine wertvolle Tantra-Meditation, um Spannungen und Zwietracht aufzulösen, Gleichgewicht und Harmonie herzustellen und sexuelle Beziehungen mit der zarten Qualität bewusster Liebe zu erfüllen. Hilfreich, um »in Liebe aufzusteigen«

ACHTE AUF DAS FEUER AM ANFANG S. 150
Gut für alle Liebenden, besonders für Ältere. Diese Tantra-Meditation kann beim Liebemachen praktiziert werden und hilft, das Geheimnis der Samenzurückhaltung zu entdecken, wodurch die Möglichkeit des lebenslangen Genießens von sexueller Lust unterstützt wird. Es hilft auch, Vitalität wiederzugewinnen, fördert die Langlebigkeit und den Aufbau von Energie für spirituelle Entwicklung.

STREICHELMEDITATION S. 156 (Für Liebespaare und Freunde)
Auf dieser tantrischen Meditation mittels des Mediums Berührung beruht manche Sextherapie. Zur Erhöhung der Sensibilität im ganzen Körper; steigert insgesamt das Lustempfinden. Besonders nährend für Frauen. Hilfreich für alle Liebenden, speziell empfohlen bei sexuellen Störungen.

EIN FESTESSEN, DAS DU NIE VERGISST S. 158
(Allein oder mit Liebespartner) Sinnliche Tantra-Meditation, die den Geruchs- und Geschmackssinn öffnet. Ideal als Vor- oder Nachspiel.

SCHAUEN MIT DEN AUGEN DER LIEBE S. 159
(Allein oder mit Liebespartner) Diese Tantra-Meditation benutzt den Yin-Blick zur Vertiefung der Liebe. Sie hilft, die Yin- und Yang-Aspekte ins Gleichgewicht zu bringen, und fördert die Intimität mit dem/der Geliebten und deiner Umgebung.

LIEBEMACHEN OHNE ZENSUR S. 160
(Mit einem Liebespartner) Meditation, die Klang, Stimme und Hören einsetzt, um ein Paar zu unge-

hemmtem Ausdruck beim Lieben zu ani-
mieren. Reinigt von blockierten Gefühlen,
bringt Freiheit und Intimität.

VIER MINUTEN LACHMEDITATION S. 161
(Allein oder mit Liebespartner) Lachen ist
heilsam für unsere psychische und physische
Gesundheit. Wirkt ähnlich wie Orgasmus; das
Lachen rangiert daher ganz oben in der posi-
tiven Energietransformation.

ZEHN TIPPS FÜR TIEFERE KOMMUNIKATION
S. 163 (Für Liebespaare) Hilfreiche Hinweise
für eine tiefe und nährende Kommunikation
mit dem Partner.

LIEBESZAUBER FÜR SINGLES S. 166
Wenn du Single bist und einen Liebespartner
finden willst, der genau zu dir passt, könnte
diese Technik hilfreich sein.

LIEBESZAUBER FÜR PAARE S 167
Wenn zwischen dir und deinem Partner
Unstimmigkeiten auftreten, kann diese
Methode helfen, die Ursachen aufzulösen
und ein neues Kapitel in eurer Beziehung
einzuleiten, das auf Liebe und Verstehen
aufgebaut ist.

BIORESONANZ S. 175
(Für Liebespaare) Diese Tantra-Methode
fördert die harmonische Resonanz des Paares
durch Nutzung der Bioelektrizität der entgegengesetzten männlich-weiblichen Polarität
und Laute, Berührung und Atem. Sie ermöglicht eine Verfeinerung der sexuellen Energie,
tiefe Intimität und Einssein und kann das
»Aufsteigen in der Liebe« und »Heilige
Sexualität« erlebbar machen.

FÜNF SCHRITTE VOM SEX ZUM KOSMISCHEN BEWUSSTSEIN S. 180
Beschreibt die Schritte, die zum höchsten
Tantra führen – zu Mahamudra, der großen
Geste, die aus dem kosmischen Orgasmus hervorgeht. Dies ist hilfreich für jene, die nicht
nur ihr Sexleben verbessern wollen, sondern
auch einen Weg des spirituellen Erwachens
beschreiten möchten.

QUELLENANGABEN

BÜCHER
Bei meinen Recherchen habe ich
die folgenden, hier nach Themen
geordneten Bücher verwendet, die
ich als Quellen zur Unterstützung
für ein sexuell und spirituell
gesundes Leben sehr empfehle.

SEX UND TANTRA
Camphausen, Rufus C.:
Yoni – die Vulva, Diederichs 1999

Daniélou, Alain: *Der Phallus*,
Diederichs 1998

Daniélou, Alain: *La fantaisie des
dieux et l'aventure humaine*,
Rocher 1984

Douglas, Nik & Slinger, Penny: *Das
große Buch des Tantra*, Ariston 2004

Hite, Shere: *Frauen und Liebe.
Der Neue Hite-Report*,
C. Bertelsmann 1992

Hsi Lai: *Die sexuellen Geheimnisse
der weißen Tigerin*, Heyne 2004

Johari, Harish: *Wege zum Tantra*,
Hermann Bauer 1991

Kaplan, Helen Singer:
*Sexualtherapie. Ein bewährter Weg für
die Praxis*, Ferdinand Enke 1995

Khanna, Madhu: *Das große
Yantra-Buch*, Aurum 1980

Mishra, T. N.:
Impact of Tantra on Religion and Art,
D. K. Print World 1997

Mookerjee, Ajit: *Tantra-Kunst*,
Basilius Presse 2012

Muir, Charles & Caroline: *Tantra –
die Kunst bewussten Liebens*,
Heyne 1999

Odier, Daniel: *Tantra – Eintauchen
in die absolute Liebe*,
Aquamarin 2007

Osho: *The Beloved* Bd. 1 und 2,
Rebel Publishing 1999/2002

Osho: *Das Buch der Geheimnisse*,
Goldmann 2009

Osho: *Sex – das missverstandene
Geschenk*, Goldmann 2005

Osho: *Tantrische Transformation*,
Innenwelt 1995

Osho: *Die Tantrische Vision*,
Innenwelt 2006

Ramsdale, David & Dorfmann,
Ellen: *Sexuelle Energie und Ekstase*,
Goldmann 1987

Richardson, Diana: *Zeit für Liebe*,
Innenwelt 2013

Vatsyayana, Mallanaga: *The
Complete Kama Sutra*, ins Englische
übersetzt von Alain Daniélou,
Park Street Press 1994

GESUNDHEIT UND HEILEN
Allanach, Jack: *Mit Licht und
Farben heilen*, Kösel 1997

Bays, Brandon: *The Journey*,
Allegria 2012

Campbell, T. Colin: *China Study –
Die wissenschaftliche Begründung für
eine vegane Ernährungsweise*,
Systemische Medizin 2011

Jell, Andreas: *Gesund durch
Tachyon*, Windpferd 2004

Kennedy, Jane: *Das Okinawa-
Prinzip – Gesund bleiben, länger leben*,
Kösel 2009

Laskow, Leonard: *Heilende Energie*,
Heyne 2000

Lee, John R.: *Natürliches Progesteron*,
AKSE 2014

Osho: *Das Buch der Heilung*,
Allegria 2013

Pert, Candace B.:
Moleküle der Gefühle, rororo 2001

Upledger, John E.: *Auf den Inneren
Arzt hören. Eine Einführung in die
CranioSacrale Therapie*,
Irisiana 2013

Upledger, John E.:
*SomatoEmotionale Praxis der
CranioSacralen Therapie*, Haug 2010

Wagner, David & Cousens, Gabriel:
*Tachyon Energie – Der Weg der ganz-
heitlichen Heilung*, Windpferd 2000

KINDHEIT UND JUGEND
Biddulph, Steve: *Das Geheimnis
glücklicher Kinder*, Heyne 2001

Biddulph, Steve: *Jungen! Wie sie
glücklich heranwachsen*, Heyne 2002

Mai, Anke (Hrsg.): *Walking into
Beauty, Honoring the Transition into
Womanhood and First Moon, Cele-
brating the Onset of Menstruation*,
Selbstverlag 2002,
ankemai@gn.apc.org

MEDITATION

Chopra, Deepak: *Die sieben geistigen Gesetze des Erfolgs*, Allegria 2004

Osho: *Hidden Mysteries*, Rebel Publishing 1997

Osho: *Meditationsführer*, Goldmann 2004

FRAUEN ERMÄCHTIGEN, MÄNNER ERMÄCHTIGEN

Al-Rawi, Rosina-Fawzia: *Der Ruf der Großmutter oder die Lehre des wilden Bauches*, Promedia 2003

Biddulph, Steve: *Männer auf der Suche*, Heyne 2003

The Boston Women's Health Book Collective: *Our Bodies, Ourselves, A Book by and for Women, for the New Century*, Simon and Schuster, 1998

Dirie, Waris: *Wüstenblume*, Knaur 2007

Shlain, Leonard: *The Alphabet vs The Goddess*, Penguin Books 1999

UMWELT UND INDIGENES WISSEN

Ereira, Alan: *Die großen Brüder – die Botschaft der Hüter des Lebens*, rororo 1995

Tompkins, Peter & Bird, Christopher: *Die Geheimnisse der guten Erde*, Droemer Knaur 1994

TANTRA CDs

begleitend zum vorliegenden Buch

Sarita, Mahasatvaa & Presence: *Mahamudra Meditation. Erfahrung der höchsten Wirklichkeit*, Booklet mit Anleitungen von Osho, CD im Digipak, Amra Records 2014, ISBN 978-3-95447-139-3

Sarita, Mahasatvaa & Ravi: *Chakra Dance Meditation. Tanz und Stille als Weg in die Ekstase*, Booklet mit Anleitungen, CD im Digipak, Amra Records 2014, ISBN 978-3-95447-140-9

Hörproben und Bestellungen auf www.AmraVerlag.de;

versandkostenfrei in Deutschland und Österreich!

DIE AUTORIN

Mahasatvaa Sarita ist die Begründerin von *Tantra Essence* und hat zahlreiche Tantra-Seminare und Workshops für Singles und Paare ins Leben gerufen. Sie veranstaltet seit vielen Jahren ein 7-Stufen-programm für Paare und bietet außerdem eine Tantra-Lehrer-ausbildung an. In Dharamsala, Indien, leitet sie das *Tantra Meditation Retreat*, in dem Erfahrungen mit den 112 Techniken des *Vigyan Bhairav Tantra* vermittelt werden. Ein von Sarita ausgebildetes Team von begabten Tantra-Lehrern bietet weltweit Tantra Essence an.

Weitere Informationen:

www.tantra-essence.com

info@tantra-essence.com

0044 (0) 1769 58 12 32

DANKSAGUNG DER AUTORIN

Meinen tiefsten Dank möchte ich an folgende Menschen und Organisationen richten, die zur Entstehung dieses Buches beigetragen haben:

- *Nicholas Holt*, ein außergewöhnlicher Fotograf; seine makellose Professionalität und starke Präsenz machten die Fotoaufnahmen zu einer fröhlichen, erstaunlich problemlosen Sache.

- *Supragya*, mein Freund und Manager, der mir in jeder Hinsicht eine enorme Unterstützung bei der Entstehung der überarbeiteten Neuausgabe von *Divine Sexuality* war, der englischen Vorlage von *Freude an Tantra*.

-All den zauberhaften Modellen, die diese Seiten mit ihrer anmutigen Schönheit und ihrem Charme so großzügig bereichert haben:
Isabel, Renee, Niten, Kavida, Andrew, Odyle, Vladimir, Chintan, Sasha, Liam, Kay und Al, Vanya und Akhil, Fergus und Marion.

- *Kathleen Pate*, die als Lektorin die Originalausgabe dieses Buches betreute, und *Jan Ateet Frankl* für den Kontakt zum Amra Verlag sowie *Michael Nagula* und *Rajmani H. Müller*, den Lektor und die Übersetzerin der deutschen Ausgabe.

- *Meinen Freunden und Schülern* für die wundervollen Zitate und Interviews über ihre Erfahrungen mit Tantra.

- *Geho*, meinem Expartner, der zum Zeitpunkt des Schreibens der Originalfassung zur Entstehung des Buches auf vielfältigste Weise beitrug.

- *Ankei Mai, Divyam und Keerti, Helena Vistara, Peter Mandel, Glynn Braddy, David Wagner* für die Hilfe und Inspiration, die ich bei den Recherchen für dieses Buch durch ihre einzigartige Expertise und Weisheit empfing.

- *Ravi*, der begleitend zu diesem Buch eine hinreißende Musik komponierte, die jetzt auf der CD *Chakra Dance Meditation* zu hören ist.

- *Osho International* für die Erlaubnis, Auszüge aus veröffentlichten und unveröffentlichten Werken von Osho von ihrer Webseite www.osho.com zu übernehmen.

- *Findhorn Press*, dem Verlag, der die englische Neuausgabe herausbrachte. Findhorn ist eine Öko-Gemeinschaft, die durch ihre liebevolle und bewusste Lebenshaltung die ganze Welt inspiriert.
www.findhorn.org
www.findhornpress.com

- Ich verneige mich in Dankbarkeit vor den *Liebespartnern*, die meinen Weg gesegnet haben. Ohne euch – das ist ganz klar – hätte dieses Buch nie entstehen können. Jeder Einzelne von euch Geliebten hat mir ein unschätzbares Geschenk gemacht durch seine Hingabe und sein Verständnis von Sexualität, Liebe und Spiritualität in ihren unzähligen Ausdrucksformen.

- Meine tiefste Dankbarkeit gilt *Osho*, meinem spirituellen Meister, dessen Präsenz eine ständige Erinnerung an unser grenzenloses Potenzial ist. Dieses Buch verdankt seine Entstehung dem nachhaltigen, durch Erfahrung erworbenen Verständnis von Tantra, wie es mir durch Osho vermittelt wurde.

- Besonderer Dank geht auch an die außergewöhnlichen erleuchteten Lehrer *Kohrogi Sensei* und *Uezusan*, die mein Leben durch ihre Gegenwart segnen. Auch verneige ich mich jeden Morgen in der Meditation vor meinen Aufgestiegenen Meisterführern, die mir den Mut geben, im unendlichen Ozean der Liebe zu leben.

- Und ein großes DANKESCHÖN an *Shivananda*, Freund, Künstler und visueller Gestalter des englischen Buches, der außerdem die Entstehung der deutschen Ausgabe begleitete. Er ist ein strahlendes, inspirierendes Genie. Besucht ihn auf www.shivananda.ch. Welche Freude, mit dir an diesem Projekt zu arbeiten, Shivananda!

- Alle Fotoaufnahmen in diesem Buch sind von Nicholas Holt, mit Ausnahme der Bilder auf den Seiten 5, 18, 22, 28, 29, 65, 84, 89, 90, 93, 111 und 118, die von Shivananda Ackermann stammen.

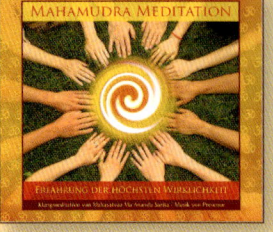
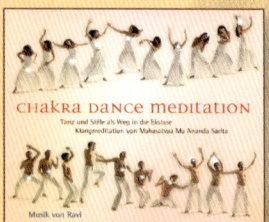
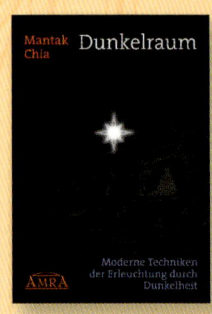
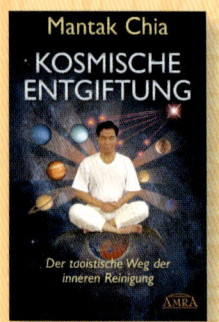